# wilde, schöne KREBSKRIEGERIN

## mein verrücktes leben mit dem krebs

kris carr

mit einem vorwort von MARIANNE WILLIAMSON

AURUM

*Titel der Originalausgabe*
Crazy Sexy Cancersurvivor
Erschienen bei: skirt!® (a registered trademark of Morris Publishing Group, LLC, used with express permission). 

ISBN 978-3-89901-797-7

*Übersetzung:* Dr. Ute Weber

*Lektorat:* Dana Haralambie

*Projektleitung:* Maren Brand

*Druck:* Westermann Druck Zwickau

*Gestalterische Umsetzung:* Kerstin Fiebig, ad department

Nach Originalvorlage von Karla Baker (www.typekarla.com)

*Fotonachweis*
Hintergründe/Punkte: ClipArt.com und CSA Images, Vorwort: Paul Bednarski, S. 18: Eric Stephen Jacobs, S. 29: © photos.com, S. 39: mit freundlicher Genehmigung von Julie Larson, S. 77: mit freundlicher Genehmigung von Terri Cole, S. 88: Bill Frakes, mit freundlicher Genehmigung von Ginger Southall, S. 159: mit freundlicher Genehmigung von Ann Orcutt, S. 174: mit freundlicher Genehmigung von Beth Villandry, S. 218 + 229: Mark Morford, mit freundlicher Genehmigung von Sera Beak, alle weiteren Fotos mit freundlicher Genehmigung von Kris Carr.

www.weltinnenraum.de

1. Auflage 2014

Bibliografische Information der Deutschen Nationalbibliothek:
Die Deutsche Nationalbibliothek verzeichnet diese Publikation in der Deutschen Nationalbibliografie; detaillierte bibliografische Daten sind im Internet über http://dnb.d-nb.de abrufbar.

Diese Buch wurde auf 100 % Altpapier gedruckt und ist alterungsbeständig.
Weitere Informationen hierzu finden Sie unter www.weltinnenraum.de

100%
RECYCLINGPAPIER

*Für meine Lehrerin, Freundin,*
*Vertraute und spirituelle Tochter Crystal.*
*Mit einem Dankeschön für die bedingungslose*
*Liebe und das süße Schnurren.*

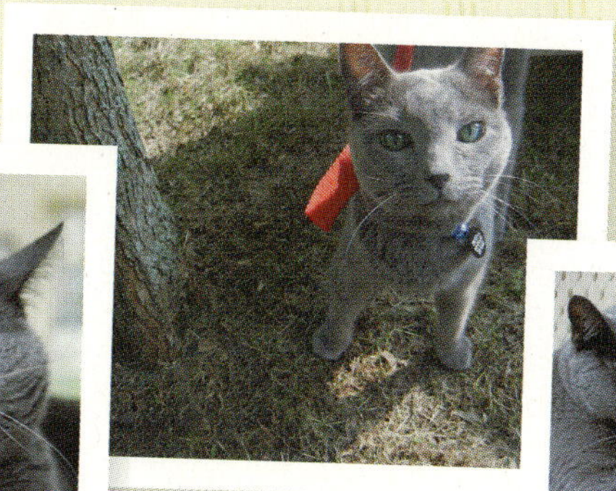

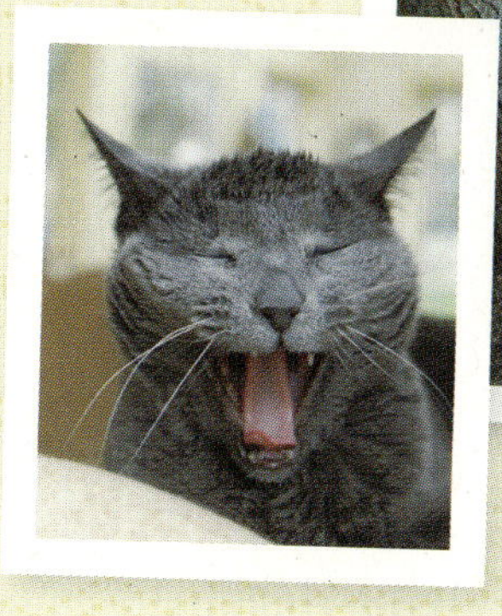

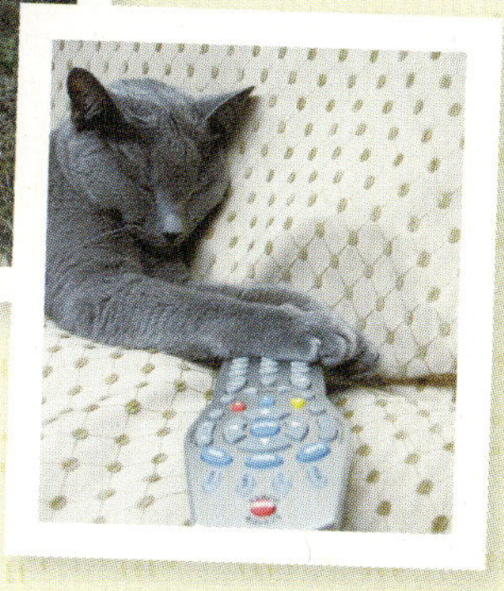

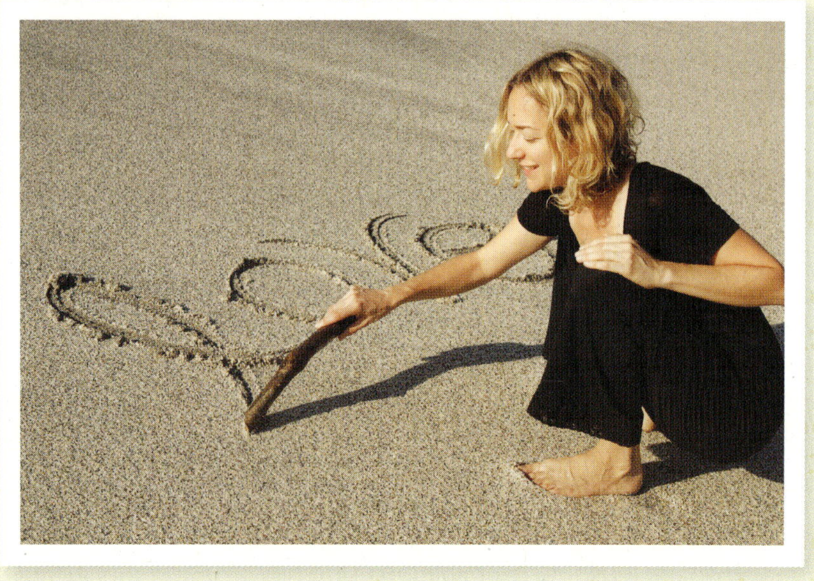

**Eine Kriegerin** ist eine erfolgreiche Frau, die mit, nach oder trotz einer Diagnose oder eines traumatischen Ereignisses lebt. Kriegerinnen weigern sich, ihr Unglück als Identität anzunehmen. Sie lassen sich nicht von einem Etikett und dem, was gedanklich damit verbunden wird, einschränken. Vielmehr benutzen sie ihre Begegnung mit dem Tod als Katalysator, um ein besseres Selbst zu erschaffen. Wir transformieren unser Erleben, um uns in spiritueller, emotionaler, physischer und geistiger Hinsicht weiterzuentwickeln. Unsere Realität fordert uns dazu heraus, tiefer zu gehen.

Kriegerinnen kultivieren eine Essenz,
die nie einem Wort zum Opfer fallen wird.

(von Beth Villandry inspiriert)

# inhaltsverzeichnis

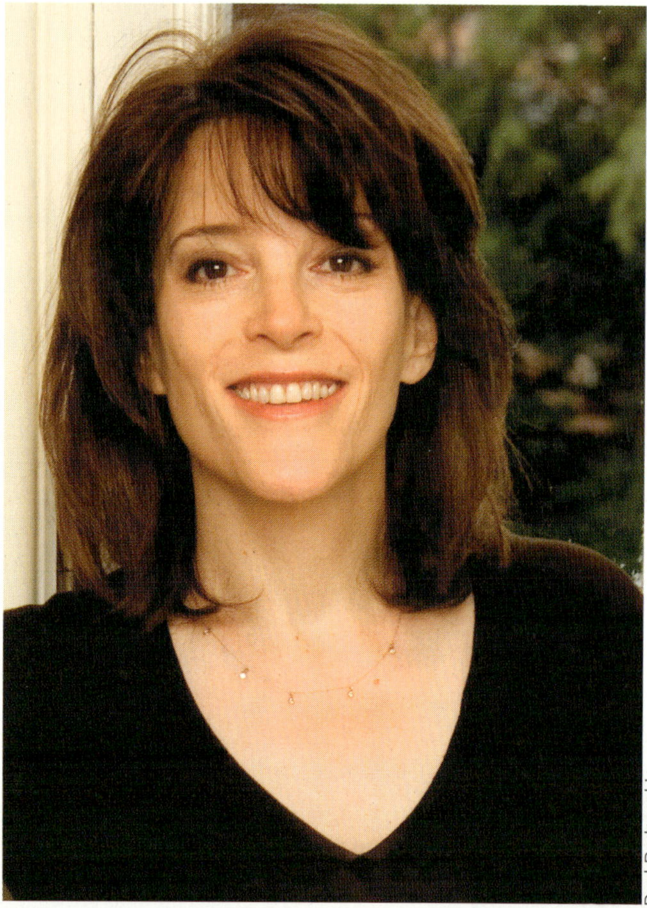

Paul Bednarski

## vorwort

Ich habe Kris kennengelernt, als sie auf der ganzheitlichen *Urban Zen*-Tagung in New York City ihren Film *Crazy Sexy Cancer* vorstellte. Als Kris sprach, war es so still, dass man eine Stecknadel hätte fallen hören können. Sie schilderte, wie sie mit der Diagnose einer seltenen, unheilbaren Krebserkrankung zurechtkam – was für jeden ein vernichtender Schlag wäre, besonders jedoch für einen jungen Menschen. Doch ihre persönliche Geschichte – die sie mit Anmut und Humor und als wunderschöne, stärkende Umarmung für jeden im Publikum erzählte – war keine Botschaft der Verheerung, sondern eine des Triumphes. Alle im Raum konnten deutlich spüren, wie sehr sie das Leben feierte und was für eine tiefgreifende Fähigkeit sie besaß, eine entsetzliche Herausforderung in die Suche nach persönlicher Transformation zu verwandeln.

**MIT IHREM FILM UND DEM BUCH KÄMPFEN, LEBEN, LIEBEN: WIE ICH MICH GEGEN DEN KREBS WEHRE HAT KRIS MEINER MEINUNG NACH EINE REVOLUTION AUSGELÖST.**

Da Krebs zu einer der Volkskrankheiten unserer Zeit geworden ist, sehen sich Betroffene nach seelischen, emotionalen sowie spirituellen Hinweisen und Ernährungsempfehlungen genauso um, wie sie medizinischen Rat suchen. Kris hat schon Tausenden von Menschen Hoffnung gegeben – insbesondere jungen Erwachsenen, die mit der häufig herzzerreißenden Herausforderung dieser Krankheit fertig werden müssen – und ich sage voraus, dass sie schließlich Millionen von Menschen Hoffnung und Trost spenden wird.

Kris hat unser Land bereist, um ihre Botschaft zu teilen, und sie ist in kurzer Zeit zu einer erfrischenden, authentischen und Mut machenden Stimme geworden. Ich empfehle Ihnen Kris in den höchsten Tönen. Sie ist eine inspirierende Rednerin und originelle Denkerin, mit einer Botschaft, die den Krebs in seine Schranken verweist. Sie stellt einen Weg vor, der ganz eindeutig durch ihren eigenen Schneid und ihre Tränen geebnet worden ist – einen Weg, auf dem andere aus ihrer Verzweiflung herauskommen und wieder Hoffnung schöpfen können. Ich sage aus tiefstem Herzen BRAVO zu ihr. Sie ist einfach traumhaft, innen wie außen.

*Marianne Williamson*

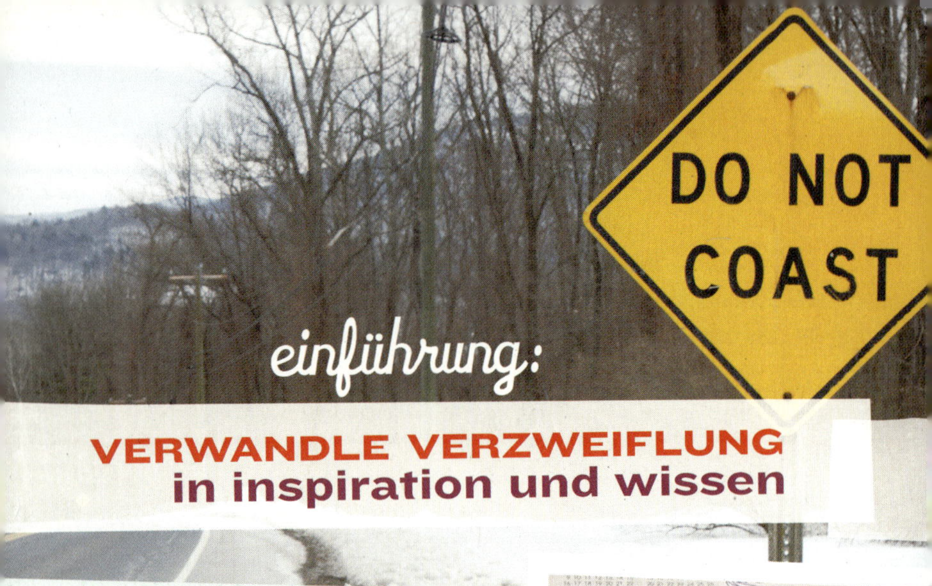
DO NOT
COAST

# einführung:

## VERWANDLE VERZWEIFLUNG in inspiration und wissen

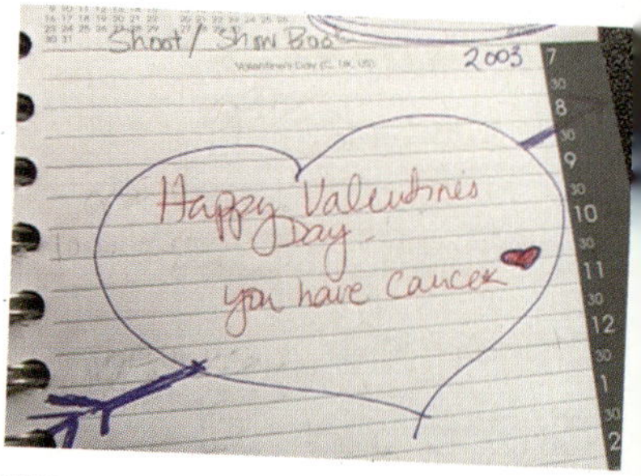
2003
Happy Valentines Day -
you have Cancer

**Mein persönlicher Super-GAU** passierte am Valentinstag 2003, als ich das durchlebte, was ich jetzt als meinen 'Kratzen-an-der-Kreidetafel-Moment' bezeichne: „Du hast Krebs." Diese Worte werden bis in alle Ewigkeit in meine Seele eingebrannt sein. Am Donnerstag war ich noch eine zielstrebige junge Schauspielerin und Fotografin mit Wohnsitz in New York gewesen. Am Freitag um zwei Uhr nachmittags – BUMM! – war ich plötzlich Krebspatientin. Wie in meinem ersten Buch beschrieben, war ich der Auffassung gewesen, ich hätte bloß einen Kater, doch nachdem mein Jivamukti-Yogakurs nicht seine übliche Wahnsinns-Regenerationswirkung erzielt hatte, zeigte ein Besuch bei meinem Arzt, dass meine Leber voller Läsionen war. Aber das war noch nicht alles, non, non, ma chérie. Die Tumoren hatten schon Metastasen in meiner Lunge gebildet und – halt' dich fest! – der Krebs war vollkommen inoperabel; es gab keine Heilungsmöglichkeit und keine eindeutige Therapie.

Die gute Nachricht war, dass der Krebs ein langsam wachsendes Sarkom war, genauer gesagt, ein epitheloides Hämangioendotheliom. Wie bitte? Ich konnte das kaum aussprechen, geschweige denn der Tatsache ins Auge blicken, dass es in mir heranwuchs. Sarkome sind bösartige Tumoren, die Weichteilgewebe, Nerven, Muskeln, Knochen und Gelenke befallen. Sie sind extrem selten und mysteriös, und da sie nur bei sehr wenigen Patienten diagnostiziert werden, fließen Forschungsgelder dafür nicht gerade in Strömen. Deshalb werden Sarkome häufig als „vergessene Krebsart" bezeichnet. Immerhin verhielt sich mein Krebs aufgrund seiner genetischen Eigenarten nicht aggressiv. In gewissem Sinne hatte ich also das, wonach sich alle Krebspatienten sehnen – Zeit.

Die schlechte Nachricht war, dass sich das jeden Moment ändern konnte. Meine einzige Möglichkeit war eine Herangehensweise, die da hieß: „Beobachten und warten" oder auch „lernen, mit dem Krebs zu leben". Na toll, bitte wirf mich in ein Scotch-Fass ohne Boden!

Lernen, mit Krebs im 4. Stadium zu leben? Wie sollte das funktionieren? Wie konnte ich lernen, mit dem Krebs zu leben, ohne jeden Tag ans Sterben zu denken? Dann ging mir ein Licht auf. Um durch die Angst hindurchzugehen, musste ich meinen Fokus ändern und mich der einen Sache zuwenden, die mich in schweren Zeiten immer gerettet hatte – meiner Kreativität.

Es dauerte nur ein paar Wochen, bis ich mir meine Kamera und einen Stift schnappte und anfing, meine Geschichte zu dokumentieren. Ich nannte sie *Crazy Sexy Cancer.* Warum nicht? Wenn ich schon mit diesem Miststück leben musste, dann wollte ich wenigstens nicht verkümmern, mich verstecken oder mich wie eine beschädigte Ware fühlen. In meiner Lage musste ich brüllen und krakeelen. Der Titel half mir, mich wieder normal zu fühlen und mein Lachen wiederzufinden, während mir das kreative Projekt etwas Produktives und Greifbares gab, an dem ich meine Zukunft verankern konnte. Das Ergebnis ist mein Dokumentarfilm ebenso wie mein erstes Buch *Kämpfen, Leben, Lieben: Wie ich mich gegen den Krebs wehre,* eine verlässliche Anleitung, um dem Krebs einen kräftigen Tritt in den Hintern zu geben.

## Der Krebs als Guru

Lass uns nicht um den heißen Brei herumreden: Eine Krebserkrankung zieht entsetzliches Chaos nach sich. Dein Leben hat sich für immer verändert und der Krebs hat dir deine Unschuld geraubt. Trotzdem beschwören sehr viele Menschen, dass er das Beste war, was ihnen je passiert ist. Warum? Weil dich der Krebs, wenn du ihn lässt, an deinen Nullpunkt zurückführt und dich dadurch lehrt, so zu leben, als meintest du es ernst. Wir sind alle Kriegerinnen, Engel und hinreißende Barrikadenstürmerinnen – der Krebs kann uns das nicht nehmen. Ich würde lieber in einem Becken hungriger Haie verbluten als dem Krebs zu erlauben, mir den Mut zu rauben oder mir das Gefühl zu geben, ich sei ein kranker Mensch. Also entscheide ich mich dafür zu glauben, dass ich lebendiger, schöner und ja: attraktiver (also stärker, leidenschaftlicher und faszinierender) bin als je zuvor! Warum denn nicht? Ein Krebsleiden ist nichts, wofür man sich schämen müsste. Du hast nicht versagt. Ich verstehe nur zu gut, dass du dich als Folge dieser Krankheit wütend und ohnmächtig fühlst. Aber sind wir es nicht alle schrecklich leid, unseren Schmerz und unser Leiden herunterzuschlukken und uns vor Worten zu fürchten, die wir nicht auszusprechen wagen?

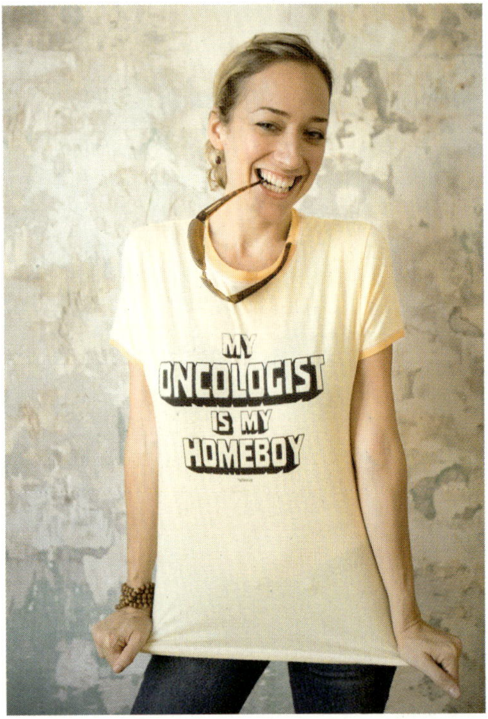


Was wäre, wenn es dir gelänge, peu à peu deine Wahrnehmung zu verschieben und das große K – den Krebs – (oder eine andere Riesenherausforderung in deinem Leben) nicht zwangsläufig als Todesurteil, sondern als Chance zu verstehen – als Chance, um zu lernen, tief zu graben, zu wachsen und Makel zu akzeptieren, das Leben wirklich zu leben. Wie wäre es, wenn es dir gelänge, Widrigkeiten als Abenteuer (nicht als Kampf), als Segen (nicht als Fluch) anzusehen? Die große Lebensfrage ist nicht die, ob wir sterben werden. Für den Fall, dass du es noch nicht wusstest: Das Leben ist ein Zustand, der unweigerlich zum Tode führt. Krebspatienten ist diese Tatsache einfach nur stärker bewusst. Die eigentliche Frage lautet, ob wir uns dafür entscheiden, wirklich zu leben.

Niemand wird dir einen Freibrief für ein Carpe diem („nutze den Tag") ausstellen. Nur du allein kannst die Entscheidung treffen, in die Gänge zu kommen. Wenn du dieses Buch liest, hast du wahrscheinlich schon den großen Weckruf bekommen. Willst du – wieder einmal – darauf warten, dass er an die Mailbox weitergeleitet wird?

Dir stehen hier jede Menge Tipps, Tricks und Einsichten zur Verfügung, damit du dir einen Weg durch das Labyrinth des Krebses bahnen kannst. Lass dir von diesem Buch zeigen, wie du auf den Fahrersitz gleiten und deinen inneren Navi einschalten kannst. Deine Weisheit erstreckt sich weit über diese Seiten hinaus. Jede von uns kann die alte Voodoo-Chile-Weise* anzapfen, die dir ein intuitives Wissen davon vermittelt, was zu tun ist, und wie du Shimmy (oder Salsa) tanzen kannst. Wenn du dein Geplapper eine Sekunde lang verstummen lässt, dann wirst du diese Weisheit hören. Vielleicht wird sie wie ein Flüstern klingen; vielleicht wird sie aber auch – wie die dröhnenden Stadionlautsprecher bei einem Springsteen-Konzert – dein Trommelfell sprengen.

## Erkenne den Engel in dir …

… und befreie ihn! Als ich meinen inneren Kompass ausgrub, begann ich zu verstehen, was der Meister-Bildhauer, -Maler und -Architekt Michelangelo meinte, als er den Prozess beschrieb, wie er die beeindruckende (und echt scharfe) Statue des *David* „befreite": „Ich sah den Engel im Marmor und meißelte solange, bis ich ihn freigelegt hatte." Michelangelo besaß die Genialität, ein Meisterwerk in einem großen Felsblock zu sehen. Mit Hilfe von Konzentration, Engagement und Konsequenz erweckte er dann seine Vision zum Leben. Auch in dir liegt ein Kunstwerk verborgen – begraben unter Ängsten, Zweifeln und nicht genutzter hemmungsloser Begeisterung. Alles, was du brauchst, schlummert in deinem Herzen.

Dieses Arbeitsbuch gibt dir Werkzeuge an die Hand, um den funkelnden Rubin auszugraben und deine innere Göttin erstrahlen zu lassen! Werde chaotisch, grabe hier und da, sei aufrichtig und fordere dich selbst heraus: Hallo du,wie sieht der verdammte Schlachtplan aus, hey? Kremple deine Ärmel hoch und halte eine Komm-zu-JBEE-Sitzung ab (JBEE = Jesus, Buddha, Elvis etc. … spirituelles Zeugs). Ich mag es, mich mit meinem Tagebuch hinzusetzen, mich

* *Voodoo Chile* ist ein Lied von Jimi Hendrix aus dem Album *Electric Ladyland* von 1968. (Anm. d. Red.)

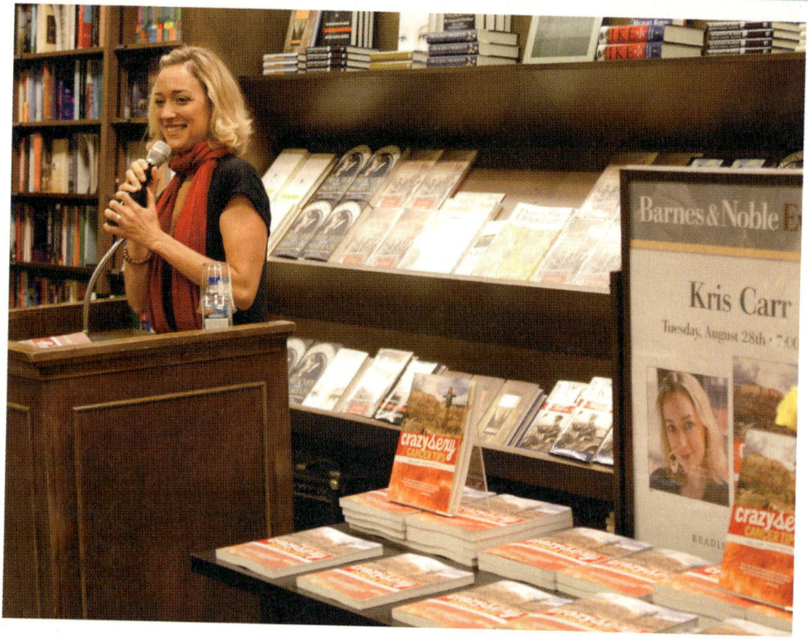


mal richtig auszuquatschen, den ganzen Mist loszuwerden, dann die Schweinerei aufzuwischen, mich neu zu orientieren und zu fokussieren. Wenn du es erlaubst, dann kann dir dieses Buch helfen, dein passives Unwohlsein abzuschütteln, und dich auf den Weg bringen, auf dem du tiefe Heilung erfahren kannst. Betrachte es als deinen privaten heiligen Ort, als kreative Wand, die du mit Dinkelspaghetti bewerfen darfst. Und nur, weil ich es ‚Arbeitsbuch' nenne, bedeutet das nicht, dass du es mit einer langweiligen Fibel für die Hausaufgabenbetreuung zu tun hast. Habe deinen Spaß mit diesen Seiten! Kritzele, schwafele, blute, schimpfe und spiele. Erlaube dir große Träume, aber lass auch Platz für Magie.

## Zünde eine Kerze an

Die Trauma-Achterbahn kann im Innern ein loderndes Feuer entfachen. Die mit der Krankheit einhergehende Intensität der Gefühle rüttelt uns aus unserem schwarz-weißen Wahrnehmungsgehäuse auf und taucht unsere Welt in bunte Farben ein. Der Krebs zeigt uns, wie wir mit unserer Angst umgehen können, auch wenn diese sich sträubt wie ein mechanischer Drache. Wenn wir uns gegen sein Ruckeln wehren, dann wird unser Ritt sehr holprig sein und es ist mehr als wahrscheinlich, dass wir auf dem Boden landen werden. Doch wenn wir seinem Rhythmus folgen, können wir für immer auf jenem Drachen reiten. Wir haben die Wahl. Wie meine Großmutter, die ein Schießeisen mit sich herumzutragen pflegte, bei solchen Gelegenheiten gerne sagte: Statt die Dunkelheit zu verfluchen, zünde eine Kerze an.

Die Dunkelheit ist ein Aufruf zum Handeln, und deine Freiheit besteht darin, den ersten Schritt zu tun. Kümmere dich nicht um die ganze Treppe, sondern nimm einfach eine Stufe in Angriff und morgen dann wieder eine.

## Feuerteufel

Ich bekomme viele tolle Briefe von Menschen aus aller Welt. Als ich die Mauer des Schweigens durchbrach und begann, meine Geschichte in aller Ehrlichkeit (und mit einem Anflug von dreckigem Humor) zu erzählen, hat das andere ermutigt, dasselbe zu tun. Früher habe ich Türen gerade weit genug aufgestemmt, um meine Zehen hindurchzwängen zu können. Erfolg war etwas, wonach ich mich sehnte, was ich allerdings selten auf nachhaltige Weise erlebte. Doch seit die crazy sexy Revolution begonnen hat, sind Türen aus den Angeln gehoben worden. Ich habe das Privileg gehabt, Tausende von Händen zu schütteln. Ich habe geholfen, eine ganze Menge Knete für diverse Krebsorganisationen zusammenzubringen, und habe Ärzte in Kollegen und Medizinmänner in Brieffreunde verwandelt.

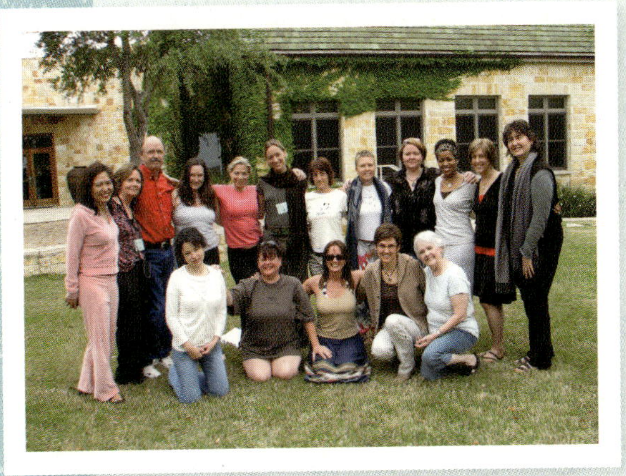
The first Crazy Sexy Cancer boot camp, Austin 2008

Verdammt noch mal, ich habe es sogar so weit gebracht, dass ich mit der Königin höchstpersönlich, Ihrer Hoheit Oprah Winfrey, schwatzen und schmausen durfte. *„Oprah, ich komme, halt' mir einen Platz frei!"*, pflegte ich während

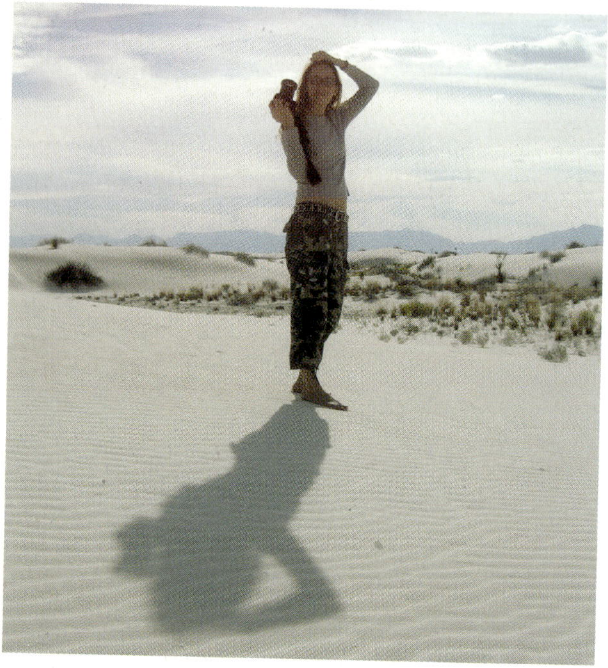

der Arbeit an meinen Projekten in mein Tagebuch zu schreiben, besonders dann, wenn ich Zweifel hegte.

Anmerkung: Wünsche zu manifestieren, hat echt Sex-Appeal! Und da zwickte ich mir nun in den Arm, bis er grün und blau war, während ich auf ihrer Bühne saß und über Liebe, Tod, Gemüse und coole Strategien plauderte, um das bestmögliche Leben zu führen. Und die ganze Zeit über blickte ich in die liebevollen Augen des Mannes in der ersten Reihe – die von Brian, meinem Ehemann. Wie ich in meinem ersten Buch durchblicken ließ, war der Krebs mein Heiratsvermittler. Ich teile dir all das mit, damit du weißt, dass das Leben nicht aufhört, wenn die heftigen AUAs kommen. Unter Umständen wirst du, wenn du die turbulenten Böen erst einmal überstanden hast, ausgesprochen süße Früchte ernten – körbeweise. Feiere mit unter http://my.crazysexylife.com (auf Englisch)! Wenn du das erste Buch nicht gelesen hast, ermutige ich dich, es jetzt zu tun. Crazy sexy Fans sind ein hanebüchener Haufen! Sie stampfen mit Schwung und Anmut herum. Sie sprengen Grenzen und lassen sich nicht mit einem ‚Nein' abspeisen. Für crazy Sexies heißt ‚Nein': Dann mal los! Unmengen von Cowgirls und Cowboys mit allen möglichen Erfahrungen (nicht nur Krebs) sind auf den fahrenden Zug aufgesprungen. Während du diesen Satz liest, bildet sich eine Gemeinschaft, eine globale Wellness-Gruppe. Warum? Weil sich die crazy sexy Einstellung den Sweetspot des Lebens zunutze macht: den Platz in jedem von uns, wo Möglichkeit und menschliches Potential sich die Hand reichen. Wo die Neugierde das Warum nicht? umarmt. Demnächst werde ich dir eine Gruppe von Wellness-Profis, einige meiner Freunde und zwei geschätzte Powerfrauen aus meiner eigenen Familie vorstellen. Ich kann dir gar nicht sagen, wie wertvoll es für mich gewesen ist, meine eigene Unterstützungsgemeinschaft zu bilden, und so möchte ich dich ermutigen, dasselbe zu tun.

*Wilde, schöne Krebskriegerin. Mein verrücktes Leben mit dem Krebs* besteht aus vier Teilen: Diagnose, Geist, Körper und Seele. In jedem Teil findest du Gedanken und Vorschläge für die Reise. Einige der Geschichten wirst du vielleicht kennen aus *Kämpfen, Leben, Lieben: Wie ich mich gegen den Krebs wehre* – Schätze, die so herrlich sind, dass es nicht schaden kann, ihnen erneut Beachtung zu schenken.

Du musst keine KrePspatientin (das ist bewusst falsch buchstabiert, um das Zimmer wieder mit Sauerstoff zu füllen) sein, um von diesem Arbeitsbuch zu profitieren. Dieses Buch ist ein Feuerteufel, ein Trainingslager für deine innere Revolution. Es steckt voller Geschichten, Übungen, Meditationen, *Aha*-Momente, Ausgrabungen, Rituale und beim mitternächtlichen Auf- und Abwandern im Hinterhof entstandener Geistesblitze – und zwar für alle und jeden! Es soll dich inspirieren, zu einer kraftvollen Mitwirkenden an deiner eigenen Heilung zu werden. Hier geht es nicht um KrePs, es geht um das Leben, und das Leben ist ein Moloch, der das ganze Spektrum von *umwerfend, atemberaubend, chaotisch, brillant, ja, nein bis hin zu heiliger Strohsack, heilige Scheiße, Champagner-Supernova, Liebe, Verlust und Lernen* umfasst. Das Einzige, was du mitbringen musst, ist die Bereitschaft, furchtlos zu sein. Niemand kommt glimpflich davon; wir alle schleppen Ballast mit uns herum und wir haben die Wahl, entweder an unserem Leiden zugrunde zu gehen oder es als Sprungbrett für unsere persönliche Metamorphose zu benutzen.

Eine couragierte Haltung ist der Schlüssel zu unserer Freiheit. Was also wirst du tun? An der Rebe verdorren oder in Schönheit erblühen, du Schöne, *erblühen?* Nimm einen tiefen Atemzug, öffne dich und erlaube dir zu *wachsen und zu gedeihen.* **Schlage ein neues Kapitel auf. Trau dich!**

TEIL EINS:

# der kopf

## das einmalein der diagnose

WAS DU ERWARTEN KANNST WENN DU EINES *BESTIMMT NICHT* ERWARTEST . . . EINE DIAGNOSE

Nach einem Sturz wie diesem werde ich mir nichts dabei denken, die Treppe hinunterzufallen. Für wie mutig mich zu Hause alle halten werden.

ALICES ABENTEUER IM WUNDERLAND VON LEWIS CARROLL

*Okay, ihr Lieben:* Bleibt ruhig. Jeder, der die nervtötende K-Diagnose bekommen hat, weiß, dass das große K nicht nur eine körperliche, sondern auch eine seelische Krise bedeutet. Wir stellen uns augenblicklich das Allerschlimmste vor und scheuern uns die Knie wund, um für eine freundliche, aber verlässliche Seele zu beten, die uns verkündet, dass dieser Alptraum nur ein schreckliches Versehen sein kann. Doch darauf können wir warten, bis wir schwarz werden. Stattdessen machen wir abrupt Bekanntschaft mit unserer eigenen Sterblichkeit. „Grüß Gott, Tod. Ich heiße [...] und ich bin noch nicht bereit für dich, also VERPISS DICH"! Die Zeit bleibt stehen, während das Gefühl von Sicherheit und Freiheit langsam verschwindet und du plötzlich vollends den bekloppten alten Spruch verstehst: „Ohne deine Gesundheit hast du nichts."

In diesem Abschnitt werden wir auf elementare Strategien zurückkommen, um eine solide Grundlage zu schaffen, von der aus sich deine Heilung gut entwickeln kann. Wenn du dich mit möglichen praktischen und emotionalen Hindernissen auseinandersetzt und lernst, sie zu überwinden, wirst du in jedem Moment an deine persönliche Kraft erinnert und daran, wie wichtig es ist, Mitgefühl mit dir selbst und deinem hinreißenden Unterstützer-Team zu haben. Mach dir die kostbaren Lektionen zu eigen, die hinter dem Grauen und den Statistiken stehen, und konzentriere dich darauf, ein besseres Du zu erschaffen.

Der Krebs zwingt uns, den Hintern hochzukriegen und ES ANZUPACKEN – also worauf warten wir eigentlich noch? Weg mit den Klagen, her mit den Lösungen! Gönne dir einen permanenten Feinabgleich mit deinen inneren Stimmen – was sagen sie dir gerade? In dem Maße, wie du wächst und dich veränderst, wird es auch dein Wartungsplan tun. Schließe einen Pakt mit dir selbst, dass du deine innere Landschaft laufend beobachten und deinen Lebensstil entsprechend verbessern wirst.

*Du bist an der Reihe!*
*Lass dich darauf ein und lies weiter.*

# Guten Morgen, Sonnenschein, du bist jetzt eine Krebskriegerin!

**Wenn du es nicht bereits getan hast,** dann ist jetzt der Zeitpunkt gekommen, um dir die Erlaubnis zu geben, deinen eigenen Weg zu bestimmen. Glaub an dich – „Ich-kann-das" heißt von nun an dein Satz! Meiner Meinung nach bist du vom Tag deiner Diagnose an eine Kriegerin. Als Frauen und Männer mit Krebs leben wir jeden Tag mit einer Bürde, die auf unseren Schultern lastet und uns die Kehle zuschnürt. *Und was geschieht, wenn...? Werde ich meinen nächsten Geburtstag noch erleben? Kann ich heiraten? Wenn ja, kann ich Kinder bekommen?* Vielleicht hast du dir dein Nest schon eingerichtet und kannst trotzdem in weniger geerdeten Momenten nicht verhindern, dass dich die blanke Angst umtreibt. Dann stellst du dir vor, dass du nicht mehr bist und deine Kinder von einem Striptease-Tänzer (oder einer Striptease-Tänzerin) erzogen werden. KrePs bringt uns – wie jedes andere Unglück auch – an unsere Grenzen, und da wir uns schon dort befinden, haben wir jetzt die Möglichkeit, unsere Ängste zu würdigen und zum Ausdruck zu bringen. Wir meistern den Drahtseilakt zwischen Leben und Sterben, während wir unsere Aufgaben erledigen, um uns über Wasser zu halten und nicht ins Gefängnis zu kommen. Warum sollten wir nicht alles feiern, was wir schon erreicht haben? Manchmal ist ‚sich über Wasser zu halten' schon dasselbe wie ‚zu überleben'. Sei nicht schüchtern und bilde dir nicht ein, du würdest dein Elend herbeireden. Stehe gerade und jodele das 2-K-Wort: Krebskriegerin. Krieger und Kriegerinnen gibt es in vielen Formen und Größen. Das Beste daran, eine Kriegerin zu sein, ist die Wertschätzung, die du für die kleinen Dinge empfindest (selbst wenn sie schmerzhaft sind): die reine Freude darüber, ins Meer zu pinkeln; so heftig weinen zu müssen, dass du danach in schwachsinniges Gekicher ausbrichst; die Höllenqualen, die du durchmachst, wenn du einer verlorenen Liebe oder einem zerplatzten Traum nachtrauerst. Kriegerinnen quetschen jeden Tropfen des köstlichen Saftes aus diesem außergewöhnlichen Leben heraus.

Von der Diagnose bis zur Entdeckung des *lebendigen* Lebens ist das Kriegertum eine Haltung. Du, meine Freundin, und du, mein Freund, ihr seid Krieger, ganz gleich, was passiert. Ich bin eine Kriegerin. Wir warten nicht ab, bis die vereiste Fläche geschmolzen ist, bevor wir das Leben feiern. Wir sehen Freiheit, wir schaffen uns Freiräume, wir werden frei. Als ich mit dem Krebs abgeschlossen hatte und wieder zu lächeln begann, verlor die Krankheit ihre Kraft über mich. Geht es denn bei der „Heilung" nicht genau darum?

Schreib es hierhin . . . ich bin eine KRIEGERIN, eine wilde, schöne Kriegerin und erblühe! Und dann wirbele herum!

# gib der angst ihre fünfzehn minuten im rampenlicht

*Angst kann gefährlicher sein, als jede Krankheit.* Sie krallt sich deine Freude und macht deine Hoffnungen zunichte. Tage, Wochen, sogar Jahre können dir so durch die Lappen gehen. Wenn wir nichts gegen die Angst tun, dann drückt sie uns die Luft ab. Ich bin immer wieder erstaunt über die zahllosen Paradoxien in diesem großartigen Leben. Warum haben wir so viel Angst vor dem Leben und fürchten uns gleichzeitig so sehr vor dem Tod? Wir sehnen uns nach Veränderung und entscheiden uns trotzdem dafür, im Gewohnten zu verharren. Das ist schräg, findest du nicht? Wie viele von uns harren in diesem selbst auferlegten Fegefeuer aus? Ich weiß, dass ich einen großen Teil meines jungen Lebens damit verbracht habe, im Kreis zu laufen oder auf der Stelle zu treten. Ich habe das Leben behandelt, als sei es eine Generalprobe und ich die zweite Besetzung.

Der erste Schritt, um deine Situation wirklich in die Hand zu nehmen, besteht darin, deine Angst anzuerkennen. Gib ihr ihre fünfzehn Minuten Ruhm (oder mehr). Wovor hast du Angst? Viele unserer Ängste sind vollkommen gerechtfertigt und müssen gehört werden, bevor sie gelindert werden können. Es sind gesunde Ängste. Ungesunde Ängste sind solche, die nur negativ sind und sich wie eine juckende Geschlechtskrankheit ausbreiten. Das sind diejenigen, die ein paar Streicheleinheiten und einen Klacks Schlagsahne benötigen!

Mache einen Realitätscheck und gönne dir einen Moment „Komm-zu-JBEE" (Jesus, Buddha, Elvis etc – wen auch immer du bevorzugst) ganz für dich allein. Spüre deinen Körper, lausche auf deinen Atem, erde dich im Jetzt. Frage dich, ob deine Ängste überschaubar sind oder ob sie jeden deiner Gedanken, jedes deiner Worte und jede deiner Handlungen beherrschen. Lass die aufrichtige Antwort zum Vorschein kommen. Wenn sie ein dröhnendes „Ja, meine Ängste beherrschen mein Leben" ist, dann wird dich dein inneres Chaos zwangsläufig blockieren. Es gibt nur wenige Dinge, die schlimmer sind als seelische Verstopfung. Sie tut weh und führt dazu, dass du dich miesepetrig und dick fühlst.

**Wovor hast du Angst?** Schreib es auf. Hast du's notiert? Dann kommt hier eine echt heiße Idee: **VERBRENN DEN KRAM!** Schmeiß alles in einen Kessel und zünde es an. Tanz nackt, wenn du magst.

UND JETZT REISSE DIE SEITE RAUS

UND VERBRENNE SIE!

## Brich den Bann!

Du kannst die Ruhe und den Frieden eines gesammelten Geistes genießen, doch dafür musst du Zeit und Mühe investieren. Dein Arzt kann dir keine Pille verschreiben, um das Grauen verschwinden zu lassen, und niemand wird dir Gelassenheit zum Kauf anbieten. Schalte einen Gang zurück und atme. Halte während des Tages jedes Mal inne, wenn du jenes bestimmte Gefühl in deinem Bauch hochsteigen fühlst – du weißt schon: das, welches dein Mittagessen auf einer Welle von Panik wieder nach draußen befördert. Zähle bis zehn. Zähle eins beim Einatmen und

### Atmen und visualisieren

Deine Atmung mit einem visuellen Element zu verbinden, verbessert deine Fähigkeit, die Kontrolle wiederzuerlangen. Bei mir funktioniert zum Beispiel folgendes Bild: Während ich einatme, visualisiere ich goldenes Sonnenlicht, das meinen Körper durchflutet und mich wärmt. Es ist göttliches Licht, das jeden Winkel meines Körpers erhellt und angestaute Spannungen freisetzt. Während ich ausatme, stelle ich mir vor, dass alles Dunkle wie schmutziges Wasser aus meinem Körper hinausströmt. Diese Übung ist reinigend für mich, eine Art Wiedergeburt. Mein Schmutz wird vom Boden aufgenommen, während sich mein Körper durch die heilende, göttliche Energie der Sonne regeneriert. Welche Bilder sprechen dich an? Wenn wir das Visualisieren regelmäßig üben, lernen wir, besser mit Angst und Schmerz umzugehen.

eins beim Ausatmen. Dann atme auf zwei ein, auf zwei aus und so weiter. Panik lässt die kleinen Partyhütchen in Schwung kommen, die auf deinen Nieren sitzen und als Nebennieren bekannt sind. In den guten alten Tagen, als wir noch von Löwen gejagt wurden, brachten uns unsere Nebennieren dazu loszurennen! Heute, in unserer aufreibenden modernen Welt, schließen die Nebennieren Dutzende von Malen pro Tag kurz. Füge dem Ganzen noch Krebs hinzu und du bist völlig mit den Nerven runter. Flucht-oder-Kampf-Hormone kreisen regelmäßig auf gefährlich hohem Niveau in deinem System. Ich muss keine Ärztin sein, um dir zu erzählen, dass es ungesund ist, so zu leben. Wie kannst du damit aufhören, es sein lassen, den Stein ins Rollen bringen? Terri Cole, ein Mädel aus meiner Clique, nutzt dafür eine interessante Technik. Sieh dir mal Folgendes an ...

Ich bin Psychotherapeutin und Lebensberaterin und ein großer Teil meines Jobs besteht darin, Menschen zu helfen, Veränderungen in ihrem Leben herbeizuführen. Ich habe ein sehr effektives Werkzeug gefunden, um selbstzerstörerisches Verhalten – seien es nun rapider Gewichtsverlust, Drogen- oder Alkoholsucht oder zwanghaftes Denken – zu stoppen. Ich nenne es Gummibandtrick. Du streifst ein lockeres Gummiband über dein Handgelenk und sobald du dir eines negativen Gedankens bewusst wirst – z. B. die Absicht, den Donut zu essen, den Fusel zu trinken, dich mit Dealer X zu treffen oder deine Beerdigung zu arrangieren –, lässt du das Gummiband schnacken und denkst Stopp. In therapeutischen Kreisen ist diese Technik als Aversionstherapie bekannt und sie ist eine Variation der kognitiven Verhaltenstherapie (KVT).

Obwohl die KVT normalerweise zur Behandlung von Ängsten, Depressionen und anderen psychischen Leiden angewendet wird, kann sie durch Hinzufügen eines einfachen Tricks auch benutzt werden, um Gedankenmuster und Verhaltensweisen zu durchbrechen, die nicht hilfreich für uns sind. Während meiner Krebserkrankung und der nachfolgenden Behandlung habe ich jedes Mal, wenn ich mich dabei ertappte, dass ich dem schreckenerregenden „Was wäre, wenn?" zum Opfer fiel, die Gummibandtechnik verwendet, um das negative Gedankenmuster zu stoppen und Körper und Geist durch den Schock in den gegenwärtigen Moment zurückzubringen. Die Erkenntnis, dass ich die Macht hatte, meine Gedanken zu verändern, gab mir das Gefühl, selbst etwas tun zu können, und nahm meiner Angst die Spitze.

Als Menschen sind wir so gepolt, dass wir Schmerz vermeiden wollen. Sobald du erst negative oder beängstigende Gedanken und Verhaltensweisen mit dem milden Schmerz des schnackenden Gummibandes assoziierst, wird sich die Verhaltensweise oder das Gedankenmuster allmählich auflösen, und du wirst mehr innere Weite, Zeit, Energie und Fokus für die weitaus wichtigere Aufgabe zur Verfügung haben, dein wundervolles Ich zu heilen.

**Streif ein Gummiband über dein Handgelenk.** Welche drei negativen Gedanken möchtest du schnacken lassen? **PROBIERE ES AUS!**

1 ..............................................................

..............................................................

2 ..............................................................

..............................................................

3 ..............................................................

..............................................................

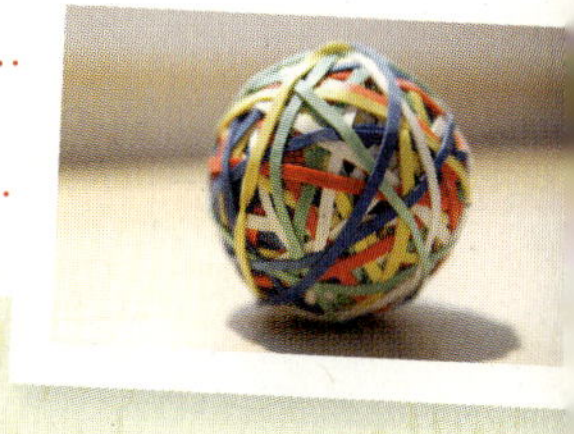

## Angestaute Emotionen

Es gibt kein verbindliches Patentrezept, wie man mit einer Diagnose umgehen sollte. Ich wünschte, ich könnte dir einen Plan mit auf den Weg geben, aber das kann ich nicht. Wenn du gerade erst deine Diagnose erhalten hast, dann kriegen alle Menschen, die dich lieben, Zustände – nicht nur du. Freundschaften wandeln sich (oder gehen den Bach runter). Rollen und Dynamiken innerhalb der Familie verändern sich, manchmal für immer. Aber du bist nicht dein Krebs.

Physische Rückschläge und Notlagen schwemmen eine ganze Menge angestauter Emotionen an die Oberfläche. In vielen Fällen können solche Emotionen, allen voran zurückgehaltene Wut, den Heilungsprozess verlangsamen. All das schmierige, dreckige Zeugs rauszulassen, kann dir das Gefühl geben, die Kontrolle zu verlieren, so als ob die Hölle los sein wird, wenn sich die plündernden Kobolde erst einmal davongemacht haben. Denk dran, Gefühle sind keine Fakten. Gefühle sind Wegweiser. Lies sie und nutze sie, um deinen Weg zu finden (vergiss auch nicht, dich anzuschnallen, denn die Fahrt könnte turbulent werden).

Höre genau auf das Flüstern oder Brüllen deines Körpers. Was will es dir sagen? Finde den Bereich in deinem Tempel, der sich vernachlässigt oder isoliert fühlt. Gib diesem Teil eine Stimme, eine Möglichkeit, mit dir zu kommunizieren. Wenn ich zum Beispiel diese

Übung mache, stelle ich mir das vierfache Sixpack an Tumoren vor, die gegenwärtig in meiner Leber und meiner Lunge sitzen und plaudere mit ihnen. Beachte, dass ich „gegenwärtig sitzen" gesagt habe. Ich sehe die kleinen Kotzbrocken als temporäre Lehrer an, nicht als dauerhafte Parasiten. Meine Lehrer haben eine sehr spezielle Stimme; im Grunde genommen klingen sie wie Schlümpfe. Unsere regelmäßigen Gipfeltreffen reinigen die Luft und geben uns den Befehl zum Abmarsch. In der Vergangenheit haben sie Sachen gesagt wie: „Ich koche vor Wut!" Auf wen bist du wütend? Ich meine: Worauf bist du wütend, Liebes? Mein lieber Scholli, wirst du überrascht sein zu sehen, was hochkommt und was du auskotzen wirst. Lass deine Schlümpfe ruhig Luft ablassen. Sie werden sich besser fühlen und du wirst es auch, denn der gesündeste Weg, um den Schmerz aufzulösen, ist, ihm ins Auge zu blicken und mit ihm zu tanzen. Siehe deine Wahrheit, höre deine Wahrheit, transformiere deine Wahrheit. Dich gegen den Schmerz zu sträuben, ist wie Armdrücken mit einem Zweijährigen zu spielen: Dein Schmerz wird jammern und ausrasten und du wirst nie wirklich gewinnen können.

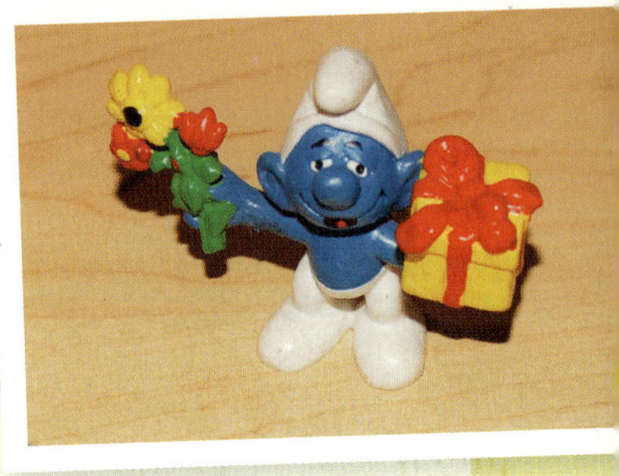

Wenn wir uns aufgrund von Traumata zusammenziehen, dann schränkt das unseren Energiefluss ein. Gibt es Bereiche in deinem Körper, die sich dem Feuer widersetzen? Wenn ja, dann nimm dir ein paar Minuten Zeit und richte bewusst deine Aufmerksamkeit nach innen. Nimm einen tiefen Atemzug und beobachte, was sich in dir tut. Wenn dein Körper eine Reklametafel wäre, was würde sie sagen? Musstest du erst an deine Grenzen stoßen, um dein Leben neu auszurichten? Wie du weißt, bin ich keine Mystikerin und auch keine Sozialarbeiterin; dies sind einfach einige der Fragen, die ich mir selbst an verschiedenen Boxenstopps auf meiner Tour gestellt habe.

## Jetzt stell du deine Fragen.

Beginne damit, dass du in deinen wunderschönen Körper hineinschaust und die innere Reklametafel liest.

Male sie. **Verwende nach Möglichkeit Buntstifte und Sticker.**

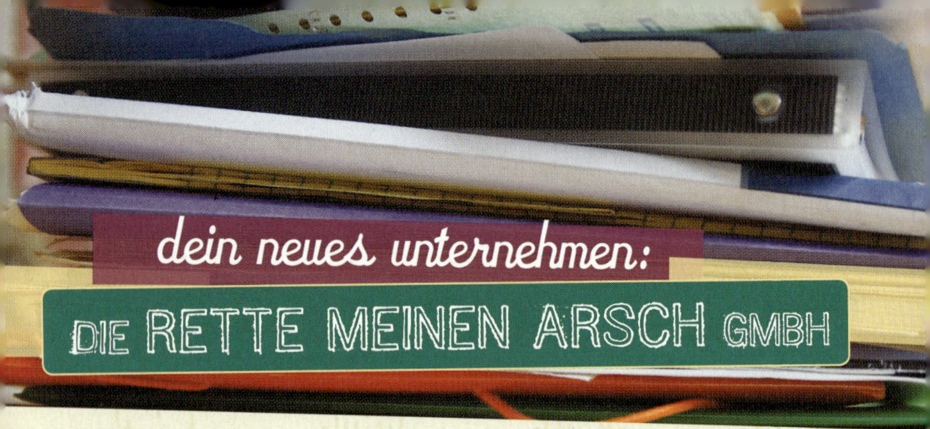

# dein neues unternehmen:
# DIE RETTE MEINEN ARSCH GMBH

Während du in deinem ohnehin schon geschäftigen Leben alles unter einen Hut zu bringen versuchst, bist du schlagartig in die Welt des Krebses geschleudert worden. Wichtige Entscheidungen müssen getroffen werden, und ich möchte dich animieren, die Kraft aufzubringen, deine Marschroute selbst festzulegen. Du und nur du allein bist für deine Gesundheit verantwortlich. Du bist die Chefin, die Geschäftsführerin. Du hast das Sagen und niemand weiß mehr über deinen Körper als du selbst! Dein Schlüssel zum Erfolg liegt darin, mit großer Sorgfalt ein Team aus Gewinnern zusammenzustellen, die dich begleiten können: Ärzte, Krankenschwestern, Heiler, Heilpraktiker, Familienmitglieder, Freunde und Helfer sind allesamt ein unentbehrlicher Teil deiner Belegschaft.

**WENN DU DICH FÜR EINEN ARZT ODER EINE ÄRZTIN ENTSCHEIDEST, DANN STELL DIR VOR, DASS ES IN DEINEM UNTERNEHMEN EINE FREIE STELLE GIBT.**

Wenn die Bewerberin nicht perfekt passt, verabschiede sie mit den Worten: „Nichts für ungut und vielen Dank für Ihre Zeit, aber ich brauche jemand Qualifizierteren." Denk dran, *sie* arbeitet für *dich!* Versuche nicht, die Quadratur des Kreises hinzubekommen. *Ziehe weiter,* und wenn ich *weiterziehen* sage, dann meine ich damit *reisen.* Sei nicht faul und schlaffe nicht ab. Wenn die Ärztin deiner Wahl nicht mit den neuesten Forschungen vertraut ist und sich nicht bemüht, ständig am Puls der Zeit zu bleiben, dann steige ins Auto und fahr los. Du schuldest niemandem etwas!

# Crazy Sexy Dr. Beth

Öffne dich für all die wertvollen Menschen, denen du auf dem Krebs-Pfad begegnen wirst. Ein großes Glas Schampus wurde mir in Form meiner neuen Freundin Beth kredenzt. Wir haben uns nach einem Vortrag kennengelernt, den ich in New York hielt, und seither ist mein Leben gesegnet. Beth nimmt kein Blatt vor den Mund und hat ein Herz, das so weit ist wie der Grand Canyon. Sie ist Ärztin und Krebskriegerin, ist also mit beiden Seiten des weißen Kittels vertraut. Ihre Präsenz auf meinem Blog (http://crazysexycancer.blogspot.com – mach doch auch mit!) ist so groß, dass wir ihr den Spitznamen crazy sexy Dr. Beth gegeben haben und wir freuen uns über ihre regelmäßigen Beiträge, in denen liebevolle Strenge, zuverlässige Ratschläge und Glanz und Glitzer zu finden sind. Hier kommt Beths bemerkenswerte Geschichte ...

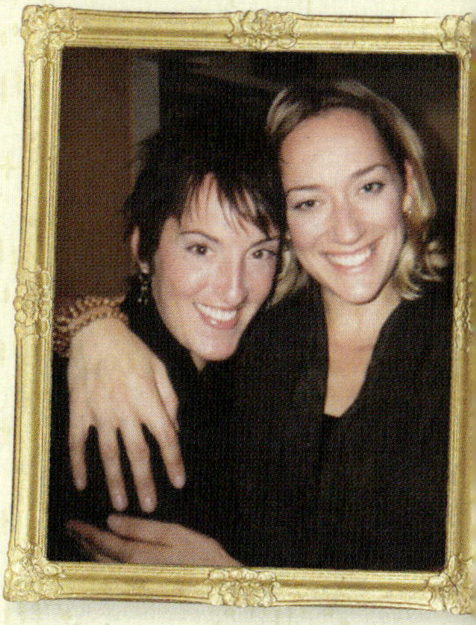

Thanksgiving 2005. Ich bin nicht zu meinen Eltern zum Dinner gefahren. Ich war krank. Ich bin schon die ganze Woche krank gewesen. Assistenzärztinnen fangen sich schnell mal den Virus ein, der gerade im Krankenhaus die Runde macht, deshalb habe ich mir nicht viel dabei gedacht. Doch ehe der Tag zu Ende war, war ich mit Verdacht auf Hirnhautentzündung ins Krankenhaus eingeliefert worden. Gegen Ende der Woche landete ich, nachdem mich die Spezialisten in Augenschein genommen hatten, auf der Intensivstation. Was zum Teufel war bloß los? Es war ganz eindeutig keine Hirnhautentzündung. Ich hatte keinen Schimmer, was es sein könnte, aber wenn ich davon ausging, wie verkrampft sich mein Schließmuskel anfühlte, dann war es zweifellos eine *„Oh-Scheiße!"*-Situation.

Die nächsten zwei Monate verbrachte ich im Krankenhaus. Eine ganze Reihe von Tests, die alle mehrmals wiederholt wurden, wies auf ein Problem hin. Doch alles an meinem Fall war so „ungewöhnlich" und „untypisch", dass niemand die Teile wirklich zusammenfügen konnte. Aufgrund der Bluttests glaubten die zuständigen Ärzte, dass ich einen Tumor hätte. Ich verlor den Überblick darüber, wie viele bildgebende Studien man mit mir machte: Um die Wahrheit zu sagen, ich befand mich damals die meiste Zeit in einer Art Dämmerzustand. Lange Rede, kurzer Sinn: Sie waren nicht in der Lage, den Tumor zu finden.

Die Dinge fingen an, hässlich zu werden. Kein Bild des Tumors ... dann war er wohl nicht vorhanden, oder? Viele meiner Pflegekräfte und Ärzte – Menschen, die ich kenne und mit denen ich zusammenarbeite – fingen an, daran zu zweifeln, dass etwas nicht in Ordnung war (außer in meinem Kopf). Einige hörten auf, die Pflegeberichte der Schwester zurückzubringen. Man schrie mich an, ich solle das Krankenhaus verlassen. (Ich konnte aber nicht einmal sehr lange im Bett sitzen, weil ich dann ohnmächtig wurde. Und Aufstehen ging gar nicht.) Schuldzuweisungen wurden gemacht. Sicherlich schnüffelte ich insgeheim Kokain in meinem Krankenzimmer. Ich fälschte wohl irgendwie die Labordaten im Computer, oder?

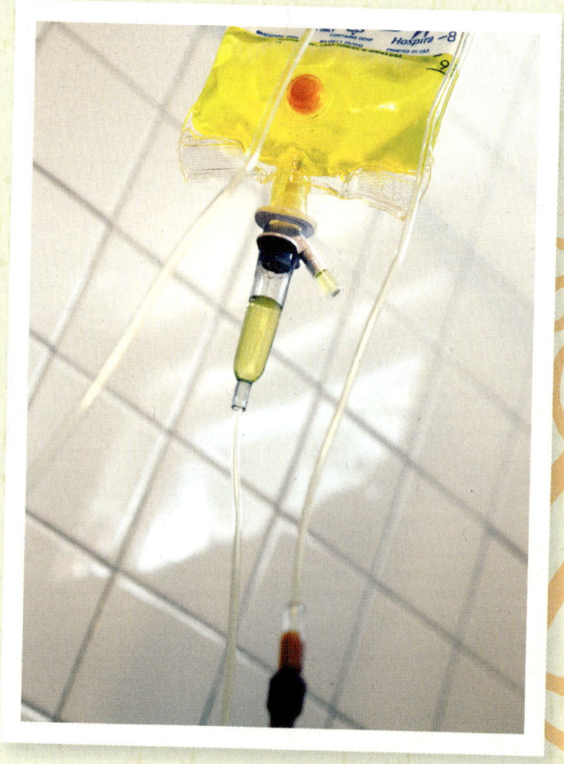

*Falsch!* Aber was tust du, wenn dein Pflegeteam nicht nur aufhört, sich um dich als Patientin zu kümmern, sondern dich quasi im Stich lässt? Mehr als einmal geriet ich in die Lage, mich selbst behandeln zu müssen, als meine Vitalparameter gefährliche Grenzwerte erreicht hatten. Wenn du in einem Krankenhausbett liegst, bist du deinem Team wirklich schutzlos ausgeliefert. Nichts passiert, sofern sie es nicht veranlassen. Ansonsten sitzt du einfach weiter da. Der Druck, mich zu entlassen, wurde immer stärker. Und ich hatte panische Angst davor, was passieren würde, wenn sie es täten.

Ich wusste, dass etwas schrecklich schief lief. Ich wusste, dass ich nicht die umfassende Betreuung bekam, die ich brauchte. Zum Glück wusste ich auch, wie man sich durch das Gesundheitssystem bewegen kann. Ich hängte mich ans Telefon und rief Mentoren, Kollegen und Kolleginnen und Freunde an. Ich bekam den Namen und die Telefonnummer eines Arztes in einem Bundesstaat in der Nähe und bestand darauf, dass ich unter seiner Obhut in ein Bostoner Krankenhaus verlegt würde. Ausnahmsweise stand ich im Angesicht so vieler Schwarzmaler auf und trat für mich selbst, für meine Betreuung und meine Gesundheit ein. Und das ist wahrscheinlich der einzige Grund, warum ich heute noch am Leben bin. Es stellte sich heraus, dass ich einen pflaumengroßen Tumor in meinem Herzen hatte. Und natürlich täuschte ich ihn nicht vor. Ich verbrachte noch einen weiteren Monat in jenem Krankenhaus in Boston, und als ich es verließ, war ich einen Mammajammer (das ist der Name, den meine Freunde dem Tumor gegeben haben) leichter.

Ich habe sehr gemischte Gefühle, was jene erste Phase meiner KrePs-Reise angeht. Doch der Schlüssel für euch ist, auf euch selbst zu vertrauen. Tretet für das ein, von dem ihr wisst, dass es wahr ist. Lasst nicht zu, dass euch Ärzte dazu bringen, an euch selbst, eurem Körper und euren Instinkten zu zweifeln. Und wenn sie aufgehört haben zuzuhören, dann findet jemanden, der es tut. Es könnte auch euer Leben retten.

Es ist an der Zeit, **DEINER ÄRZTIN/ DEINEM ARZT AUF DEN ZAHN ZU FÜHLEN.**

Wie entwickelt sich eure Beziehung?

Zähle die **drei Dinge auf, die dir am besten an ihr/ihm gefallen**:

1 ...................................................................................................

...................................................................................................

...................................................................................................

...................................................................................................

2 ...................................................................................................

...................................................................................................

...................................................................................................

...................................................................................................

...................................................................................................

3 ...................................................................................................

...................................................................................................

...................................................................................................

...................................................................................................

...................................................................................................

Zähle die **drei Dinge auf, die dich verrückt machen:**

1

2

3

Wenn du dir die Ärztin/den Arzt **DEINER TRÄUME** entwerfen könntest, wie würde sie/er aussehen?

........................................................................................................

........................................................................................................

........................................................................................................

........................................................................................................

........................................................................................................

........................................................................................................

........................................................................................................

........................................................................................................

**Inwieweit stimmt deine Version mit der Realität überein?**

........................................................................................................

........................................................................................................

........................................................................................................

........................................................................................................

........................................................................................................

........................................................................................................

........................................................................................................

........................................................................................................

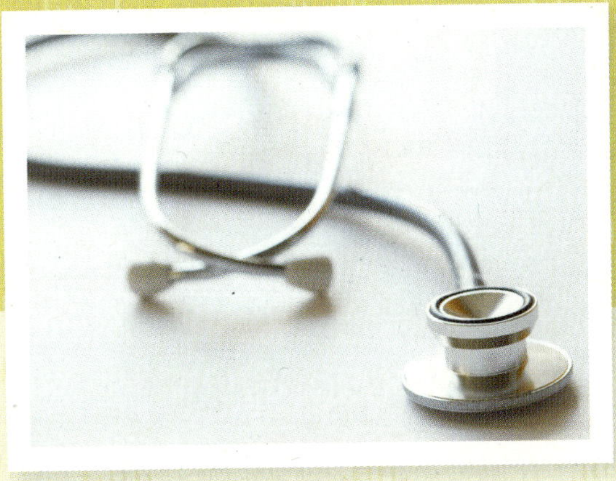

## Du und deine Ärztin, von Crazy Sexy Dr. Beth

In deiner Beziehung zu deiner Ärztin besitzt du eine unglaubliche Macht. Aus irgendeinem Grund treten Menschen vor einen weißen Kittel und werfen ihre eigenen Instinkte, ihr Wissen und ihre Fähigkeit, Entscheidungen zu treffen, aus dem Fenster. Verdammt, ich habe es auch getan und dabei trage ich selbst einen weißen Kittel! Was kannst du also tun, um dich selbst so aufzubauen, dass diese Beziehung zu einer Erfolgsgeschichte wird?

Lass mich zunächst einmal sagen, dass es sich hier um eine Beziehung – idealerweise eine Partnerschaft – handelt, die wie jede andere Beziehung Aspekte haben wird, die reibungslos funktionieren, und andere, die ein wenig Pflege benötigen. Ärzte sind keine Feinde. Entgegen der landläufigen Meinung sind sie nicht für die Zustände in unserem Gesundheitswesen verantwortlich. Das Problem ist weitaus komplexer, als dass man einfach denjenigen, die sich um die Gesundheit anderer kümmern, die Schuld dafür geben könnte. Lass uns also schauen, was wir von unserer Seite der Beziehung aus tun können, um sicherzustellen, dass sie funktioniert.

### tipp 1:

**Was du nicht willst, dass man dir tut, das füg auch deinem Arzt nicht zu.** Geh die Beziehung zu deinem Arzt mit einer positiven, annehmenden Haltung an – statt mit Wut, Defensivität oder Misstrauen. Feindseligkeit ist eine schlechte Basis, um eine Beziehung zu beginnen. Das kann schwierig sein, insbesondere dann, wenn du schlechte Erfahrungen gemacht hast. Aber genau wie nicht jeder Mann der schreckliche Freund ist, der dich betrogen hat, ist nicht jeder Arzt der schlimme Typ von der Begegnung davor. Wenn seine Handlungen eine Abreibung rechtfertigen, steht das auf einem anderen Blatt. Aber gehe nicht gleich von Anfang an davon aus. Gib selbst die Haltung vor, mit der du behandelt werden möchtest. Okay, das klingt ein wenig zu sehr nach einer goldenen Regel, aber: stimmt es etwa nicht? Beginne die Beziehung mit der richtigen Einstellung und einer weißen Weste, und dann geh nach vorne, statt zurückzuschauen.

## tipp 2:

**Setze Prioritäten.** Lege bei der Auswahl deines zukünftigen Arztes fest, wo deine Prioritäten liegen. Möchtest du eine Ärztin haben, die jede Menge Charme hat? Oder ist es wichtig für dich, dass sie sich für die Erforschung deiner Krankheit und deren Behandlung engagiert? Ich persönlich bin bereit, einen Teil des Charmes zu opfern, um eine Ärztin zu bekommen, von der ich weiß, dass sie meinem Krebs Gegenwind bietet, weil sie ihn in- und auswendig kennt. Kuschelige Gefühle kann ich auch von Freunden, Familienmitgliedern, Seelenklempnern und so weiter bekommen. Aber das ist meine Meinung. Viele andere Menschen müssen das Gefühl haben, mit ihren Ärzten und Pflegern verbunden zu sein, um diese Arbeitsbeziehung entwickeln zu können. Was total verständlich ist. Es gibt hier kein Richtig oder Falsch. Mach dir einfach klar, was für dich bei dieser Dynamik herausspringen soll.

## tipp 3:

**Verschaffe dir Klarheit hinsichtlich deiner Erwartungen – dann teile sie deiner Ärztin mit.** Erwartest du von deiner Ärztin, dass sie dich persönlich anruft, wenn Befunde vorliegen? Innerhalb welchen Zeitrahmens möchtest du etwas von ihr hören? Erwartest du, dass dein Arzt an Wochenenden verfügbar sein soll? An Feiertagen? Falls nicht, wie sollen dann diese Zeiten abgedeckt sein? Wenn du ins Krankenhaus kommst, erwartest du dann, dass dein Arzt dich noch am selben Tag anruft? Viel davon hat damit zu tun, wie das Gesundheitswesen funktioniert, doch viele Patienten regen sich auf, weil sie diese Dinge nicht im Voraus verstehen. Setze dich mit Stift und Papier an einen ruhigen Ort und mach eine Liste, auf der du jede erdenkliche Frage, jedes Szenario und jedes Problem, das du haben könntest, aufschreibst. Vielleicht wirst du überrascht feststellen, dass sich eine lange Liste von Fragen in einige wenige wichtige Kernfragen zusammenfassen lässt.

## tipp 4:

**Sei wählerisch.** Du bist *nicht* dazu verdonnert, bei dem ersten Arzt, den du konsultierst, zu bleiben. Wenn du mit deinem Arzt einfach nicht auf derselben Wellenlänge bist, dann suche jemand anderen auf! Kris hat es sehr deutlich gesagt: Du stellst sie/ihn ein und nicht umgekehrt. Habe keine Angst zu sagen: „Vielen Dank, aber danke nein." Meiner Meinung nach (und ja, ich habe wahrscheinlich Vorurteile) ist dein Arzt bei deiner KrePs-Herausforderung wahrscheinlich deine rechte Hand. Es muss jemand sein, mit dem du langfristig zusammenarbeiten kannst. Lass dir nicht den Schweiß auf die Stirn treiben, nur weil der Weg holprig ist; vielleicht habt ihr ein oder zwei Mal Funkstille, wie es in jeder Beziehung passieren kann. Sieh es nüchtern. Wähle deinen Arzt oder deine Ärztin genauso sorgfältig aus, wie du einen Partner auswählen würdest, denn es ist auch eine Art „Lebenspartnerschaft" – es geht um *dein* Leben!

## tipp 5:

**Sei vorbereitet.** Schreibe vor deinem Besuch eine Liste mit Fragen in der Reihenfolge ihrer Bedeutung auf. Lass bei der Länge deiner Liste Vernunft walten. Dein Arzt unterliegt zeitlichen Einschränkungen, die er sich nicht selbst auferlegt hat (hallo Krankenversicherungen!). Er würde nichts lieber tun, als alles mit dir durchzugehen, doch er schafft das nicht immer bei einem Besuch. Je nach der Komplexität deiner Fragen ist es vernünftig, davon auszugehen, dass deine wichtigsten fünf Fragen an diesem Tag beantwortet werden können. Wenn du dann immer noch Fragen auf deiner Liste hast, besprich mit deinem Arzt, wie diese anzugehen sind. Kannst du in der darauffolgenden Woche zu einem weiteren fünfzehnminütigen Termin kommen? Kann er sie später durchsehen und dir die Antworten per E-Mail schicken? Kann eine Krankenschwester oder Arzthelferin einige der Fragen beantworten? Du kannst deine Fragen auch zum nächsten Termin mitbringen. Vielleicht hat ja dein behandelnder Arzt auch Zeit für alle Fragen. Wenn das aber nicht der Fall ist, bedeutet das nicht, dass er nicht will oder nicht interessiert ist. Arbeite mit ihm zusammen, und ich garantiere dir, dass er nicht nur deine Fragen beantworten wird, sondern sich häufig sogar selbst übertreffen wird, um dir Informationen zu besorgen.

## tipp 6:

**Sei pünktlich.** Hasst du es nicht, auf deine Ärztin warten zu müssen, wenn sie zu spät kommt? Ich weiß, dass ich es hasse. Also halte dich bitte an deinen Teil der Abmachung. Komme pünktlich zu deinem Arztbesuch. Das bedeutet, fünfzehn Minuten vor dem Termin da zu sein, den Papierkram und die Versicherungsinformationen zu aktualisieren und zu vervollständigen, deine Vitalparameter überprüfen und Blut abnehmen zu lassen und so weiter. Ärzte haben – wieder dank der guten alten Mrs. Krankenversicherung – von dem Moment an, wo sie zur Arbeit kommen, bis zum Ende des Tages direkt aufeinanderfolgende Termine, häufig mit nur wenigen oder überhaupt keinen Pausen. Wenn du einen Termin am frühen Morgen hast und nur zehn Minuten zu spät kommst, dann wirft das den ganzen Tag durcheinander (da viele Termine in fünfzehnminütigen Abständen festgelegt werden). Nimm dann noch den unvermeidlichen Notfall hinzu, und der Zeitplan geht, nun ja, du weißt wohin. Glaube mir, dein Arzt hasst es genauso sehr wie du, zu spät zu kommen. Halte deinen Teil des Tages am Laufen; komm nicht zu spät zu dieser wichtigen Verabredung!

## tipp 7:

**Grenzen.** Lege beim ersten Besuch deine Grenzen bei deinem Arzt fest. An wen darf dein behandelnder Arzt Informationen weitergeben? Wie möchtest du kontaktiert werden – per E-Mail oder telefonisch? Möchtest du, dass eine Nachricht hinterlassen wird? Besprich die Details einer möglichen Einlieferung ins Krankenhaus. Wer wird sich um dich kümmern? Ein ansässiger Service? Einer der Partner deines Arztes? Klinikärzte? Ist das alles für dich in Ordnung? Weißt du von Anfang an, dass es Behandlungen oder Interventionen gibt, die du nicht haben willst? Stecke deine Grenzen ab. Das hilft deinem Arzt, also fühle dich nicht schüchtern, fordernd oder irgendetwas anderes Negatives. Ob du es nun glaubst oder nicht: Die meisten Ärzte möchten dir wirklich die bestmögliche Betreuung geben. Aber sie müssen wissen, was das für dich bedeutet, denn jeder Mensch ist anders.

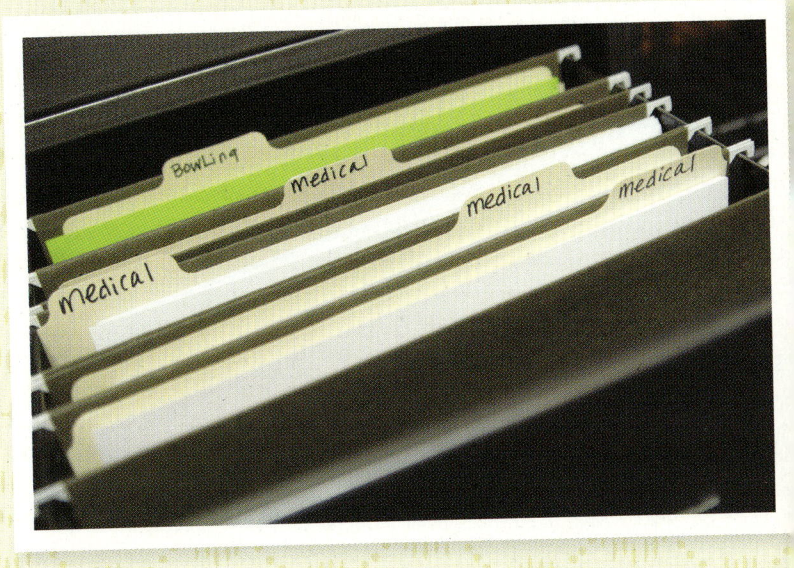


## tipp 8:

**Papierkram.** Halte dein Testament, deine Patientenverfügungen und die Vorsorgevollmacht bereit – fertig, unterzeichnet und notariell beglaubigt, falls notwendig. Jeder, ob groß oder klein, gesund oder nicht, sollte diesen Papierkram gemacht haben. Es ist eine übliche Vorgehensweise, Patienten unabhängig von ihrer Diagnose nach diesen Papieren zu fragen, wenn sie ins Krankenhaus kommen. Das soll nicht etwa heißen, dass du im Sterben liegst oder dich auch nur in diese Richtung bewegst. Es geht einfach darum, dich zu bitten, dafür zu sorgen, dass deine Wünsche klar sind, damit für den Fall, dass – Gott bewahre – aus irgendeinem Grund die Kacke am Dampfen ist, die Dinge so organisiert werden, wie du sie gerne hättest. Besprich das mit deiner Familie. Wenn sie deine Entscheidungen nicht mitträgt, kann sie manchmal ein Bremsklotz in dem ganzen Prozess sein (mit anderen Worten: deine Pläne ändern). Also sprich mit ihnen, wenn die Situation gerade möglichst entspannt ist.

Ich habe das am eigenen Leib erfahren ... ich hatte den ganzen Papierkram selbst nicht gemacht. Ich weiß, mea culpa, mea culpa. Aber dann fand ich mich im Krankenhaus wieder, und als man mir sagte, ich würde es möglicherweise nicht wieder verlassen, kroch ich umher, um meine Angelegenheiten in Ordnung zu bringen. Keine gute Zeit, um das zu tun. Denn diese Zeit ist emotional, verstörend und erschöpfend genug, auch ohne das Bemühen, klar genug zu sein, um Entscheidungen über Sterbebegleitung zu treffen. Du könntest dich dabei ertappen, dass du dich für Dinge entscheidest, die du nie gutheißen würdest, wenn die Situation nicht so emotionsgeladen wäre. Wenn du die Bedeutung von Ausdrücken wie „reanimiert werden" oder „nicht intubieren" nicht verstehst, dann frage nach. Du kannst keine sachkundigen Entscheidungen treffen, wenn du nicht verstehst, was jede einzelne Entscheidung für Folgen hat. Noch einmal, beteilige deine Familie; du möchtest doch, dass alle auf demselben Stand sind.

## tipp 9:

**Gib ehrlich Auskunft darüber, welche Medikamente du einnimmst,** welche anderen Behandlungen du bekommst und welche Lebensgewohnheiten du hast. Ärzte stellen solche Fragen nicht, um Richter und Jury zu sein; sie können bloß ohne alle diese Informationen nicht so effektiv sein. Dieser Tipp erscheint dir vielleicht lächerlich – all das versteht sich doch von selbst, oder? Nun, du wirst vielleicht überrascht sein zu erfahren, dass die meisten Patienten zu wenig angeben. Erwähne auch alle rezeptfreien Medikamente, die du einnimmst, ebenso wie pflanzliche Präparate und Vitamine. Alles, was du deinem Körper zuführst, interagiert miteinander, und du willst bestimmt nicht, dass es aufgrund der Wechselwirkung verschiedener Arzneimittel oder Substanzen zu Vergiftungserscheinungen kommt. Also lege deine Karten auf den Tisch. Wenn dein Arzt einige deiner alternativmedizinischen Maßnahmen verächtlich abtut, dann ist das in Ordnung. Du bleibst auf deinem Weg. Wenn dein behandelnder Arzt dann sieht, wie du dich berappelst, weil du von diesen anderen Behandlungsweisen Gebrauch machst, werden solche Methoden langsam aber sicher zur gängigen Praxis werden. Im Laufe meines

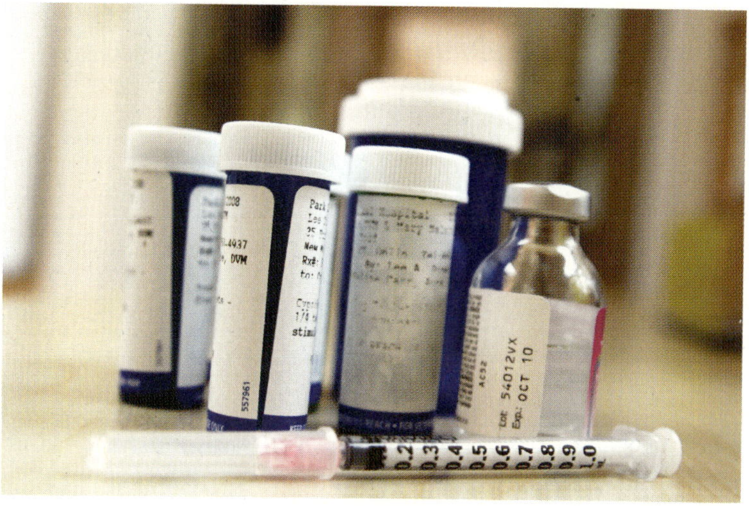

Lebens habe ich miterlebt, wie Chiropraktik, Osteopathie, Akupunktur und Massage erst abgetan und dann von Versicherungen bezahlt und schließlich auch für stationäre Patienten umfassend zugänglich gemacht wurden. Medizin ist zum großen Teil ein verbraucherorientierter Markt! Also bringe sie mit Hilfe deiner Ärzte nach draußen. Das Ergebnis wird für sich sprechen.

## tipp 10:

**Informiere dich über deine Krankheit.** Das bedeutet nicht, dass du noch mal die Schulbank drücken musst, um einen medizinischen Abschluss zu erwerben. Es bedeutet, dass du dir bewusst machen solltest, was in deinem Körper passiert. In vielen Fällen wird dir dieses Verständnis helfen, deine innere Führung zu nutzen, um Schritte in Richtung Heilung zu machen. Das Internet bietet dir eine Fülle von Informationen. Aber pass auf: Fakten, die aus dem Kontext gegriffen sind, können ein sehr irreführendes Bild vermitteln. Es gibt keine Patentlösungen und, wo wir schon dabei sind, kein Schwarz-Weiß in der Medizin. Wie könnte es das denn geben? Ich glaube, eine effizientere Möglichkeit könnte sein, deinen Arzt nach gedrucktem Material zu deiner Diagnose zu fragen. Wenn du zusätzliche Informationen brauchst, dann frage nach. Denn bei Recherchen im Internet muss man auch bedenken, dass die Quelle der Informationen nicht immer klar ist. Sie könnten von der Industrie (Biotechnologie-Unternehmen, Pharmafirmen, ja sogar Versicherungsunternehmen) ins Netz gestellt worden sein, und solche Informationen sind nicht immer unparteiisch. Dein Arzt wird dich wahrscheinlich mit Daten aus der medizinischen Literatur versorgen, die er auf ihre Stichhaltigkeit hin überprüft hat. Das Internet ist eine gute Möglichkeit, um dir grundlegende Kenntnisse über deinen Befund anzueignen, doch frage deinen Arzt, um mehr Details zu erfahren.

## tipp 11:

**Arzthelferinnen sind deine Freundinnen.** Sie sind wahre Perlen, auch wenn man es nicht sofort sieht. Besorge dir Namen, Telefonnummer und E-Mail-Adresse deiner Arzthelferin oder Krankenschwester. Sie ist deine neue ‚beste Freundin für immer'. Sie ist nicht nur eine Informationsquelle, sondern dein direkter Draht zum hohen Tier, deinem Medikus. Sie organisiert den Zeitplan deines Arztes und, falls notwendig, manipuliert sie ihn auch. Sie kann Informationen an ihn weitergeben und ziemlich schnell eine Antwort bekommen.

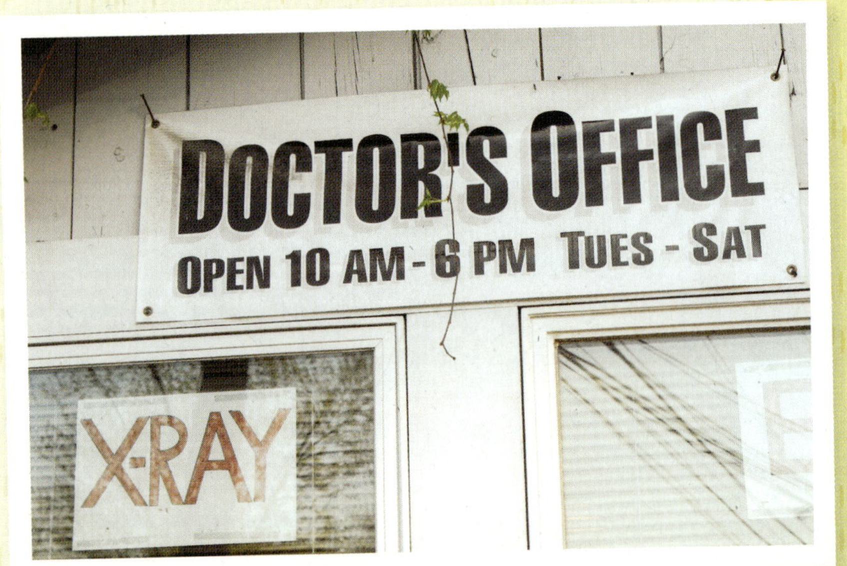
DOCTOR'S OFFICE
OPEN 10 AM - 6 PM TUES - SAT
X-RAY

Onkologie-Fachkrankenschwestern (z. B. die Breast-Care-Nurse für Brustkrebs) haben ihre Augen überall und sie wissen, welche Behandlungen – ob traditionelle oder sonstige – alle Patienten bekommen. Sie sind wandelnde Lexika. Frage sie nach allem und jedem. Ich wette, sie wissen die Antwort. Krankenschwestern sind immense Ressourcen – nutze sie!

## tipp 12:

**Stehe für dich selbst ein.** Das ist nicht damit zu verwechseln, eigensinnig oder unausstehlich zu sein. Es bedeutet, dass du für dich selbst einstehen solltest, wenn die Situation es rechtfertigt. Ärzte haben nicht auf alles eine Antwort – ein guter Arzt wird der Erste sein, der das zugibt. Die Medizin beruht zu einem großen Teil auf wohlbegründeten Vermutungen. Doch wenn du tief in deinem Herzen weißt, dass etwas richtig für dich ist, dann dränge darauf. Und dann dränge noch stärker darauf.

Selbst wenn wir ein perfektes Gesundheitswesen hätten, bist letzten Endes du der einzige Mensch, der dafür sorgen kann, dass du die bestmögliche Betreuung bekommst. Das ist eine große Verantwortung. Viele nehmen sie nicht wahr. Ich möchte dich ermutigen, ihr gerecht zu werden, so überwältigend es dir auch erscheinen mag. Wenn du es tust, wird dir das Kraft und Selbstvertrauen geben, dich befreien, ja, dich in gewisser Weise sogar heilen.

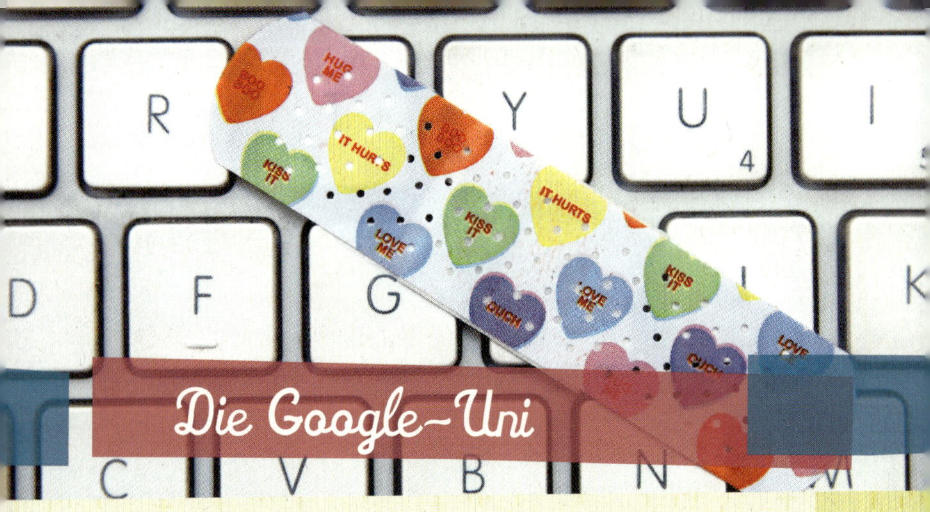


# Die Google-Uni

**Dich zu organisieren und dir klare Ziele zu stecken,** wird dir inneren Frieden geben, dir helfen, alles unter Kontrolle zu haben, und dich auf den Weg bringen, um einen effektiven Schlachtplan zu entwerfen. Das Internet ist ein großartiger Ort, um etwas über deinen Krebs zu lernen, doch es kann auch sehr überwältigend sein. Gehe behutsam vor. Bitte, falls notwendig, eine Kollegin oder einen Freund, dir zu helfen.

Julie Larson, eine junge Frau, die in den USA bei CancerCare als Programmkoordinatorin für Dienstleistungen für junge Erwachsene arbeitet (und überhaupt eine klasse Frau ist), hat ein paar echt gute Ratschläge für euch, wie man am besten im Internet surft; außerdem hilfreiche Tipps, um seine Angelegenheiten im Stil einer Geschäftsführerin auf die Reihe zu bringen. Musik ab, Julie!

Fernsehspots, Nachrichten, Ratschläge von wohlmeinenden Freunden und Familienmitgliedern, die ihre Meinung kundtun – all das läuft auf das hinaus, was Menschen mit Krebs als „zu viele Stimmen" bezeichnen. Wenn du die Entscheidung triffst, für weitere Informationen lieber das Internet zu durchstöbern, fragst du dich vielleicht: „Kann ich dieser Website vertrauen?" Hier ist eine Liste wichtiger Fragen, die dir helfen können, verlässliche Informationen zu bekommen oder dich zumindest auf fundierte Weise mit dem Thema auseinanderzusetzen.

- **Was ist der Zweck der Website – informativ oder kommerziell? Von einer Website, die von einem Pharmaunternehmen gesponsert wird, wirst du wahrscheinlich keine** unvoreingenommenen Informationen über ein konkurrierendes Medikament bekommen. Doch weil die Website den Standards der Arzneimittelzulassungsbehörde entsprechen muss, wird sie eine hervorragende Quelle für ein bestimmtes Produkt sein.

- Aus welcher Quelle stammen die Informationen? Im Allgemeinen bieten landesweit bekannte Krebszentren, medizinische Fakultäten, große gemeinnützige Organisationen und Regierungsbehörden die höchste Informationsqualität.
- Findest du die Kontaktinformationen der Menschen, die hinter der Website stehen? Wenn du nicht mit ihnen kommunizieren kannst, dann suche dir eine andere Quelle.
- Sind die Seiten, mit denen die Internetseite verlinkt ist, relevant und angemessen? Seiten, die dich auf unzuverlässige oder offen kommerzielle Informationsquellen verweisen, solltest du nicht öffnen.

Ich empfehle Menschen, die sich an mich wenden, immer, dass sie all ihre Notizen, Kontakte und Termin-Informationen an einem zentralen Ort aufbewahren sollen. Du brauchst nichts Hochtrabendes; mit einem einfachen Notizbuch und einem Kalender müsste es hinhauen. Halte den Namen, die Telefonnummer der Kontaktperson, das Datum und ein paar kurze Notizen aus wichtigen Unterredungen fest. Leg dir einen Kalender für Termine zu und um dich daran zu erinnern, wann du welche Medikamente eingenommen hast. Nutze für alle deine medizinischen Informationen einen dafür vorgesehenen Ordner und ein Notizbuch, damit alles an einem Ort ist. Schreibe Fragen auf, während sie dir einfallen, besonders diejenigen, die dich nachts wach werden lassen. Antworten auf deine Fragen zu bekommen, wird dir (zumindest teilweise) deine Unsicherheit nehmen und dir helfen, im wahrsten Sinne des Wortes

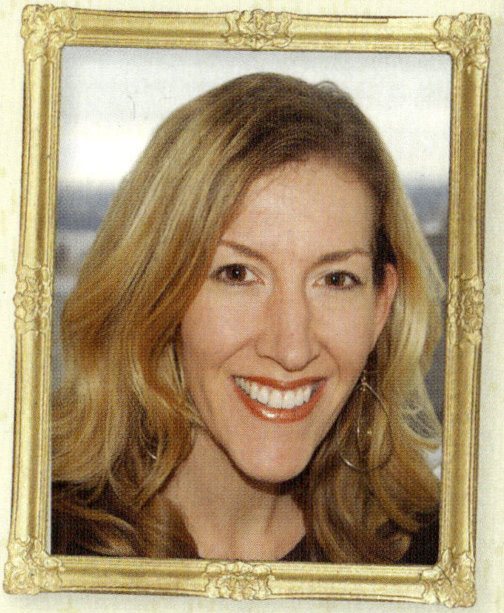

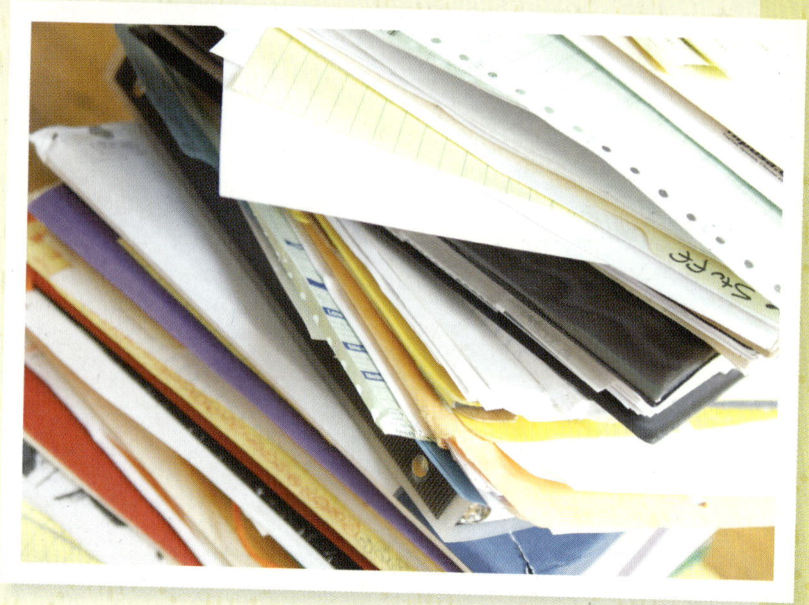

das Heft in der Hand zu behalten. Mache dir während der Besuche beim Arzt Notizen oder bitte ein Familienmitglied oder eine gute Freundin darum, bei diesen Terminen deine Sekretärin zu sein.

Fange auch an, Protokoll zu schreiben, um die Nebenwirkungen deiner Behandlungen zu überprüfen. Manche Menschen vertragen die Behandlungen wesentlich besser als andere. Du musst Kenntnisse über dich als Individuum gewinnen, anstatt dich von all den Informationen erdrücken zu lassen, die du über „mögliche Nebenwirkungen" liest. Tag 1 ist immer der erste Tag eines Behandlungszyklus. Protokolliere deinen Appetit, deinen Energiepegel, deine Stimmung, Schmerzen, Übelkeit etc. Mache das jeden Tag bis zur nächsten Behandlung. Die meisten Menschen bemerken nach ein bis zwei Zyklen mit diesen Notizen einen Rhythmus in der Art und Weise, wie ihr Körper die Behandlung verträgt; es ist großartig, diese Informationen zu haben. Zu wissen, wann du erwarten kannst, dass deine Energie zurückkommen wird oder du wieder Appetit haben wirst, kann dir helfen, für Momente zu planen, in denen du die Dinge tun kannst, die dich beim Wiederaufladen deiner Batterien unterstützen. Am ersten Tag des Zyklus fühlst du dich möglicherweise großartig, also kannst du planen, dich mit Freunden zu treffen oder schöne Momente mit deinen Kindern zu verbringen. Auf der anderen Seite stellst du vielleicht fest, dass du am dritten Tag deines Behandlungszyklus unglaublich müde bist. Wenn du das weißt, dann könnte es klug und rücksichtsvoll dir selbst gegenüber sein, an diesem Tag keine Aktivitäten einzuplanen.

Bitte deinen Arzt im Anschluss an die Behandlung um einen „Arztbericht". (Ob dein Arzt weiß, was das ist? Wahrscheinlich nicht. Dies ist ein passender Moment, um ihm zu erklären, was du willst und warum dieses Dokument wichtig für dich ist, während du weiter selbst deine Gesundheit in die Hand nimmst). Der Bericht sollte unter anderem detaillierte Informationen über Operationen (und etwaige Komplikationen), Chemotherapie, Bestrahlungen (sowie erhebliche Nebenwirkungen und die Art und Weise, wie damit umgegangen wurde) und Tests, die während deiner Behandlungsphase durchgeführt wurden, enthalten. Diese Informationen sind wichtig, wenn du nach dem Krebs dein Leben weiterführst und die medizinische Versorgung in vielen Fällen lückenhafter wird.

## Hilfe jenseits der Tumorbehandlung

Es gibt viele erstaunliche Stimmen der Hoffnung und Hilfe in der Krebsgemeinschaft. Suche sie aktiv! Lautet deine Diagnose „Brustkrebs", dann such dir ein Brustzentrum in deiner Nähe aus. Diese Zentren bieten neben fundierten Therapien auf dem neuesten Stand der Forschung viele weitere Vorteile. Du kannst ein Einzelgespräch mit einem Sozialarbeiter oder einer Sozialarbeiterin führen oder dich Menschen in einer Selbsthilfegruppe anschließen – sie stehen vor ähnlichen Herausforderungen wie du (dein Brustzentrum weiß, wo sich die nächste Gruppe trifft). Gerade bei Brustkrebs ist die Hilfestellung besonders groß: Die speziell geschulte „Breast Care Nurse" (oder auch BCN) verschafft dir Zugang zu äußerst wichtigen Informationen und hilft dir, nach deinen persönlichen Wünschen Strategien für den Umgang mit deiner Krankheit zu entwickeln. Außerdem gibt sie dir auch Tipps zu finanzieller Unterstützung, z. B. Fahrtkostenübernahme für Taxifahrten, und stellt mit dir den Antrag für eine Reha-Maßnahme („Anschlussheilbehandlung"). Und sie hat ein Ohr für sehr individuelle Fragen, z. B. „Kann ich auch mit meinem Hund / meiner Katze in die Reha-Klinik fahren?".

**Wie sieht es mit deiner ORDNUNG aus?**
Bewahrst du all deine Krankenberichte, Medikamente, Versicherungsinformationen, Telefonnummern etc. an einem Ort auf?

Liste fünf Vorschläge auf, um deine Ordnung deinen Bedürfnissen anzupassen und dein Leben mit dem Krebs zu entrümpeln.

1

2

3

4

5

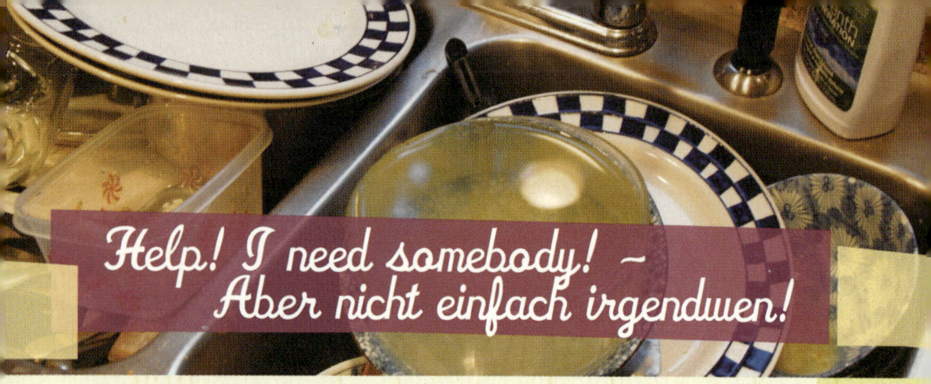

# Help! I need somebody! – Aber nicht einfach irgendwen!

*... das wussten schon die Beatles.* Doch um Hilfe zu bitten, kann uns das Gefühl geben, verletzlich und gehandikapt zu sein. Dies ist jedoch nicht der richtige Zeitpunkt, um deinem Ego zu erlauben, dir im Weg zu stehen. Jetzt ist es an der Zeit, erfinderisch zu werden. Tappe nicht in die Falle, andere Menschen nicht belasten zu wollen. Du bist keine Zumutung, also frage! Wer kann dir helfen, deine Last zu erleichtern? Die Menschen, die dich lieben, werden dir gerne ihre Zeit schenken. Höchstwahrscheinlich fühlen sie sich vollkommen hilflos und wollen unbedingt etwas beitragen. Deinen Tag ein wenig leichter zu machen, ist das beste Geschenk, das ein anderer dir machen kann, und geben ist – wie wir alle wissen – wesentlich cooler als nehmen. Halte dich nicht zurück. Organisiere deine Bedürfnisse, indem du eine Liste erstellst und delegierst. Ja genau, koordiniere, wer was tun kann und wann. Keine Aufgabe ist zu groß oder zu klein.

Wenn du nicht auf Familienmitglieder oder Freunde zurückgreifen kannst, dann sprich mit deinem onkologischen Sozialarbeiter, vernetze dich mit den Krankenschwestern und stelle Recherchen über lokale Organisationen mit freiwilligen Helfern an. Kann dir deine Kirche oder Glaubensgemeinschaft helfen? Wie steht es mit dem netten Nachbarn, der deine Pakete mit ins Haus nimmt, wenn es regnet? Lass dir etwas einfallen! Es gibt immer Menschen, die bereit sind zu helfen, und einige von ihnen kennen wir kaum oder wir werden sie erst noch kennen lernen. Der Trick ist, offen dafür zu sein, Beziehungen, die sich unerwartet ergeben, zu pflegen, und ja zu sagen, wenn du ein Angebot erhältst.

Es gibt Dutzende von Online-Organisationen, die dich ebenfalls in die richtige Richtung lenken können. Ah, danke Jesus, Buddha, Elvis etc. für Google! Ein Tipp, wenn du englisch sprechen und schreiben kannst: Caring bridge, Care Pages und Mylifeline.org ermöglichen es Patienten, kostenlos personalisierte Websites zu gestalten. Deine Fans (ganz recht, Fans) können sich deinen Behandlungsplan und die

Belastungen in deinem Leben ansehen, um dir besser helfen zu können. Außerdem können sie liebevolle Botschaften posten, um deine Stimmung zu heben, wenn du deprimiert bist.

MySpace und Facebook bieten ebenfalls großartige Möglichkeiten, um Cyber-Kumpels zu treffen, die sich in einer vergleichbaren Situation befinden. Ich war überrascht über die zutiefst bedeutungsvollen Beziehungen, die ich mit Hilfe des Internets knüpfen konnte. Manchmal gibt mir meine Cyber-Gruppe mehr Zuspruch als die Menschen, die ich schon jahrzehntelang kenne. Menschen, die eine helfende Hand reichen, sehen das nicht als lästige Pflicht an. Wenn die Rollen umgekehrt wären, würdest du nicht dasselbe tun? Da hast du es. Nimm deine Familie und deine Freunde in Anspruch, um dir helfen zu lassen. Und vergiss nicht die Selbsthilfegruppen, die sich in deiner Stadt treffen – frag bei deiner Ärztin oder im Krankenhaus nach!

## Welche Aufgaben kannst du *delegieren*? Wen kannst du fragen?

..........................................................................................

..........................................................................................

..........................................................................................

..........................................................................................

..........................................................................................

..........................................................................................

..........................................................................................

..........................................................................................

..........................................................................................

..........................................................................................

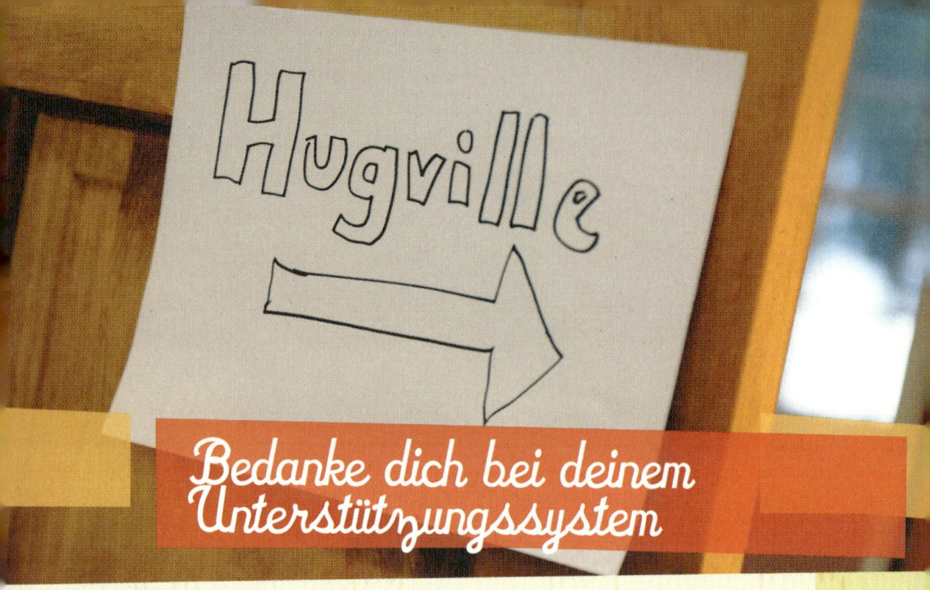


# Bedanke dich bei deinem Unterstützungssystem

**Genauso wie wir glauben, dass niemand** verstehen kann, was wir durchmachen, geht es auch den Menschen, die unsere Hand halten, während wir die harten Sachen durchleben. Diese Menschen sind unsere unerschütterlichen irdischen Engel und Mitstreiter. Sie sind diejenigen, die dir ein Alibi geben würden, selbst wenn du das Verbrechen tatsächlich begangen hättest: „Hat der Armleuchter es getan?" „Nein, Euer Ehren." Der Richter ahnt nicht im Entferntesten, dass dein Engel am Steuer des Fluchtwagens gesessen hat.

Als ich krank wurde, bin ich wieder bei meinen Eltern eingezogen. Damals habe ich mich gründlich dafür geschämt. Alle meine Kollegen kamen beruflich voran, während ich zurück nach Hause zu Mami und Daddy rannte. Ein Riesen-Spaßkiller! Und trotzdem musste ich meine Dinge geregelt kriegen und meine Füße auf den Boden bekommen. Außerdem hatte ich eine Heidenangst davor, allein zu sein. Meine Eltern empfingen mich liebevoll bei sich zu Hause (vorübergehend). Sie legten ihr Leben auf Eis in der Hoffnung, meines zu retten. Natürlich habe ich sehr großes Glück gehabt.

Häufig fühlen sich die Menschen, die uns am nächsten stehen, sehr stark herausgefordert – nicht nur in emotionaler Hinsicht, sondern auch körperlich, spirituell und finanziell. Sie teilen unsere Höhen und Tiefen mit uns. In ihren privaten Momenten weinen, fluchen, beten und zittern sie. Es ist sehr leicht, sich in seinem eigenen Drama zu verheddern und das Leiden anderer Menschen zu vergessen. Auch wenn unsere Mitstreiter den mechanischen Drachen nicht so reiten, wie wir es tun, werden sie doch versengt, weil sie so gefährlich nahe an den Flammen stehen. Manchmal sind wir so beschäftigt damit, uns verzweifelt an ihnen festzuklammern, dass wir nicht sehen, wie ausgelaugt und gerädert sie sind. Aus heiterem Himmel kann dann ein fieser Kommentar oder ein verärgerter Blick eine ganze Reihe stressbedingter Kommunikationspannen heraufbeschwören.

Genau wie du haben deine irdischen Engel ihre Ausraster und ihre „Warum-ich?"-Fragen, und es ist wichtig, dass auch sie sich entladen können. Du solltest ihren Schmerz jedoch nicht übernehmen und deinem Körper auch keine weiteren Belastungen aufbürden. Trenne das, was zu ihnen gehört, und das, was zu dir gehört, voneinander. Eine freie Nacht, ein Wochenende an einem anderen Ort – auch sie müssen mal die Flucht ergreifen, und du musst ihnen die Erlaubnis geben, das zu tun. Wir können unser Wohlbefinden nicht erfolgreich verbessern, wenn wir jemand anderem dabei das Leben aussaugen.

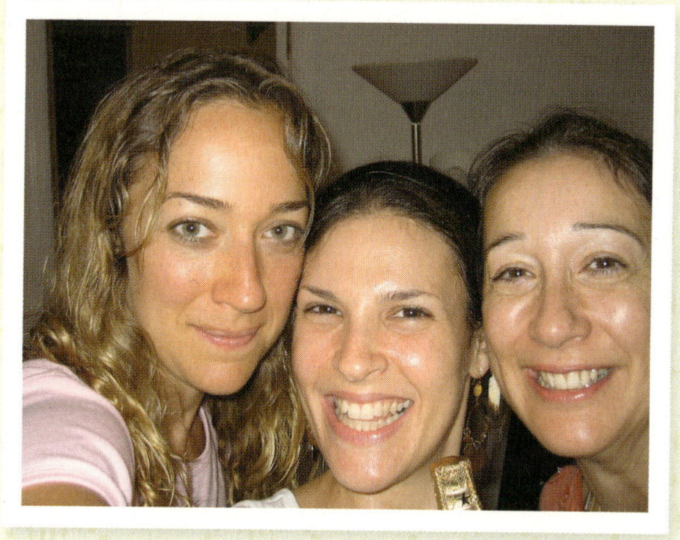

Überrasche diese wichtigen Menschen und bedanke dich bei ihnen. Sage ihnen, wie tief deine Liebe für sie ist. Eine Notiz, eine E-Mail, ein Mittagessen oder eine Umarmung werden viel dazu beitragen, ihre Energiereserven wieder aufzufüllen. Selbst wenn du dich nicht danach fühlst, nimm dir die Zeit, den Krebs hintanzustellen und für deine Mitstreiter da zu sein. Das hat eine größere Bedeutung, als du vielleicht meinst.

**Schreibe einen Dankesbrief**
an deine Mitstreiter.

## Gründe deine persönliche Krebsgruppe

Dein Team ist dein Heilkreis. In meinem Buch *Kämpfen, Leben, Lieben: Wie ich mich gegen den Krebs wehre* habe ich dir die dreizehn dynamischen Cliquen-Mitglieder vorgestellt, die meine Welt auf den Kopf stellen, mich daran erinnern zu lachen und ihr Herz, ihre Seele und ihre Geheimnisse mit mir teilen. Sie sind die Schwimmflügel, die mich über Wasser halten, während ich in Gewässern schwimme, die auf keiner Karte verzeichnet sind.

Nur weil du Krebs hast, bedeutet das nicht, dass du nicht auch Probleme hast wie eine ganz normale Frau. Wenn du dann zusätzlich noch einen Befund bekommst, gibt es da weiß Gott viel, über das du dich beklagen kannst. Deine Clique weiß genau, was du durchmachst. Trotzdem: Sitze nicht einfach jammernd und zitternd herum. Verpflichtet euch gegenseitig zu gesunden Dingen, wie nahrhafte Mahlzeiten miteinander zu teilen, im Park spazieren zu gehen oder zu joggen. Tut euch zusammen und geht gemeinsam ins Fitnessstudio. Ihr könnt natürlich auch tratschen – aber tut es auf verantwortungsvolle Weise (denk dran, das Karma ist ein Bumerang). Seid frech und krallt euch gemeinsam die Krebskarte. Stelle dabei nur sicher, dass die Mission und die Mitglieder deiner Clique dein übergeordnetes Ziel, wieder gesund zu werden, unterstützen.

Ich liebe es mitzubekommen, wie Leute auf meinen Workshops Telefonnummern austauschen. Was für ein Schatz! Ich fühle mich dann wie die crazy sexy Big Mama, die all die Vordenkerinnen und Außenseiter zusammenbringt. Solche Momente erinnern mich daran, worum es im Leben wirklich geht – um Beziehungen.

Bilde so schnell wie möglich deine eigene Gruppe und bereichere sie immer wieder durch neue Mitglieder. Frage deinen Arzt und deine Krankenschwester, ob sie dich mit anderen betroffenen Frauen in Kontakt bringen können. Schaue dir andere Krankenhäuser und Selbsthilfegruppen in deiner Gegend an oder gehe online und besuche mich und andere Krebs- oder Wellness-Gemeinschaften auf www.crazysexycancer.com! Wir sind da draußen, du musst nur hinsehen. Vernetze dich mit jedem, der dir in den Sinn kommt. Sobald du anfängst zu fragen und zu suchen, wirst du andere Männer und Frauen finden, manchmal sogar in deiner Nachbarschaft. Gehe hinaus und gründe deine eigene Gruppe, abgemacht?

## Wer ist in deiner Crew?

Wen möchtest du dabei haben?

Greif zum Hörer oder hau eine E-Mail raus –

**FANG AN LEUTE ANZUSPRECHEN!**

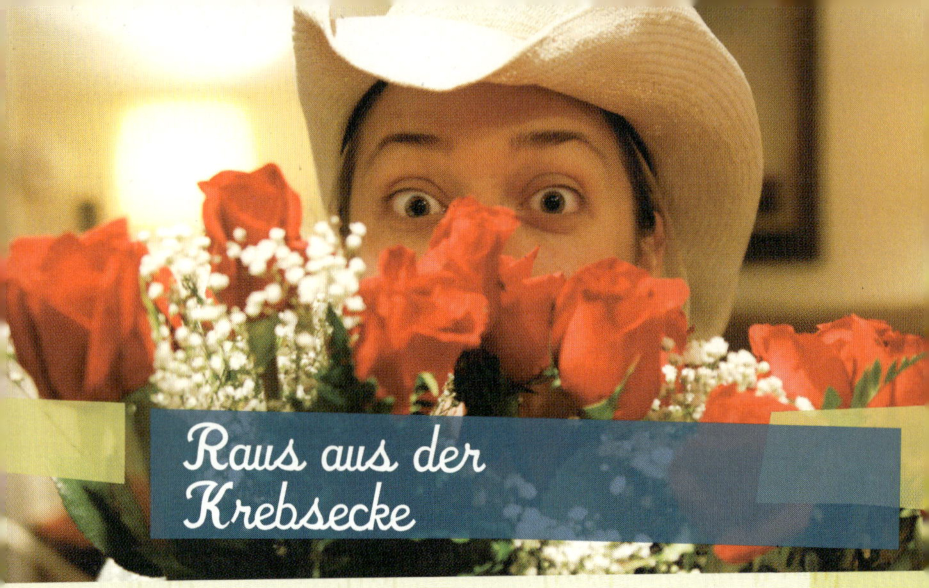

# Raus aus der Krebsecke

*Einige Kriegerinnen* entscheiden sich, die Neuigkeit zu verheimlichen, was allerdings schwierig sein kann, besonders dann, wenn sichtbare Anzeichen deine Krankheit offensichtlicher machen. Andere möchten sie mit großen Buchstaben in den Himmel schreiben. Die wichtigste Frage, die du dir stellen solltest, heißt: *Wird in meinem Leben mehr Harmonie oder mehr Unbehagen entstehen, wenn ich es diesem Menschen sage?*

Deine Krebs-Geschichte zu erzählen, könnte dazu führen, dass du selbst danach ein überwältigendes Gefühl verspürst, dich um die verletzliche Person vor dir kümmern zu müssen, weil *sie* die Nachricht kaum erträgt. Sobald der Knopf, der die Erinnerung an den Tod weckt, gedrückt wird, flippt jeder aus, nicht nur du. Zu Beginn habe ich viele Menschen an meiner Schulter weinen lassen, und es war wirklich seltsam und strapaziös.

Nimm zum Beispiel Tante Lucy (die um Aufmerksamkeit heischende Katzensammlerin väterlicherseits). Du betest, dass sie es nie herausfinden wird, denn du weißt, dass sie deine Krankheit an sich reißen und zu ihrer machen wird. Wie in allen Familien, so gibt es auch in deiner eine Klatsch- und Gerüchteküche. Die Welt reist innerhalb von Stunden zu Tante Lucy. Von (geheuchelter) Trauer überwältigt, verliert sie das Bewusstsein, haut ihren Kopf am Kaffeetisch an und wird in die Notaufnahme gebracht, um dort genäht zu werden. Das raubt dir den letzten Nerv und bringt dich so weit, dass du schlimmen Menschen schlimme Dinge antun willst. Weil du dich allerdings vor den Enterbungsdrohungen deiner Mutter fürchtest, besuchst du Tante Lucy und katzbuckelst, während sie eine ganze Schachtel Papiertaschentücher (mit Aloe Vera) vollschluchzt. Egal was du sagst, Tante Lucy stellt sich vor, dass dein Leichenwagen schon an der Ecke auf dich wartet. Was für eine kräftezehrende Angelegenheit!

In solchen Situationen versuche ich den Mut aufzubringen, für mich selbst einzutreten, indem ich höflich auf die Unangemessenheit der Unterhaltung hinweise. Du bist nicht verantwortlich für das Glück anderer Menschen. Du kannst an ihrem Glück teilhaben, aber du kannst sie nicht glücklich machen. Ich habe den Glücklichmacher-Job schon lange aufgegeben, aber da ich so gut darin war, bieten mir meine alten Arbeitgeber immer noch stundenweise Arbeit an, besonders in der Urlaubszeit! Aber vergiss nicht: Stress belastet dein Immunsystem. Dein Job als deine eigene Firmenchefin besteht darin, alles zu tun, was in deiner Macht steht, um Fülle und Gesundheit in deinem Leben zu schaffen. Jeder, der nicht mit an Bord ist, wird abgewählt und muss die Insel verlassen.

Wie steht es mit den Krebs-Plaudereien an der Kaffeemaschine im Büro? Das zu entscheiden ist eine harte Nuss, doch wie du weißt, trägt ein gesundes Umfeld zu Hause und bei der Arbeit sehr zu deiner Heilung bei. Krank ist nicht unbedingt gleichbedeutend mit ineffektiv, und du wirst deinen begriffsstutzigen Chef in dieser Hinsicht möglicherweise eines Besseren belehren müssen. Wenn deine Krankheit jedoch deinem Arbeitsfluss in die Quere kommt, dann solltest du ein aufrichtiges Gespräch mit ihm führen und dann mit ihm zusammen eine Strategie entwickeln.

**MENSCHEN WERDEN DEINEN VORGABEN FOLGEN: WENN DU GUT MIT DEINEM BEFUND UMGEHST, WERDEN SIE ES EBENFALLS TUN.**

Wenn sie es nicht tun, dann ist es nicht deine Aufgabe, für ihren Wahnsinn geradezustehen. Nimm keine falsche Rücksicht. Niemand weiß, was er in so einer Situation sagen soll. Es ist zäh und unbeholfen. Doch im Laufe der Zeit wird es leichter, deine Geschichte zu erzählen. Manchmal hilft es, ein Skript für das Verkünden der schlechten Nachricht zu entwerfen, auf das du im Notfall zurückgreifen kannst. Halte ein paar Standardzeilen und einstudierte Antworten in der Hinterhand und sei bereit, jederzeit loszulegen.

P.S.: Auch gut: Donnere dich wie eine heiße Braut auf!

## Tipps für dein Skript

1. Deine Betreffzeile ist ein Sicherheitsnetz. Fühle dich nicht verpflichtet, die Details aufzutischen. Kurz und nett, weniger ist mehr. Deine Krebsreise ist keine Reality-Fernsehshow, in der das Publikum die schaurigen Details aus sicherer Entfernung zu sehen bekommt!

2. Wenn du lieber nicht darüber reden möchtest, dann sage höflich, dass der heutige Tag eine krebsfreie Zone ist. Junge Hunde, Politik oder sogar Prostitution wären wunderbare Gesprächsthemen – Krebs nicht so sehr.

3. Noch einmal: Die anderen bekommen ihre Stichworte von dir. Wenn du die Neuigkeit verbreitest und dabei in Tränen zerfließt, werden sie es ebenfalls tun. Ich tue immer mein Bestes, um unerschrocken und selbstbewusst über meinen Krebs zu sprechen. Halte dich an die Fakten und lass die Emotionen raus, besonders dann, wenn du auf der Party eines anderen bist. Ich lasse mich von dem Krebs nicht vollkommen aus der Fassung bringen. Er ist (im Moment) ein Bestandteil meines Lebens. Geh einfach weiter im Gespräch. Reiche den Rohkostteller herüber. Die meisten Menschen gehen nach deiner K-Mitteilung mit einem glasigen Ausdruck weg. *Wahnsinn, was zum Teufel stimmt nicht mit mir? Wenn sie mit dem Krebs umgehen kann, warum bringt mich dann mein Hühnerauge so durcheinander?* Es ist ein großartiger Realitätscheck.

**FINDE DREI ANTWORTEN** auf weit verbreitete Krebskommentare, die du in dein neues Skript aufnehmen kannst.

1

2

3

## Entgleisungen

Es gibt Leute, die sagen die idiotischsten Dinge. Sie meinen es gut, sie sind gute Menschen, doch manchmal klopft der gesunde Menschenverstand an, und niemand ist zu Hause. Es besteht die Auffassung, dass eine Erkrankung irgendwie sichtbar oder hörbar sein müsste – wenn sich meine Tumoren auf der Außenseite meines Körpers befinden würden, wäre ich also leichter als „krank" einzuordnen. Da sie aber unsichtbar sind und ich recht hübsch bin, ist es schwierig. Vielleicht sollte ich Krankenzubehör mit mir herumschleppen. Ich könnte zum Beispiel einen Infusionsständer aus meinem Koffer holen und ihn zur Verdeutlichung herumrollen.

Andere ‚treffende' Kommentare lauteten zum Beispiel: „Du bist zu jung, um Krebs zu haben." Na toll! .... Und wie steht es mit der neurotischen, Kalorien zählenden Bürokollegin, die so unverschämt ist, dir zu sagen, dass du Glück hast? „Ich bin schon jahrelang auf Diät und es ist so unfair, dass du jetzt ohne jede Anstrengung jede Menge Gewicht verlierst." Möchtest du tauschen?

Vielleicht hat auch eine Freundin von dir deinen Heilungsplan und deine Entscheidungen kritisiert und sät weiter die „He, du Idiotin, das wird nicht funktionieren"-Saat. So kann man das sonnige Wetter sabotieren und mich unter die Bettdecke schicken. Ich glaube, mein nächstes Buch sollte ein Krebsknigge sein. Wäre das nicht zum Brüllen?

Hör zu, ich weiß, dass diese Reise richtig schrecklich und traurig sein kann. Verschwende deine Zeit nicht damit, Menschen aufzuklären. Lass ihre Mutmaßungen an deiner kugelsicheren Weste abprallen. Manchmal wünschte ich mir, die Leute würden nachdenken, bevor sie fragen, welche geistreichen Worte ich auf meinem Grabstein haben will. Meistens muss ich einfach lachen – und das kannst du auch tun.

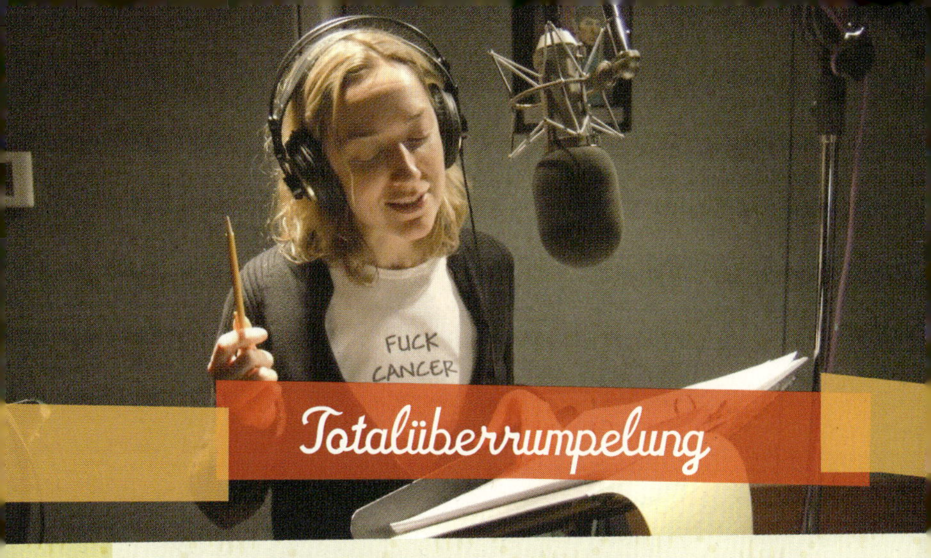


# Totalüberrumpelung

*Als ich auf meine Lesereise ging*, gab mein Presseagent den örtlichen Medien und Radiostationen eine Liste von vorbereiteten akzeptablen Fragen. Sie waren präpariert und ich war es auch. Die meisten Interviewer warfen die Seite in den Aktenvernichter, aber zumindest bemühten Sie sich mehr oder weniger darum, respektvoll zu sein.

Natürlich gab es an der Front aber auch eine Reihe von Typen mit Krebs-Entgleisungsfragen. Ein Beispiel: Als ich für eine Sendung am frühen Morgen erschien, behandelte mich die Gastgeberin, als ob ich die Pest hätte. Ich nieste zum Schein in ihre Richtung, nur um mich selbst zum Schmunzeln zu bringen. Dann bat ich sie, mich vorher zu informieren, welche Fragen sie mir stellen würde. Das Miststück lehnte geradeheraus ab. Hä? Wollte sie denn nicht, dass das Interview reibungslos verlief? Es war doch nicht so, als ob ich sie gebeten hätte, beim Zulassungstest für die Hochschule zu schummeln.

Die Crew verkabelte mich, und als die Kameras anfuhren, befiel mich lähmendes Entsetzen, als sie mit einem tragischen, einen schlimmen Autounfall implizierenden Blick direkt in das Objektiv blickte. „Wow, wir stellen Ihnen heute Kris Carr vor, die Autorin und Filmemacherin, die mutig ihr tragisches Leben und ihren möglichen Tod festgehalten hat. Guten Morgen Kris, wie fühlen Sie sich, meine Liebe?" Ich hatte den Impuls, ihr eine Shrimps-Gabel ins Auge zu rammen, ich wollte schäumen und fluchen. Ich wollte ihr mit einer Dose Haarspray und einem Feuerzeug die Haare anzünden. War sie etwa in einer Scheune aufgewachsen?

## HATTE IHRE MUTTER IHR KEINE MANIEREN BEIGEBRACHT? DU WEISST SCHON, SO WAS WIE ELLENBOGEN VOM TISCH, SAG BITTE UND DANKE UND QUÄLE DIE KREBS-MIEZE NICHT?

Ich saß in der Falle. Frisch frisiert und kamerafertig saß ich da, als sie meine Opfer-Nahaufnahme heranzoomten. Ich fühlte mich erniedrigt, weil ich mir eine Krebskrankheit eingefangen hatte und meine Geschichte nun „mutig" mit der Welt teilte.

Genau in diesem Moment kam mein inneres freches Mädchen ins Spiel. Oh nein, heute nicht, meine Liebe! Du legst dich mit der falschen Mieze an – und ich kann ebenfalls schmutzige Spiele spielen. „Wow, das war echt verdammt dramatisch für fünf Uhr morgens, finden Sie nicht? Guten Morgen, Stadt X, wie geht's, wie steht's?" Na gut, ich habe leider WEDER „verdammt" NOCH „wie geht's, wie steht's" gesagt, weil ich Angst hatte, dass meine Verleger mir die Haut gerben würden – und sie haben viel Geld dafür ausgegeben, mich auf die Bus-und-LKW-Krebstour zu schicken. Aber ich hätte es verdammt gerne getan!

Es könnte sein, dass auch du total überrumpelt wirst, aber höchstwahrscheinlich werden solche Vorfälle äußerst selten sein. Humor hilft enorm. Lügen tun es ebenso! Manchmal, wenn ich einfach keine Lust dazu habe, Menschen meine Geschichte zu erzählen, tue ich so, als ob ich über Bienen schreibe. Oder als ob ich Pornographie mache. Das bringt sie zwangsläufig dazu, ihre Schnauze zu halten.

Welche **KREBS-ENTGLEISUNGEN** sind dir schon an den Kopf geworfen worden? Denk dir nur zum Spaß ein paar freche Entgegnungen aus, die dich zum Lachen bringen.

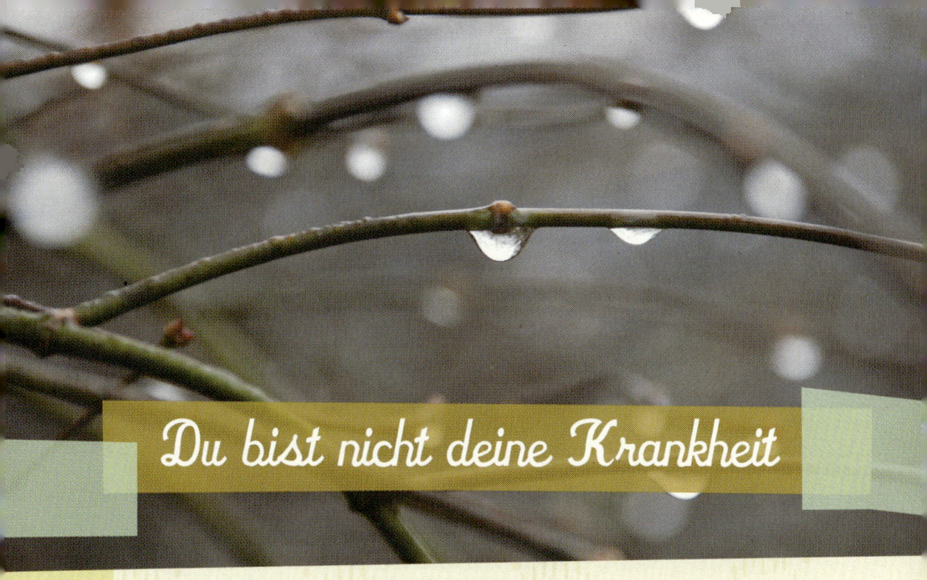

# Du bist nicht deine Krankheit

**Ich hasse ja, das jetzt zuzugeben,** aber seit ich angefangen habe, offen über meine Krebsdiagnose zu sprechen, bin ich mit der Standardfrage bombardiert worden: „Ja, ja, du bist echt ein Kracher, aber wie fühlst du dich, du armes Mädchen?" Auch wenn ich ein erstaunliches Leben habe und mich reich beschenkt fühle, sehen manche Menschen nichts anderes als die Krankheit. Ich ernte schwermütige Welpen-Augen und heruntergezogene Mundwinkel von Leuten, die es zwar gut meinen, aber einfach nur nervig sind. Ich möchte schreien: *„Sieh doch über den Krebs hinaus, du Idiot. Ich fühle mich fantastisch! Gestern Abend erst habe ich eine Orgie mit drei mit Steroiden vollgepumpten Olympioniken und einer Wagenladung voll osteuropäischer Stripper veranstaltet, dann bin ich Marathon gelaufen, habe den Dalai Lama beraten und einen Kuchen gebacken!"*

Ob es dir nun gefällt oder nicht, manchmal werden dich Menschen als deine Krankheit ansehen. Eine Krebserkrankung gilt nach wie vor als etwas Unheimliches und wird häufig missverstanden. Kürzlich erzählte mir eine nette, mutige Krebs-Mieze von einer ihrer Lieblingskrebsentgleisungen und kicherte dabei amüsiert. Sie hatte gerade ihre Chemo beendet und war dabei, Bahnen in einem öffentlichen Schwimmbad zu ziehen, als wie aus dem Nichts eine verrückte Mutter angerannt kam und ihr Kind eilends aus dem Wasser zog. Anscheinend überzeugte der kahle Kopf meiner Freundin (freundlicherweise zur Verfügung gestellt von ihrem Onkologen) diese Mutter davon, dass das, was immer „diese Lady" auch

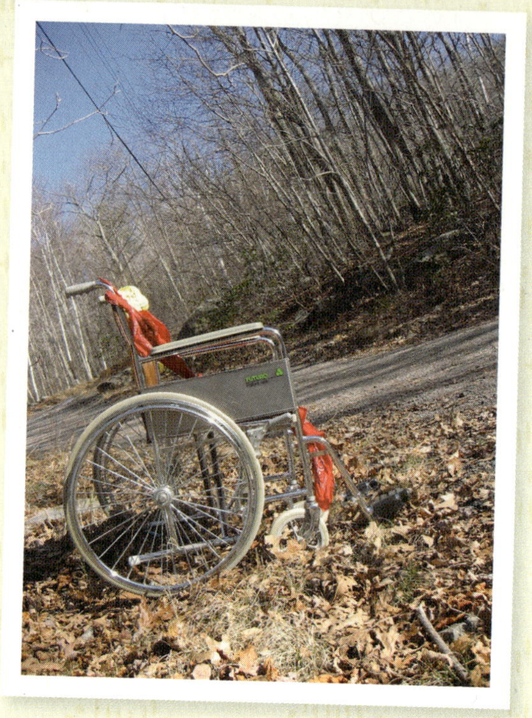

hatte, auf ihr Kind überspringen könnte! Oh bitte, stecken wir denn immer noch im Jahre 1950 fest?

## DU KANNST NICHTS DAGEGEN TUN, WIE DICH ANDERE MENSCHEN WAHRNEHMEN, ABER DU MUSST DICH DAHINGEHEND SCHÜTZEN, WIE DU DICH SELBST SIEHST.

Sieh dich selbst nicht als krank an. Sieh dich als gesund an. Du bist nicht deine Lebensumstände. Dein Körper ist nicht krank, er ist nur verwirrt. Sieh in den Spiegel – was siehst du da? Ganz gleich, was dein Ego herausblökt, frage deine Seele. Das Ego neigt dazu, dick, schwammig und „nicht genug" zu sehen. Das Ego ist ein kleiner Satansbraten! Es weiß, dass ein größerer Putsch stattfinden wird, wenn du zur Besinnung kommst, und dass es dann nicht länger Herr im Hause sein wird. Deine Seele nämlich sieht strahlenden Glanz und Wahrheit.

Nimm einen **feuerwehrautoroten Lippenstift** und schreibe ein paar dieser positiven Seelenantworten über dein wahres Ich auf deinen Lieblingsspiegel. Hier einige Vorschläge für den Anfang:

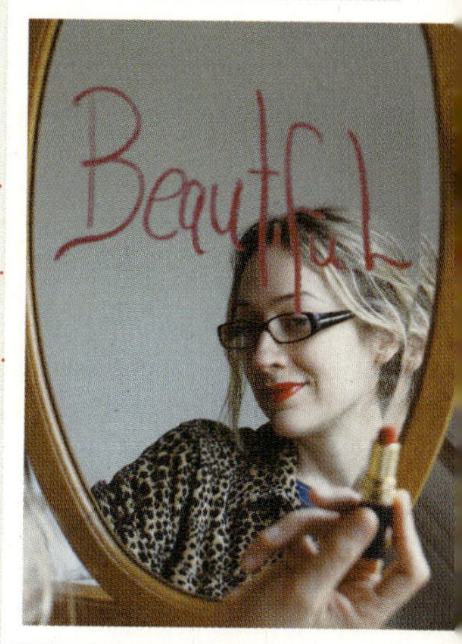


Ich bin WUNDERBAR!

Ich bin so tief wie der OZEAN.

Ich bin eine HEILERIN.

Ich bin eine ANFÜHRERIN.

Ich bin eine wilde, schöne GÖTTIN!

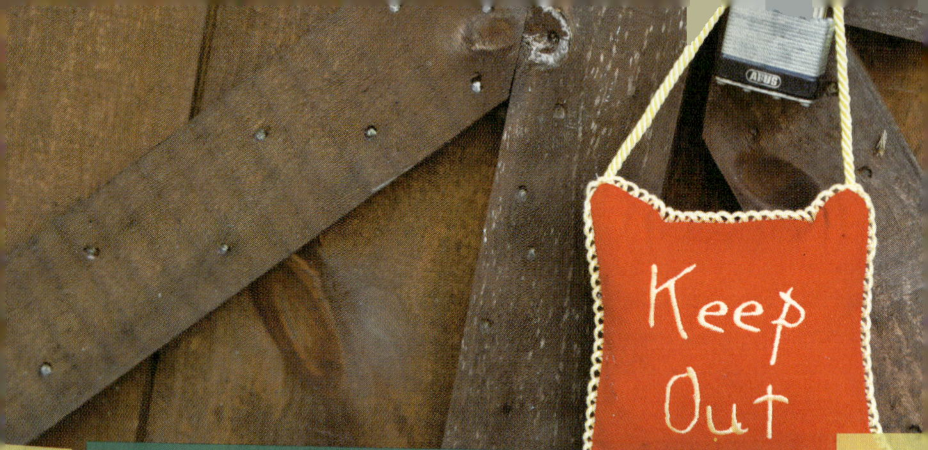


# Halloooo Grenzen

*Von heute an wird sich so einiges ändern.* Es ist Zeit für einen kleinen Frühjahrsputz, und ich meine nicht den mit Staubwedel und Besen (auch wenn ein sauberer, ordentlicher Platz eine gute Heilschwingung erzeugt). Ich meine vielmehr dein soziales Leben. Jetzt ist die passende Jahreszeit, um überflüssiges Fett loszuwerden und das Adressbuch auf Diät zu setzen. Wenn du bist wie ich, dann setzt du die Bedürfnisse anderer Menschen an die oberste Stelle und beschäftigst dich kaum mit deinen eigenen. Höre gut zu, du Florence Nightingale-Verrückte, lass den Quatsch! Die Menschen, um die es eigentlich geht, werden sich der Herausforderung stellen. Für die Übrigen gilt: Au revoir, adiós, mach dich vom Acker.

## LERNE, DAS BESTE WORT IM UNIVERSUM ZU SAGEN: NEIN.

Wir wollen uns jetzt einfach einen Moment Zeit nehmen und es in die Welt hinausschreien: Nein! Wow, wow, wow. Sag's noch einmal, meine Liebe. Menschen, die uns die Lebenskraft aussaugen, nennt man Vampire. Mach sie ausfindig und geh den Knoblauch holen. Kauf ein paar Silberkugeln und stiehl etwas heiliges Wasser aus dem örtlichen Gotteshaus. Schütze dich.

Du wirst feststellen, dass einige Menschen abhauen, wenn sie von deiner großen K-Tragödie hören (schluchz-schluchz). Nun gut, Amen. Sie haben ihr wahres Gesicht gezeigt. Deine Zeit ist eine Währung; lass dich nicht von selbstsüchtigen Opfern in den Bankrott treiben. Dies ist dein Leben und ich rate dir dringend, die Selbstbezogenen höflich wegzuschicken. Ich möchte nicht herunterspielen, wie schmerzhaft das sein kann. Meine Hoffnung ist, dass ich ein helles Licht anzünde, das dir Klarheit bringt. Ich habe einige sehr wichtige Menschen in meinem Leben als Folge der Entscheidungen verloren, die ich post-Krebs getroffen habe. Auch wenn es zu jener Zeit geschmerzt hat wie der Schnitt eines scharfen japanischen Messers, war es rückblickend gesehen eine Erleichterung. Diese wunderbaren Menschen waren nie glücklich mit dem, was ich zu geben hatte. Sie wollten die Freundschaft immer auf ihre Weise (die bessere!) gestalten. Zu viel für mich. Kris ist Kris. Du bist du. Allererste Sahne. Nimm es nicht persönlich. Hier geht es ums Geschäft: das Geschäft meiner Heilung, um genau zu sein – und deiner!

## Versprechen sind eine Folge innerer „Vorschriften"

Wie häufig gehen wir zu viele Verpflichtungen auf einmal ein? Auch wenn ich plappere, wie wichtig es ist, gesunde Grenzen zu setzen, würde ich lügen, wenn ich behauptete, dass ich immer meinen eigenen Ratschlägen folge. Manchmal zeige ich ihnen den Stinkefinger, aber ich bin darauf eingeschworen, Vorschriften zu widerstehen, weil ich weiß, dass meine Zeit kostbar ist. Ohne Zeit können wir uns nicht um uns selbst kümmern, und unsere Glückseligkeit wird immer gleich um die nächste Ecke sein. Sobald ich mit diesen hundert Dingen fertig bin, werde ich Zeit haben, um glücklich zu sein. Nein! Wenn diese hundert Dinge von deiner Liste abgehakt sind, werden hundert weitere folgen. Ein gutes Modell für ein gesundes Leben wurde von der US-Luftfahrtbehörde erarbeitet. Ja genau, Flüge stecken voller Lektionen für das Leben. Trage deinen Sicherheitsgurt, rauche nicht auf der Toilette, und wenn das Flugzeug abstürzt – dann lege als allererstes deine Sauerstoffmaske an.

Hinterfrage schriftlich dein Bedürfnis zu gefallen, zu versprechen und zu geben, bis deine Finger bluten. Eines meiner Mantren lautet: *Ermüdet oder inspiriert es mich?*

Stelle dir selbst diese äußerst wichtige Frage und handele entsprechend. Je stärker du dich verpflichtest, Dinge für andere zu tun, umso weniger Zeit wirst du für dein Heilungsabenteuer zur Verfügung haben. Wird man dich als selbstsüchtig ansehen, wenn du es anderen sehr fähigen Menschen erlaubst, sich um sich selbst zu kümmern? Vielleicht. Aber die Sache ist die: Unter Schuldgefühlen zusammenzubrechen und die Garage deines besten Freundes sauber zu machen, wenn du dich nicht gut fühlst, bedeutet, dass du keine Verantwortung für dich selbst übernimmst. Das ist ein schwer zu durchbrechendes Muster, weil du ein überaus großzügiger Mensch bist. Vielleicht solltest du dich mit dem Wort ‚vielleicht' anfreunden? Solange du dich noch im Training befindest, ist ‚vielleicht' ein gutes Wort für dich. Und dann – was folgt dann? Erinnerst du dich? Wir haben es gerade zusammen herausgeschrien: Nein! Der Schritt, der danach kommt, ist ein deftigerer, schmutzigerer, für alle die, die es nicht anders kapieren: Wähle deinen Lieblings-Überraschungskraftausdruck und dann lass ihn auf die Menschheit los.

Gönne dir einen Aufrichtigkeitsscan, und wenn du etwas wirklich nicht tun willst, dann tue es um Gottes willen nicht! Ich habe ein revolutionäres Konzept für dich: Gib dir selbst mehr Versprechen und halte sie. Es gibt einen riesigen Unterschied zwischen egozentrisch und sich selbst nährend. Verwechsle die beiden nicht. Die Pläne, die du machst, bestimmen, wie du dein Leben verbringen und ausfüllen wirst. Du bist die Einzige, die deine Grenzen kennt, und du bist die Einzige, die sie schützen kann. Ohne gesunde Grenzen wirst du nie dein Gleichgewicht finden. Kapiert?

## Nun mach schon – spiel deine Krebskarte aus

Herzlichen Glückwunsch! Du bist für eine Platin-Krebskarten-Mitgliedschaft vorgesehen! Die Mitgliedschaft in diesem stetig wachsenden Club bringt einige Vorteile mit sich, und rate mal welche? Kein Verfallsdatum. Ich wünschte mir, unsere Onkologen würden uns denselben Deal anbieten! Deine Krebskarte ist eine „Ich-bin-ein-Mensch"-Karte, denn ob es dir gefällt oder nicht, du kannst nicht alles tun – es gibt Grenzen, erinnerst du dich? Manchmal kann es deinen Geist wirklich entspannen, einfach nur zu wissen, dass deine Karte im Notfall oder an einem regnerischen Krebs-Tag verfügbar ist. Du kannst deine Karte frei einsetzen, so oft du das brauchst, doch wir bitten dich dringend, Diskretion walten zu lassen. Tragischerweise kann die Karte abgelehnt werden. Deswegen achte darauf, dass du dir – wie du es bei allen wichtigen Kreditkarten tun würdest – die Zeit nimmst, das Kleingedruckte zu lesen!

Welche Versprechen, die ich mir selber gegeben habe, **WERDE ICH HALTEN?** Welches sind einige der Versprechen, die ich brechen sollte?

# TEIL ZWEI:
# der geist
## schaffe Raum für Wunder

**So wie der Erdboden, egal wie fruchtbar er auch sein mag, nicht ohne Kultivierung produktiv sein kann, so kann auch der Geist ohne Kultur keine gute Frucht hervorbringen.**

**SENECA**

*Ein trainierter Geist* ist ein wunderbarer Geist, also schaffe Raum für Wunder! Das alte Sprichwort „Glaube nicht alles, was du hörst", gilt genauso für die Worte, die in unserem Kopf herumrattern. Willkommen im Trainingscamp für die innere Einstellung! Wie Terri immer sagt: Manifestiere, visualisiere, erschaffe. Rette deinen Geist, indem du ihn veränderst. In diesem Abschnitt geht es darum, dass du befähigt wirst, Leiden in Freiheit zu verwandeln. Die Lehren sind nicht neu, sie sind jedoch sorgfältig zurechtgeschnitten und bearbeitet worden, damit sie den Bedürfnissen prächtiger Krebskriegerinnen entsprechen. Also höre zu: Lege deinen psychologischen Sicherheitsgurt an und tauche, tauche, tauche. Gehe tiefer als diese Seiten und Übungen. Deine innere Quelle ist unerschöpflich. Das ist erst der Anfang, ein bloßes Kratzen an der Oberfläche deines Potentials. Heiliges Halleluja!

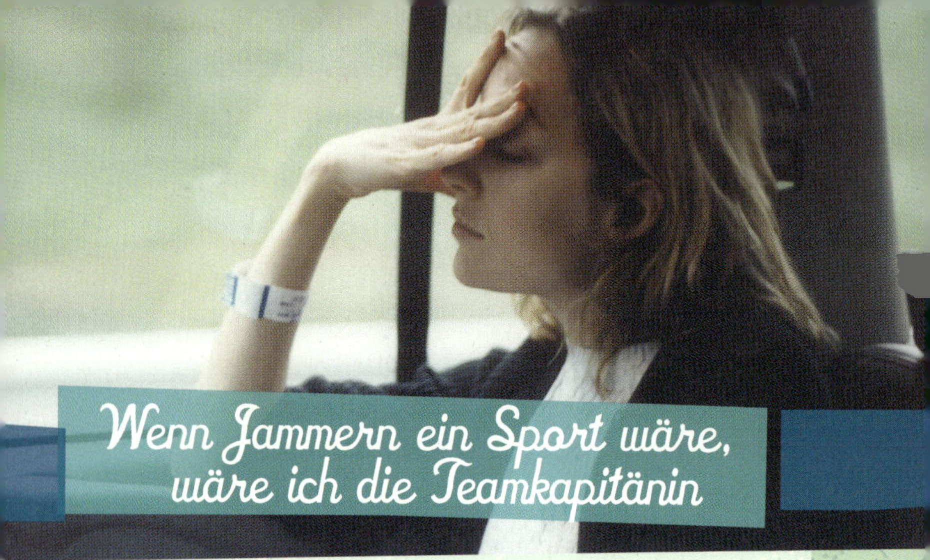

# Wenn Jammern ein Sport wäre, wäre ich die Teamkapitänin

**Die Komplexitäten des Krebses zu verstehen,** ist eine Vollzeitbeschäftigung, und keiner von uns hat sich für diese Stelle beworben! Du könntest – nein, du wirst – den *Warum ich?-Krebs-Blues* bekommen. Das ist normal und man muss damit rechnen. Sprich mit jemandem darüber, dem du vertraust. Heuere die stärkste Schulter an und weine dich an ihr aus. Raste aus, klage, spucke und brich zusammen. Ja, drück den Pickel aus und lass den Eiter rauskommen. Pass jedoch auf, dass du nicht in eine Abwärtsspirale gerätst. Setze dir eine Grenze. Erlaube dir nicht, dich auf Dauer in deinem Elend zu suhlen und dich zur Märtyrerin zu machen.

In meinem Buch *Kämpfen, Leben, Lieben: Wie ich mich gegen den Krebs wehre* habe ich die 3-Tage-Regel eingeführt. Hier ist sie in Kurzform: Gehe deinen Gefühlen auf den Grund, aber suhle dich höchstens drei Tage in ihnen – und dann schau nach vorne! Das soll nicht heißen, dass du nicht auf diese Emotionen zurückkommen kannst. Krebs ist eine Achterbahnfahrt: In einem Moment bist du obenauf, im nächsten stürzt du mit einem Affenzahn auf den Abgrund zu.

Meine Seelenklempnerin hat mir beigebracht, dass Krebspatienten unter denselben posttraumatischen Belastungsstörungen leiden wie Soldaten und Vergewaltigungsopfer. Anfangs hatte ich ein schlechtes Gewissen dabei, meine Probleme mit einem so brutalen Verbrechen zu vergleichen. Doch dann wurde mir bewusst, dass sie Recht hatte. Ich stand unter Schock und fühlte mich von meinem eigenen Körper total vergewaltigt.

Einige Ärzte oder Schwestern lassen dich vielleicht wissen, dass du dich während oder nach einer Behandlung sehr deprimiert oder verunsichert fühlen könntest. Andere haben keinen blassen Dunst, was wirklich im Kopf einer Krebskriegerin vor sich geht. Auch wenn sie jeden Tag die Auswirkungen des Krebses sehen, verstehen sie trotzdem rein gar nichts. Onkologen sind auch nur Menschen und haben in manchen Fällen Vorurteile gegenüber Betroffenen und stigmatisieren sie. Viele von ihnen erkennen immer noch nicht an, dass Krebserkrankungen chronischer und gleichzeitig beherrschbarer geworden sind.

**HEUTE LEBEN MEHR MENSCHEN MIT IHRER KRANKHEIT, UND AUF DIESE KRIEGER MUSS MAN SICH ANDERS BEZIEHEN UND SIE ANDERS BERATEN. WOHLBEFINDEN IST NICHT SCHWARZWEISS.**

Unabhängig davon, ob du es durch das Minenfeld geschafft hast oder dich noch immer vor den Kugeln duckst – willkommen zurück aus deinem persönlichen Vietnam! Wie so viele jener mutigen Soldaten hast du vielleicht das Gefühl, dass es „danach" keinen Platz mehr für dich gibt. Möglicherweise bilden sich deine Familie und deine Freunde ein, du würdest dich damit brüsten, welchen Tribut deine „Schlacht" von dir gefordert hat. Nun, du wirst es nicht glauben: Sie haben Unrecht. Wenn du mit deiner Sterblichkeit konfrontiert gewesen bist, dann ist ein wenig liebevolle Rehabilitation verdammt in Ordnung!

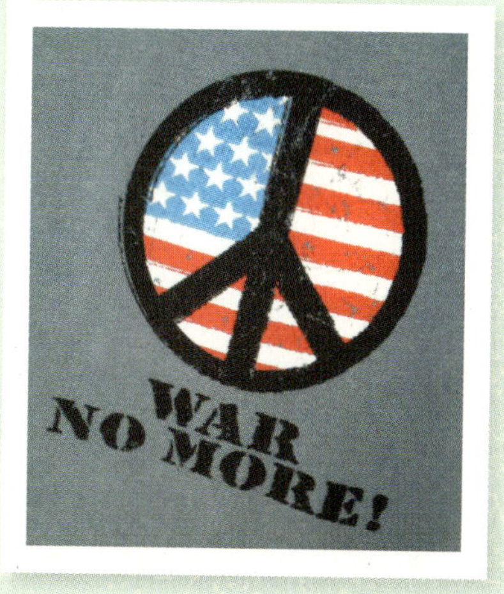

Wie findest du Stabilität inmitten von Unsicherheit? **DAS ALLERERSTE, WAS DIR DAZU IN DEN SINN KOMMT, IST EINE BOTSCHAFT AUS DEM BAUCH HERAUS.** Baue sie regelmäßig in dein Leben ein.

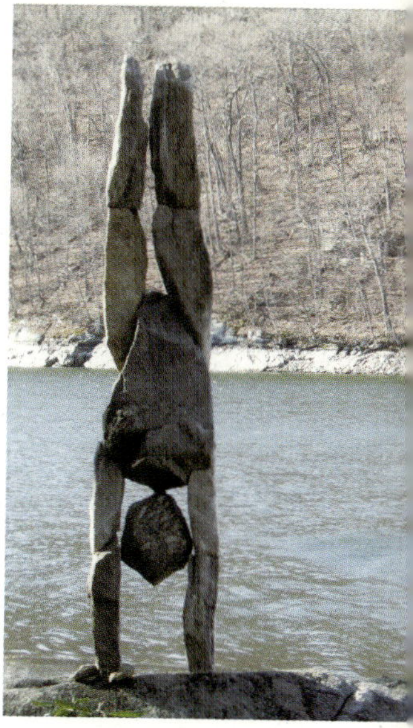

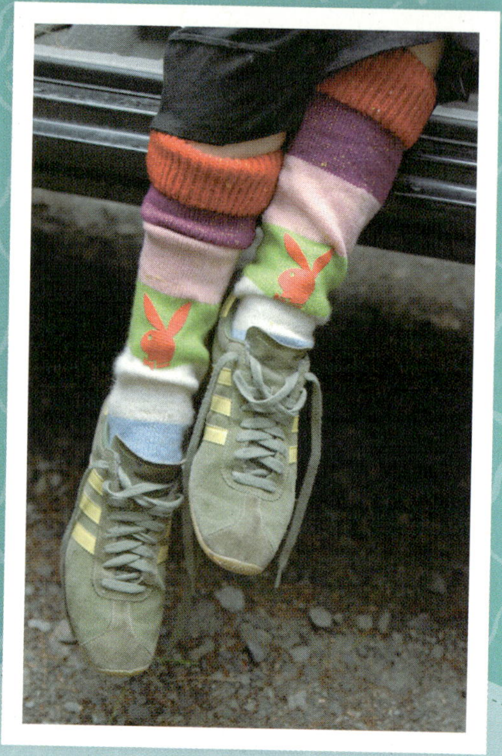

Ich fühle mich nackt und verlassen. Ich tue mein Allerbestes. Ich arbeite so hart daran, all die „ekelhaften Sachen" in mir loszulassen und das „Richtige" zu tun, und trotzdem fliegt mir jede Menge Scheiße um die Ohren. Ich würde auf zerbrochenem Glas herumrutschen, wenn ich die Zeit zurückdrehen könnte, aber ich weiß, das geht nicht. Was soll ich also tun? Wie kann ich mir die Schuhe so binden, dass ich einen Schritt nach vorne gehen kann?

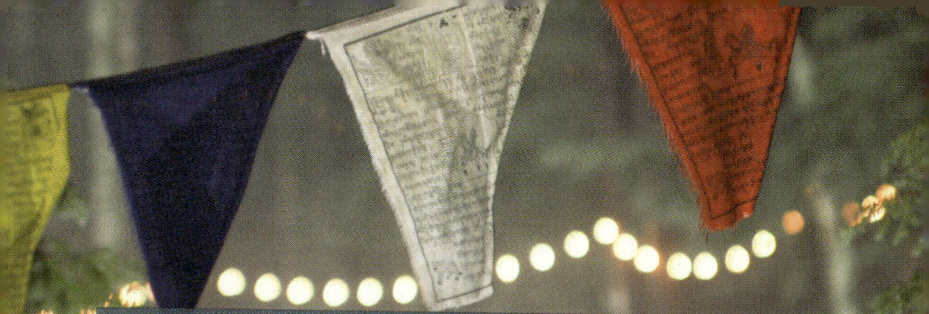

# checkup vom hals aufwärts

**Einige deiner Gefühle mögen dir vollkommen irrational erscheinen,** doch unter der Lächerlichkeit ist immer ein Goldklumpen von großer Wichtigkeit verborgen. Therapeuten, Selbsthilfegruppen und Krebsgruppen können dir helfen. Ich habe eine Phase durchlebt, in der mir sogenannte ‚gesunde Menschen' das Leben verbittert haben. Ich habe alles verurteilt: Sieh dir den Trottel da vorne an. Er raucht Kette und ich bin diejenige mit Krebs? Oder wie steht es mit der Fast Food-essenden Tussi auf der Arbeit? Wie kommt es, dass nicht sie den „Humor im Tumor" finden muss, um über die Runden zu kommen? Am Schlimmsten ist es, wenn du einen Menschen siehst, der einfach von Grund auf schlecht ist – die Art von Typ, der Kinder schänden und Großmütter jagen würde – der dabei aber kerngesund ist. Das ist die heftigste Ohrfeige von allen. Es kann einen wirklich deprimieren, das „kranke Mädel" zu sein. Während alle anderen Schlösser im Sandkasten bauen, wirst du mit deiner pinkfarbenen Sandschaufel und einem Eimerchen voller Krebsläuse nach draußen verbannt.

Folgendes hat crazy sexy Terri, Mitglied meiner Krebs-Clique, über den rutschigen Pfad namens Depression zu sagen:

> Es gibt viele Gründe, warum Krebskriegerinnen anfällig für Depressionen sind. Als ich meine Diagnose bekam, war ich traurig und wütend darüber, dass meine Unschuld – die Das-wird-mir-nie-passieren-Phase in meinem Leben – vorzeitig und abrupt endete. Ich tat mich schwer damit, die Diagnose mit meinem Selbstbild, stark zu sein, alles schaffen zu können und gesund zu sein, zusammenzubringen. Das erforderte Zeit und die Zusammenarbeit mit einem phantastischen Therapeuten. Ich sah die

Therapie als Geschenk an, das ich mir selbst machen konnte. Eine Stunde pro Woche mit einer Frau, die es nicht nötig hatte, dass ich irgendjemand oder irgendetwas für sie war ... eine Stunde, um meine Angst anzuerkennen, ohne die Angst, dass mein Gegenüber zusammenbrechen würde. (Da ich selbst Therapeutin bin, hatte ich keine inneren Widerstände, mir Hilfe zu suchen, was viele andere Menschen möglicherweise haben.)

Lass uns also über Möglichkeiten sprechen, mit Niedergeschlagenheit umzugehen. Eine große Falle, derer man sich bewusst sein sollte, ist die Gefahr der Übertreibung. Wir alle machen es – in den Vereinigten Staaten ist es derzeit ein beliebter Trend. Kennst du auch solche Sätze wie: „Ich verkrafte keine weitere Sekunde mit ... ich habe den schlimmsten Tag überhaupt ... nichts läuft je richtig in meinem Leben ...“? Realistisch gesehen ist keine dieser Aussagen zu einem bestimmten Zeitpunkt wahr. Und keine dieser Aussagen – oder das pessimistische Denken, das ihnen zugrunde liegt – möchtest du in deinem Leben verstärken.

Ich habe selbst meine Erfahrungen mit der Herausforderung des Nicht-Übertreibens gemacht, als ich zusammen mit meinem Mann und unseren drei Söhnen eine Familientherapie anfing. Sie hatten drei Jahre zuvor ihre Mutter verloren, und ich hatte die ganze Rasselbande wütender, sich ausagierender Teenager mitgeheiratet. Die Therapeutin merkte schon in der ersten Sitzung, dass wir eine Familie waren, die es vermied, „Klartext zu sprechen“ ... hä? Ich war verwirrt, bis sie darauf hinwies, wie sarkastisch und übertrieben wir alle redeten. Sie erklärte,

**Unsere Worte haben Flügel.**

**GEORGE ELIOT**

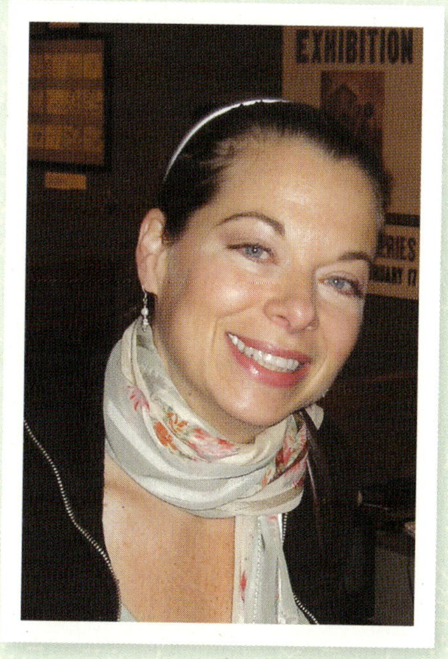


dass wir auf diese Weise versuchten, die Feindseligkeit zu verschleiern, die wir fühlten. Die positiven Veränderungen, die sich in meinem Familiengefüge dadurch ereigneten, dass wir lernten, „Klartext zu sprechen", waren wirklich erstaunlich.

Die Kraft einer realistischen Wortwahl, um Trübsinn und Traurigkeit zu bekämpfen, ist groß. Was kann wirklich passieren, wenn du die Frist nicht einhältst oder es nicht zu deinem Meeting schaffst? Als Krebskriegerinnen haben wir es wirklich mit Leben und Tod zu tun; ein Meeting oder eine Frist zu verpassen, wird sicherlich nicht bedeuten, dass dein Leben zu Ende ist. Es gibt eine Was-dann-Übung, die ich gerne mit meinen Klienten mache. Es ist eine Einladung, die Katastrophenphantasie so lange auszuleben, bis sie ihre Macht über dich verloren hat. Sich der negativen Übertreibungen bewusst zu sein, heißt, mit deiner Sprache und in deinem Leben authentischer zu sein. Das verringert psychischen Stress und schafft in deinem Gehirn mehr Raum für die guten Dinge.

**Hier noch einige zusätzliche Tipps, um dir aus der Patsche zu helfen:**

## tipp 1:

**Ätherische Öle tun deinem Gehirn gut.** Es gibt viele erstaunliche ätherische Öle da draußen, die eine ganze Menge Dinge bewirken. Ich verwende sie bei meinen Klienten als Stimmungsaufheller. Lavendel – mein Lieblingsöl – ist wunderbar, um Unruhe, Niedergeschlagenheit und Schlaflosigkeit zu verringern. Nimm es immer dann, wenn du deine Stimmung aufhellen willst. Atme das Öl fünf tiefe Atemzüge lang ein, während du visualisierst, wie du positive, friedliche Energie ein und Negativität, Stress und Niedergeschlagenheit ausatmest. Kaufe dir eine Meditations-CD (ich mag diejenigen von Dr. Brian Weiss zu Meditation, Entspannung und Rückführung), und nimm dir jeden Tag zwanzig Minuten Zeit, um die CD zu hören und dein Öl einzuatmen. Im Laufe der Zeit wirst du deinen Körper schulen, vollkommene Entspannung und gute Gefühle mit deinem ätherischen Öl zu verbinden. Wenn du dann in der aufreibenden Welt unterwegs bist, brauchst du nur einen Hauch davon, und dein Körper wird damit reagieren, dass er sich entspannt und Stress loslässt.

## tipp 2:

**Beweg deinen Hintern.** Oder wie Kris in ihrem Buch *Kämpfen, Leben, Lieben: Wie ich mich gegen den Krebs wehre* sagt, „Lupf' deinen Arsch!" Sportliche Betätigung ist ein weiteres, äußerst wirksames Mittel im Kampf gegen Depression. Programmiere dein Versagen nicht vor. Du musst nicht an einem Ironman-Wettbewerb teilnehmen. Du musst dich einfach nur bewegen. Verpflichte dich, zwanzig Minuten am Tag zügig zu gehen. Bringe eine Freundin oder einen Freund dazu, dich zu begleiten (es ist schwerer, dein Vorhaben abzublasen, wenn deine Freundin oder dein Freund an einer windigen Ecke auf dich wartet) – das wird deine Stimmung heben und den Serotoninspiegel in deinem Gehirn ansteigen lassen.

## tipp 3:

**Schreibe deine Morgenseiten.** Schreibe, schreibe, schreibe ... und dann ... schreibe noch etwas mehr. Julia Cameron spricht in ihrem Buch *Der Weg des Künstlers* über die heilsame Wirkung des Schreibens von „Morgenseiten". Sie schlägt vor, dass du direkt nach dem Aufwachen noch vor deinem Grüntee drei Seiten schreiben (und nicht überarbeiten) sollst, bevor dein Über-Ich die Gelegenheit bekommt, das zu ändern, was du geschrieben hast ... bevor die „inneren Vorschriften" aufwachen. Es ist eine morgendliche Entrümpelung des Geistes, die deinen Kopf von Chaos und Negativität befreien wird. Ehre dich mit ein wenig heiliger Zeit am Morgen: Du wirst dich deswegen leichter und besser fühlen.

## tipp 4:

**Du bist kein Bär . . .** also überwintere nicht. Mit Freunden und Familienmitgliedern, die dich aufbauen, in Kontakt zu bleiben, ist ein absolutes Muss ... selbst, wenn du dich nicht danach fühlst. Es nährt deine Seele, mit Menschen zusammen zu sein, die dich lieben. Bitte die Menschen, die dir nahestehen, um das, was du brauchst. Vielleicht ist es einfach nur eine Rückenmassage oder ein empathisches Zuhören von jemandem, der nicht versucht, etwas in Ordnung zu bringen. Sei eindeutig und aufrichtig in Bezug auf das, was du tun kannst und was nicht. Verpflichte dich nicht um aller anderen willen einem falschen Selbst. Das ermüdet dich und ist entfremdend. Sag die Wahrheit ... das wird wirklich helfen.

## tipp 5:

**Und was am allerwichtigsten ist . . .** gib die Hoffnung nie auf. Wisse, dass dein Bemühen, dich besser zu fühlen, sich auszahlen wird. Nimm diese Tipps an, nutze sie und lass dir dein eigenes Erfolgsrezept einfallen. Wisse, dass du der einzige Mensch auf dieser Erde mit deiner DNS bist. Es wird nie wieder einen Menschen wie dich geben. Du bist wichtig; du bist die Mühe wert, für ein glückliches, erfülltes Leben zu arbeiten. Beschließe, dass du ein Nein als Antwort nicht akzeptieren wirst, *egal was passiert!*

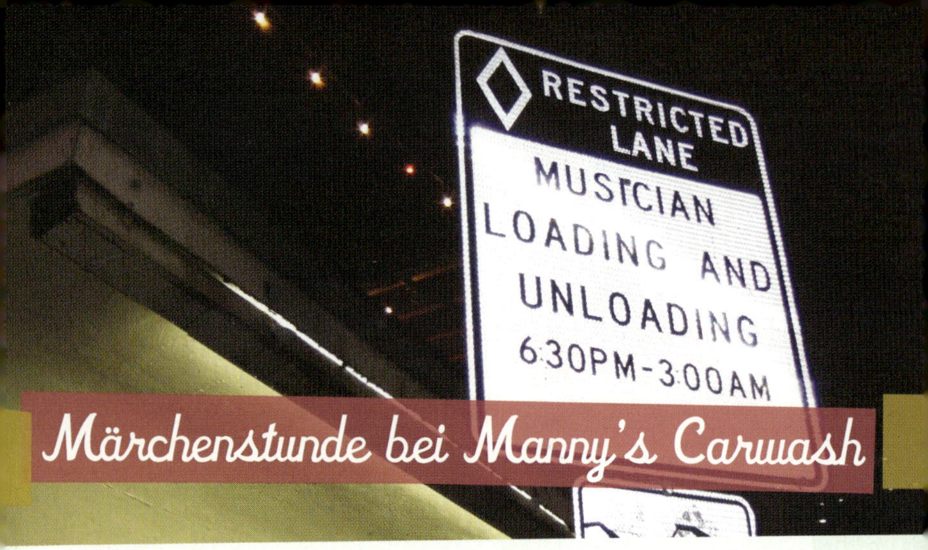


# Märchenstunde bei Manny's Carwash

**Einer meiner Lieblingsjobs in New York** war der Job als Kellnerin in einer legendären Blueskneipe namens Manny's Carwash. Ich habe in dieser verrauchten Spelunke von Weltklasse-Musikern mehr über das Leben eines Künstlers gelernt als bei meinem Schauspielerei- und Malereistudium auf dem College. (Ich habe auch sehr viel über das Betäubungsmittel Methaqualon gelernt, aber das ist eine andere Geschichte). Der Blues hat mir neuen Mut gegeben. Er weckte in mir die Vorstellung von schwülen Sommernächten in den romantischen Altwasserarmen der Südstaaten. Gebrochene Versprechen, tragische Liebe, träges Herumlungern, stürmische Montage (nicht Sonntage!) und nackte Engel waren an der Tagesordnung – in G-Moll. Das Leben eines Blues-Musikers – insbesondere das eines Gastmusikers – ist hart. Es ist voller Fusel und billigen Nudeln. Die meisten Musiker-Legenden, denen ich begegnet bin, spielten, um sich zu beruhigen. Wenn sie nicht die 1,3,5 Akkordfolge anschlagen könnten, ihr Herz bräche und sie würden sterben.

Es gab einen runzligen alten Mann, der mich zutiefst beeindruckt hat. Ich erinnere mich nicht an seinen Namen, aber ich sehe immer noch sein wettergegerbtes Gesicht vor mir. Nennen wir ihn um der Geschichte willen den alten Ronny Holmes. Ronny muss etwa Ende siebzig, Anfang achtzig gewesen sein, und Mann-oh-Mann, konnte der Typ heulen und Mundharmonika spielen! Er war einer der letzten einer Generation unbekannter Größen, jener würdevollen Gauner, die immer Dreiteiler trugen, aber nicht in der Lage waren, ihre Thekenrechnungen zu bezahlen.

Ronny machte da Halt, wo ich gerade stand und bezirzte mich, ihm im Austausch gegen eine gute Geschichte einen Courvoisier XO (extra vieille) aus dem obersten Regal zu holen. „Krissy" – aus irgendeinem Grund nannten mich alle Blues-Typen Krissy, „habe ich dir schon die Geschichte von der Ziege meines alten Herrn erzählt?"

„Nein Ronny, hast du nicht, aber ich würde sie natürlich gerne hören", entgegnete ich.

Er rieb sich die Hände und sagte mir, ich solle nicht kleinlich sein und ihm ein großes Glas eingießen. „Damals in Mississippi auf der Farm meines Großvaters", begann er, „gab es ein tiefes Loch hinter der Scheune. Großpapa arbeitete daran, dort bis zum Frühling einen neuen Brunnen zu bauen, aber jahrelang kamen die Jahreszeiten und gingen, ohne dass eine Spur von einem Brunnen zu sehen war.

„Eines Tages bemerkten wir Enkel, dass Großpapas Lieblingsziege verschwunden war. Nun, wir rissen den Platz auf der Suche nach dem verdammten Ding förmlich auseinander, bis wir am Ende einfach aufgaben. „Sie ist wohl von einem Kojoten gerissen worden", sagte Großpapa. Wir konnten nicht ahnen, dass die verdammte Ziege in das tiefe Loch gefallen war. Zur selben Zeit stimmte mein Großvater widerwillig zu, das Loch zu füllen, nachdem er sich alle möglichen Beschwerden meiner Großmutter über die Gefahren angehört hatte, denen Kleinkinder ausgesetzt seien, die in der Nähe des Lochs herumflitzten.

„Am nächsten Tag kam der alte Spencer mit seinem Löffelbagger rüber und machte sich daran, einen Haufen Erde in das Loch und auf den Kopf von Großpapas Ziege zu kippen. Jedes Mal, wenn die Erde landete, schüttelte die Ziege sie ab und trampelte sie nieder. Je mehr Erde auf diese Kreatur fiel, umso stärker schüttelte sie sie ab und trampelte sie nieder, bis sie sie schließlich wieder abschüttelte, sie niedertrampelte und direkt aus dem Loch herauskletterte."

Ronny war ein weiser alter Mann und Opas Ziege war es ebenfalls. Bis heute glaube ich, dass er wusste, dass ich diese Geschichte hören musste. Jahrelang habe ich sie abgeschüttelt und niedergetrampelt. Jetzt ist es an der Zeit, hinaufzusteigen.

## Stimmungsschmiermittel

Unser mentaler Zustand verändert unsere physische Befindlichkeit, trotzdem brauchen wir manchmal Hilfe, um uns wieder zu berappeln. Hier geht's nicht um den Sprint – hier geht's um den Langstreckenlauf. Yoga, Sport, gesundes Essen, Natur und Therapie helfen. Dennoch: wenn wir trotz allem weiter zu kämpfen haben, kann uns ein wenig Stimmungsschmieröl (also: Medizin) dabei behilflich sein, den Trübsinn zu vergessen. In einer Krise ist es wichtig, den Schmerz zu bewältigen. Eine kleine pharmazeutische Entlastung ist nicht verkehrt, ganz besonders dann nicht, wenn du gleichzeitig mit deiner Seele arbeitest. Ich habe Jahre meines Lebens damit verbracht, die Feuer der Depression und Angst zu schüren und habe mich mit den Nebenwirkungen des Kontrollverlusts herumgeschlagen. Dann habe ich damit begonnen, unter ärztlicher Aufsicht Stimmungsaufheller zu nehmen, um festzustellen, dass diese Pillen mich beschützten wie robuste Stiefel meine Knöchel in unwegsamem Gelände. Jeden Tag müssen wir uns entscheiden, wie wir unsere Zeit und Energie nutzen. Nutze sie weise. Gib dir selbst die Erlaubnis, Hilfe anzunehmen, wenn du dich hilflos fühlst. Deine innere Mutter ist weise, also hör auf sie!

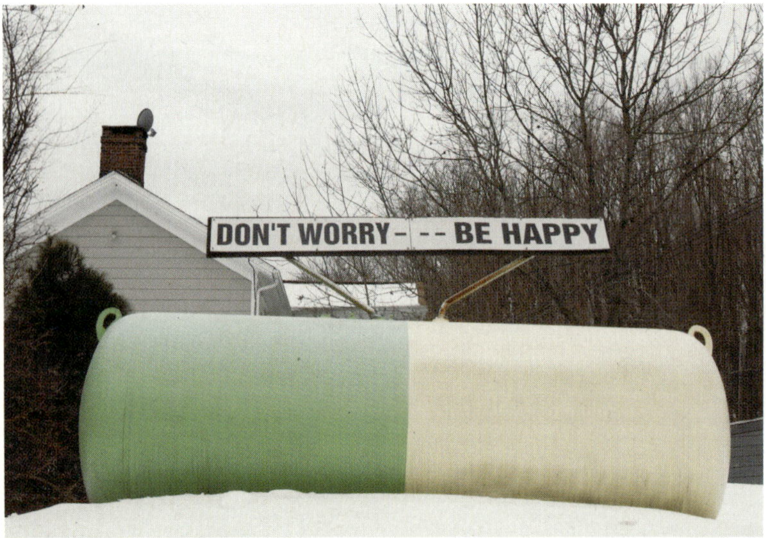

## Was sagt dir *deine innere Mutter*?

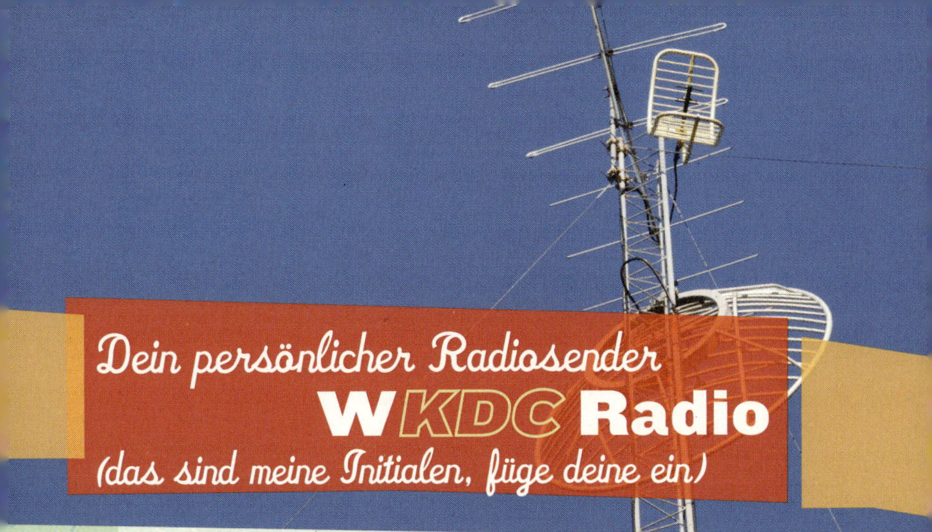

# Dein persönlicher Radiosender WKDC Radio

(das sind meine Initialen, füge deine ein)

**Dein Gehirn ist ein Radiosender.** Es sendet Gedanken, Hinweise und Schwingungen an deine Zellen, und du kannst dir aussuchen, auf welchen Sender du es ein-stellst. Ist dein DJ ein Mitglied der Hells Angels oder ein Geistlicher? Spielt er gefühlvolle Klassiker oder schmetternden Death Metal? Oder noch schlimmer, wiegst du dich zum Klang von weißem Rauschen hin und her?

Gedanken sind elektrische Ströme, die Botschaften an deinen Körper senden. Deepak Chopra, ein angesehener Arzt, spiritueller Führer und richtig schick gekleideter Bestseller-Autor, sagt: „Wenn du glückliche Gedanken hast, produzierst du glückliche Moleküle." Deepaks Studien der Körper-Geist-Medizin zeigen, dass es eine Heilkraft jenseits dessen gibt, was die westliche Medizin erklären kann. Er nennt sie Quantenheilung: „Letztlich ist unser Körper ein Informations-, Intelligenz- und Energiefeld. Quantenheilung beinhaltet eine Verschiebung in den Energie-Informationsfeldern, um auf diese Weise eine Vorstellung zu korrigieren, die sich in eine falsche Richtung entwickelt hat."

Wie fühlst du dich, wenn du eifersüchtig – oder noch schlimmer: neidisch – bist? Unbändig wütend? Zutiefst verunsichert? Leider verderben gehässige Gedanken die Party und machen dich zu einem echten Spielverderber. Niemand will mit dir rumhängen oder in deiner Nähe sein – und der Mensch, der am meisten darunter leidet, bist du selbst.

Und jetzt denke an das Licht. Wie fühlst du dich, wenn du dir selbst vollkommen vertraust? Wenn du keinerlei Zweifel daran hast, dass du Präsidentin werden, den Planeten heilen und die globale

Erwärmung abkühlen kannst und dass du einen Scheck über eine Milliarde Dollar von den großzügigen Heiligen der Verlags-Abrechnungsstelle bekommen wirst? Du fühlst dich hammermäßig! Beide Zustände beeinflussen deinen Geist und deinen Körper. Beide sind etwas, wofür du dich entscheidest. Damit will ich allerdings nicht sagen, dass du rund um die Uhr, sieben Tage in der Woche, Seligkeits-Susi oder -Sascha sein musst.

### MANCHMAL IST VERRÜCKTTRAURIGE WUT DIE FAHRKARTE ZU SELBSTERHALTUNG UND BEFREIUNG.

Nimm die Quelle des Schmerzes zur Kenntnis und schicke positive Energie dorthin. Erinnere dich daran, dass du bist, was du isst, trinkst und denkst.

**Jeder Gedanke, den du hast,
trägt entweder zur Wahrheit oder zur Illusion
bei; er erweitert entweder die Wahrheit oder
vervielfältigt die Illusion.**

*EIN KURS IN WUNDERN*

Auf welchen Sender ist dein Gehirn eingestellt? **Was steht auf deinem Sendeplan? Wer sind deine DJs?**

## Gute Schwingungen

Dr. Ginger Southall war eine meiner Lieblingslehrerinnen am Hippocrates Health Institute, dem erstaunlichen Heilzentrum, von dem ich meine Zulassung als ganzheitliche Gesundheitspädagogin erhalten habe. Sieh dir an, wie sie in Auszügen aus einem von ihr verfassten Artikel mit dem Titel „Quantensprünge in der Heilung", der zuerst in der Zeitschrift *Hippocrates: Saving Our World* veröffentlicht wurde, den inneren Radiosender auf eine ganz neue Ebene bringt.

Nichts wie ran, schöne Dr. Ginger ...

Unser Gehirn ist nicht bloß ein Organ, das in unserem Schädel eingeschlossen ist, sondern vielmehr das leistungsfähigste und komplexeste Instrument für die Übertragung elektrischer Signale, das wir kennen. Durch die Stimulation verschiedener Gehirnzentren werden all unsere Organe, Drüsen, unser Herz sowie unsere willkürlichen und unwillkürlichen Bewegungen kontrolliert. Das ist ein Konzept, das wir alle verstehen können. Womit

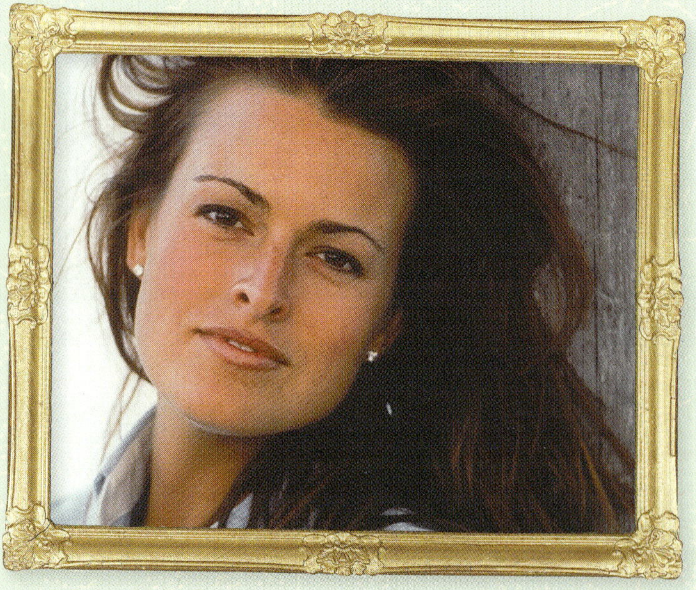

die meisten Menschen jedoch nicht vertraut sind, ist die Tatsache, dass es eine Verbindung gibt zwischen den „Gedankenschwingungen" unseres Körpers und dem Rest unseres Lebens, einschließlich unserer Gesundheit.

Jeder Gedanke, den du denkst, hat eine Frequenz oder Schwingung. Deine Gedanken senden tatsächlich magnetische Energie aus. Du hast „Gedankenenergie" wahrscheinlich schon tausendfach in deinem Leben erfahren, auch wenn du es nicht bewusst mitbekommen hast. Denk darüber nach. Wie oft bist du schon mit jemandem zusammen gewesen, der dir unangenehm war, und du wolltest dann einfach nicht in der Nähe dieser Person sein? Vielleicht bekamst du „schlechte Schwingungen" von ihr, weil sie „negative Energie" ausstrahlte und pessimistisch war. Doch dann gibt es da auch die Menschen, in deren Nähe du dich gerne aufhältst; sie sind immer gut gelaunt und positiv und strahlen Lebensfreude aus. Ihr Optimismus und ihre „guten Schwingungen" vermitteln dir ein gutes Gefühl.

Selbst der frühere Chef der FDA-Behörde (Food and Drug Administration) für die Beurteilung von Arzneimitteln, Dr. med. Robert deLap, gesteht ein: „Erwartungen sind etwas sehr Kraftvolles ... je mehr du glaubst, dass du von einer Behandlung profitieren wirst, umso wahrscheinlicher ist es, dass du einen Nutzen erfährst."

Wie kannst du also diese Informationen in die Tat umsetzen und den Erfolg in allen Bereichen deines Lebens anheizen, insbesondere im Hinblick auf deine Gesundheit? Unabhängig davon, welchen Weg du auf deiner Reise zum Wohlbefinden einschlägst, mach dir klar, dass du mit deinem eigenen Geist, deinen persönlichen Gedanken und deinen Emotionen arbeiten solltest. Lebe ein erfülltes Leben voll guter Absichten, Dankbarkeit, Vertrauen, Vergebung und Freude und du wirst beobachten, dass sich in deinem Leben jeden Tag Wunder ereignen.

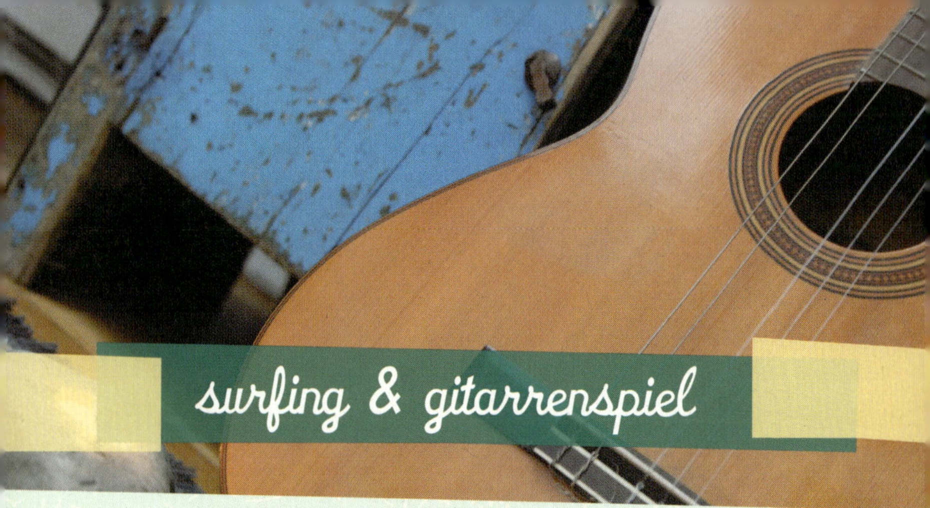

# surfing & gitarrenspiel

**Erstelle eine Liste von zehn Aktivitäten** oder Träumen, die dich in Schwung bringen und Stromstöße durch deine Wirbelsäule schicken. Achte darauf, dass sie machbar sind. „Ich möchte von heute an Profi-Surfer sein" ist es nicht.

„Ich möchte surfen lernen" – yip, das ist es! Hier ist ein Surfbrett, fang an zu paddeln! Schreibe die ersten Dinge auf, die dir einfallen, und pinn' den Zettel irgendwo an, wo du ihn gut sehen kannst. Halte dich nicht bei der praktischen Durchführung auf und überarbeite nichts. Deine einzige Begrenzung ist deine Phantasie. Vielleicht wolltest du schon immer Gitarre spielen können. Kannst du dir eine auf dem Flohmarkt besorgen? Wenn die Antwort Ja lautet, dann mach den nächsten Schritt und antworte auf die Anzeige in der Zeitung – du weißt schon: diejenige von dem süßen Musiklehrer, der fünf Minuten von deinem Haus entfernt wohnt.

Ich koche unheimlich gerne und wusste instinktiv, dass meine Küche sich in eine Apotheke verwandeln würde, als sich der Krebs ungebeten zum Abendessen einlud. Zuerst lieh ich mir Geld von meinen Eltern, um ein paar Kurse zu belegen und die Grundlagen zu lernen. Schon bald war ich zurück in der Schule, um mich mit Ernährungslehre zu beschäftigen, und jetzt liebe ich es, anderen all das zu vermitteln, was ich gelernt habe. Für manche Menschen ist das Lesen eines guten Buches wie ein duftendes Schaumbad – es entführt dich an einen anderen Ort. Vielleicht gibt es einen erlesenen Literaturkreis, dem du beitreten kannst. Oder noch besser, gründe selbst einen. Wegbereiterinnen zeigen Initiative. Übernimm also die Führungsrolle und wirb deine Freunde und Freundinnen an, mitzumachen. Entwickle eine Leseliste, die vor heißem Sex und wildem

Aufbegehren nur so trieft. Wie viel Spaß deine wöchentlichen Aufgaben dann machen werden!

Ich habe etwas festgestellt: Der beste Weg, um meine Angst zu überwinden, ist der, aktiv meinen Fokus zu ändern – meine Energie umzulenken, damit sie in eine positive Richtung fließt. Wie ich in der Einführung erwähnt habe, ist die Kreativität immer mein „begrenzender Fluss" gewesen. Also wurde ich Filmemacherin statt Patientin, Autorin statt Opfer. Du musst nicht gut in dem sein, was du dir aussuchst. Leg einfach los und freunde dich damit an, total schlecht zu sein. Du hast doch schon Krebs, warum sollten dir also Bongos Angst einjagen?

**WAS IST DEINE LEIDENSCHAFT? WAS TÖRNT DICH AN? WAS IMMER ES IST, LENKE EIN BISSCHEN FEUER UND LIEBE IN DIESE RICHTUNG.**

Wenn du glaubst, dass dies ein völlig verkehrter Ort ist, um anzufangen, dann irrst du dich. Es ist alles Teil eines Masterplans für deine Befreiung. Wende deine Aufmerksamkeit in die andere Richtung und finde dein Glück. Nur weil du Krebs hast, heißt das nicht, dass du dein Leben nicht genießen kannst. Hast du dich nicht schon lange genug auf Eis gelegt? Realitätscheck: Wenn du dein Leben weiter sausen lässt, wird es dir das mit einer entsprechenden Einladung in die Abwärtsspirale danken.

Ich verspreche dir, dass Krebs nicht immer dein erster und letzter täglicher Gedanke sein wird. Wenn das Leben wieder in normalen Bahnen verläuft, wirst du vielleicht akzeptiert haben, dass der Krebs, ob es dir nun gefällt oder nicht, nur eine weitere Sache ist, die du so nehmen solltest, wie sie kommt. Er könnte sogar ein interessantes Teil des Puzzles sein, das dich absolut großartig und faszinierend macht.

**Folge deinem Glück. Der Weg des Helden bedeutet, sein individuelles Abenteuer zu leben. Nichts ist aufregend, wenn du weißt, wie das Ergebnis sein wird. Den Ruf abzulehnen, bedeutet Stagnation.**

**JOSEPH CAMPBELL**

## Leg los, fang mit deiner Liste an: Zehn Dinge, die du ausprobieren möchtest.

Was immer deinen Rock hochflattern lässt – schreibe es auf. Und dann tu es. Oprah und Madonna lassen ihre Wünsche nicht in einem Buch vergammeln, warum solltest du es also?

1

2

3

4

5

6

7

8

9

10

11

12

13

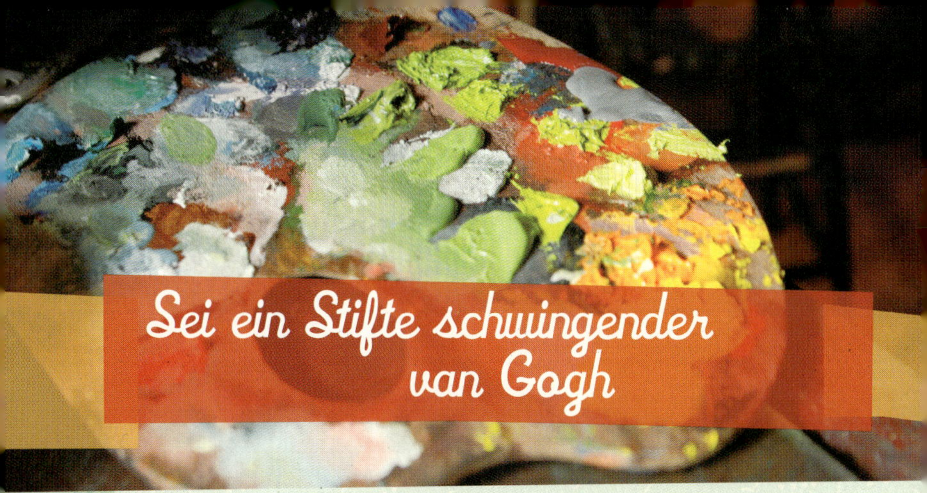

# Sei ein Stifte schwingender van Gogh

**Wie viele Jahrzehnte sind vergangen,** seit du dir die therapeutische Freude des Kritzelns erlaubt hast? Kunst ist nicht nur etwas für dünne Menschen mit schwarzen Rollkragenpullis und Baskenmützen. Kunst ist heilsam. Lege eine Packung farbige Stifte und ein Blatt Papier vor ein beliebiges Kind – et voilà! Mache dasselbe mit einem Erwachsenen und du wirst eine endlose Zurschaustellung von Unsicherheiten und Widerständen erleben. Erwachsene sind sehr ernste Menschen. Man hat sie gezähmt und ihnen die Marotten ausgetrieben. Das Klavier ist mit Brettern vernagelt, dieses Kapitel des Lebens ist vorüber. Doch du bist eine Künstlerin, ein Mensch mit einem überaus phantasievollen, kreativen Geist. Allein deine Existenz ist schon Ausdruck von Schönheit. Vergiss die Qualität und überlasse dich stattdessen der Freude an dem Prozess selbst. Halte dich fest: Studien zeigen, dass Kreativität das Stressniveau und die Schmerzwahrnehmung drastisch reduzieren kann. Kunst, Gebet und Heilung werden tatsächlich mit ähnlichen Gehirnwellenmustern in Verbindung gebracht. Wie cool ist das denn!

Kreativität ermöglicht es dir, eine Pause von dem zu machen, was dich plagt. Sie kann auch ein Weg sein, um deine Erfahrungen zu verarbeiten. Kunst holt den Schmerz aus deinem Körper heraus und gibt ihm Worte und eine Form. Sie heilt das gebrochene Herz, das wegen des Krebses leidet. Würdige dein Bedürfnis, dich auszudrücken. Sieh Kunst als wichtiges Handwerkszeug in deinem Heilungsprozess an und erlaube dir ein wenig Spielzeit mit deiner Muse.

**Was hast du als Kind gerne getan?** Fandest du es zauberhaft, Schneeflocken aus Papier auszuschneiden und sie an den Kühlschrank zu kleben? Ich ja! **ZÄHLE DREI MÖGLICHKEITEN AUF, UM DEINEN INNEREN VAN GOGH ZU BEFLÜGELN.**

1

2

3

Ich habe vier Jahre gebraucht,
um wie Raphael zu malen, und ein ganzes
Leben lang, um wie ein Kind zu malen.

PABLO PICASSO

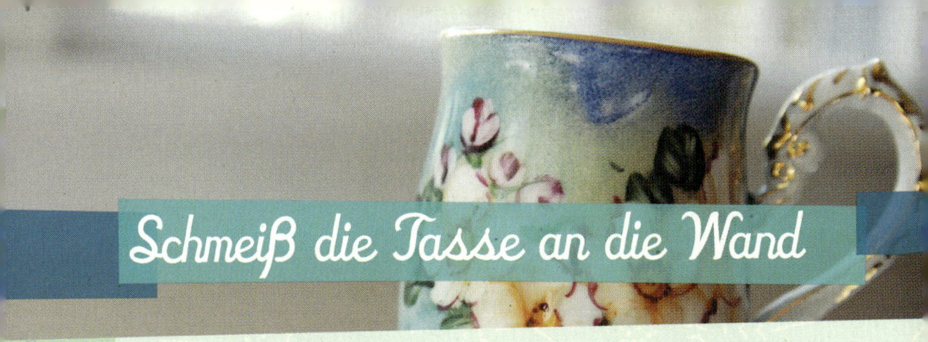

# Schmeiß die Tasse an die Wand

*Ja, es ist widerlich,* dass du Krebs hast, aber ist deshalb alles in deinem Leben krank? Ich glaube nicht, heiße Braut! Sag einfach ‚Nein' zu emotionalen Metastasen! Lass den Krebs nicht deine gesamte Welt vergiften. Es passiert leicht, dass all die guten Dinge unter der Last von Chemotherapie, Bestrahlung und Operationen begraben werden. Doch wir entscheiden, worauf wir unser Augenmerk richten. Ist deine Tasse halb voll – oder noch besser: am Überfließen? Beschwerst du dich jeden Tag über ihre Form und Größe? Zerstöre deine Wahrnehmung von der undichten, halbleeren Tasse. Jetzt! Nutze diese Übung als Ventil, um dich von angestauten Gefühlen und Spannungen zu befreien. Schnappe dir eine schöne Tasse, eine, die du wirklich magst, und zerdeppere sie auf dem Küchenboden oder wirf sie gleich an die Wand! Waaas? Warum solltest du eine gute Tasse kaputtmachen? Warum solltest du deine Aggression nicht auf eine beschädigte Tasse richten? Weil du mit Sicherheit Unbehagen verspüren wirst, wenn das Universum dich bittet, deine Credos loszulassen und zu wachsen. Unsere halbleeren Tassen sind Schutzmechanismen, die unser Ego uns verlockend anbietet: „Das Leben ist zum Kotzen. Bleib bei mir, und wir werden zusammen rummeckern."

Wir alle lieben Entschuldigungen ... uns vor Verantwortung zu drücken, uns zu beklagen und zu schmollen. Wir werfen der Welt vor, dass sie uns betrügt. Ist es seltsam zu glauben, dass wir unsere Verzweiflung anbeten? Warum sollten wir in einer destruktiven Beziehung ausharren oder eine ganze Tüte Zucker verschlingen, wenn wir wissen, dass uns diese Entscheidungen traurig machen werden? Viele von uns finden Trost im Chaos, weil es berechenbar ist.

Eindeutig dient das, was man uns beigebracht hat zu lieben, nicht immer unserem eigenen Wohl. Wach auf! Du hast es nicht länger nötig, dich an negativen Gedanken festzuhalten. Liebesdramen sind eine bequeme Entschuldigung, um im Ist-Zustand zu verharren. Es ist Zeit, sich zu trennen und weiterzuziehen. Also los, zerdeppere endlich die schöne halbleere Tasse!

## ‚The Secret‘ – KrePs im Krebskriegerin Stil

„Ohne Ausnahme hat jeder Mensch die Fähigkeit, jede Schwäche und jedes Leiden in Stärke, Kraft, vollkommenen Frieden, Gesundheit und Fülle zu verwandeln." Genau! Was für eine schöne Erinnerungshilfe uns *The Secret* da gibt. Vielleicht hast du den Film von Rhonda Byrne gesehen, das Buch gelesen oder CDs zu derselben Thematik gehört. Aber hast du auch richtig zugehört?

Negative Gedanken erzeugen negative Energie und negative Realitäten. Positive Gedanken und positive Energie bringen Glück und Fülle in unser Leben. Glück ist der Himmel, und der Himmel ist hier auf Erden. Du hast diese einfache Idee schon viele Male in deinem Leben gehört. Vielleicht rollst du sogar mit den Augen und greifst zur Kotztüte. Trotzdem weißt du, dass sie stimmt. Was hält dich davon ab, deinen Manifestationsmuskel täglich zu stärken? Sieh deine Träume. Höre sie, schmecke sie, werde zu ihnen! Ich weiß aus eigener Erfahrung, dass ich meine Bedürfnisse aus den Augen verliere, wenn mein Fokus schwach ist. Dann arbeite ich zu viel, spiele zu wenig und erlaube es den Vorstellungen anderer Menschen, meine in den Hintergrund zu drängen. Sobald ich einmal dahintreibe, werde ich von Zweifeln verschlungen, die das Feuer des Misserfolgs und der Angst schüren. Um dich aus diesem zementierten Platz zu lösen, musst du eine einfache, tiefgreifende Handlung vornehmen: deine Meinung ändern.

Hast du dir je eine wirklich klare Zielvorgabe gesetzt? Nicht eine „Hoffnung" – Hoffnungen sind zu lasch für meinen Geschmack. Würfele und „hoffe", dass du gewinnst. Hm, mit diesem Modell scheint der Erfolg recht willkürlich zu sein. Erhöhe deine Erfolgschancen durch eine klare Zielvorgabe. So bringst du deine Wünsche auf Erfolgskurs. Wir schleudern unsere Wünsche nicht einfach ins Universum hinaus und vergessen sie dann. Wir ziehen sie liebevoll auf, so wie wir es mit kleinen Kindern tun.

Um mit Erfolg deine Träume zu manifestieren, musst du in der Lage sein, die Emotion zu fühlen, die deinen Wunsch begleitet. Wenn du gesund sein möchtest, stell dir vor, wie sich ‚gesund' anfühlt. Versetze dich wirklich hinein. Was brauchst du sonst noch, um dein Leben zu verbessern? Mehr Geld für Biogemüse, den perfekten Job mit Zusatzleistungen, eine Beziehung mit einem heißen, spirituell fortgeschrittenen Partner? Schwelge in den physischen Empfindungen der Fülle. Werde spezifisch und detailliert, wenn du über deine Wünsche nachdenkst. Das, was jetzt nur in deiner Vorstellungskraft existiert, das kannst du erschaffen! Doch hier kommt der Haken an der Sache: Du musst deine Wünsche und Begehren mit der Bereitschaft absichern, dem Universum auf halbem Wege entgegenzukommen. Auf deinem Hintern zu sitzen und zu träumen, wird dich nicht an die Ziellinie bringen. Werde aktiv! Welche konkreten Schritte kannst du machen, unabhängig von deiner Situation? Ob groß oder klein, ist egal. Viel wichtiger ist es, dass du deine Energie auf das gewünschte Ergebnis richtest. Kennst du die Regel, nach der du in spätestens sieben Schritten jeden Menschen auf dieser Welt kennenlernen kannst? Du kennst jemanden, der jemanden kennt ... und nach sieben Bekannten bist du beim Papst oder beim Dalai Lama gelandet! Ich garantiere dir, dass du jemanden kennst, der dir helfen kann, dich zu vernetzen. Halte deine Augen offen! Manchmal wirst du das, was du dir wünschst, in einer anderen Verpackung bekommen. Auch wenn es wie das vollkommene Gegenteil von dem aussehen mag, was du dir vorgestellt hast, akzeptiere das Geschenk trotzdem. Du wirst es nicht bedauern.

Ein wunderbarer Weg, um deine Zielvorgaben zu unterstützen und diese wichtigen Lektionen zu bekräftigen, besteht darin, dein Leben kontinuierlich mit erhebendem und spirituell informativem Lesestoff, CDs, DVDs etc. zu füllen. Umgib dich mit dem Heiligen. Warte nicht darauf, dass der Guru zu dir kommt. Eine inspirierende Gemeinschaft füllt die Lücken zwischen den Besuchen im Yoga-Studio, der Moschee oder der Zauberschule. Jedes Mal, wenn wir uns mit spirituellen Texten beschäftigen, erhalten wir einen neuen Diamanten. Trage sie alle. Schmuckstücke leuchten nicht, wenn du sie in einer Schachtel versteckst. Mach dir einen Plan und eigne dir Wissen an. Versuche, Abstand davon zu nehmen, ein eindimensionaler Einfaltspinsel à la „Jesus oder niemand!" zu sein. Jesus selbst, der erste Hippie, würde das nicht sehr mögen. Wir erweitern unser Wissen über Gott durch die Einbeziehung unterschiedlicher Philosophien und Traditionen nicht, um unsere spirituellen Überzeugungen zu ersetzen, sondern um sie zu vertiefen. Bedauerlicherweise hat die Religion in vielen Fällen ihre spirituelle Ausrichtung verloren. Dogmen und Doktrinen durchtrennen die Verbindung zum Göttlichen. Wenn Gott nur „da draußen" ist, werden wir uns immer klein und machtlos fühlen.

In Krisenzeiten trage ich meinen Arsch zu meinen Lehrern. Wie jedoch meine beherzte Therapeutin sagt, ist eine Krise nicht die einzige Zeit, in der wir wachsen können. Warum sollten wir warten, bis wir ganz unten sind und uns nur noch nach oben bewegen können?

Was wäre, wenn wir kontinuierlich an unseren Studien zum Thema „Wie ist man ein glücklicher Mensch?" arbeiten würden? Folgendes würde passieren: Am Ende eines jeden Jahres deines Lebens würdest du wirklich ein besserer Mensch sein. Ja, richtig, bei deiner jährlichen Glückseligkeitsbewertung könntest du sagen: „Na los, junge Frau, sieh mich an! Wieder einen Schritt näher ans Ziel gekommen!"

Ich selbst habe noch einen langen Weg vor mir – ein (langes) Leben, um genau zu sein. Der inspirierendste Aspekt von Erinnerungshilfen wie *The Secret* ist nicht das, was sie sagen, es ist die schiere Anzahl von Menschen, die genau dasselbe jeweils aus ihrer einzigartigen Perspektive sagen. Zahlreiche Glaubensrichtungen und Wissenschaften kommen im Kino mit der Absicht zusammen, uns das kollektive Bewusstsein zu spiegeln. Bravo!

Einige meiner Lieblings-Diamanten aus *The Secret:*

- **Du wirst deine Überzeugungen entsprechend anziehen (Dinge und Menschen).**
- **Visualisiere und materialisiere. Unsere Aufgabe besteht nicht darin, herauszufinden wie. Das Wie wird sich aus der Verpflichtung für das Was und dem Glauben daran ergeben.**
- **Krankheit kann nicht in einem gesunden Körper leben, also sieh dich selbst als einen Menschen, der in einem gesunden Körper lebt.**
- **Unheilbar bedeutet „von innen heraus heilbar".**
- **Du bist die Autorin deiner Bestimmung. Der Stift liegt in deiner Hand.**

Schau dir den Film an oder lies das Buch. Öffne dein Tagebuch und halte die Zitate fest, die dich inspiriert haben. Schwelge in dem Sinn, der hinter den Zitaten steht, und finde konkrete Möglichkeiten, um ihre Botschaften in dein Leben zu integrieren. Wenn du fertig bist, such dir einen weiteren Film aus und schlage eine neue Seite auf. Grabe tiefer.

Nur noch eines: Es ist wichtig, sich daran zu erinnern, dass wir, auch wenn wir unsere Erfolge und Misserfolge in vielen Fällen anziehen, den Krebs nicht angezogen haben. Das Ziel dieser Lektionen und aller Ratschläge in diesem Buch ist einfach: Erziehe dein Gehirn um.

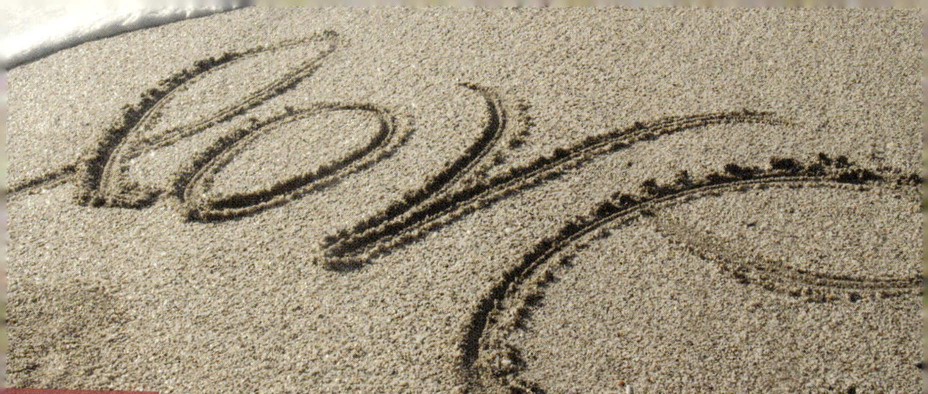

# Liebesliste

***Liebe ist eine magnetische Kraft,*** die eine schier endlose Menge an guten Dingen in unsere Zellen zieht. Liebe lässt uns strahlen und vor Glück beschwipst sein. In Zeiten hoher Belastung oder bei traumatischen Ereignissen kann es allerdings schwer sein, Liebe zu entdecken. Finde heraus, was du liebst. Bedanke dich bei deinen Lieblingen, egal wie klein oder scheinbar unbedeutend sie sind. Dieser einfache Akt erinnert uns daran, dass das Leben zu süß ist, um bitter zu sein. Schreibe deine Liebesliste und beobachte, wie sie wächst. Liebe ist unschuldig, sie blüht durch Anerkennung auf, genau wie wir. Erstaunlich, wie viele schöne Dinge wir bemerken, wenn wir uns Zeit nehmen, hinzuschauen. Nimm die Liebe wahr, sei keine eindimensionale Krebspatientin. Wenn du immer dieselbe monotone „Krebs, Krebs, Krebs"- Litanei herunterbetest, dann ist das alles, was du zurückbekommen wirst.

Als ich in New York als Schauspielerin arbeitete, tat ich mein Bestes, um arbeitslose Schauspieler (wie mich selbst) zu meiden. Wir waren im Allgemeinen so erpicht auf Ruhm und geblendet von unserem Blutdurst nach Anerkennung, dass wir die Welt um uns herum überhaupt nicht wahrnahmen: Krieg. *Hä?* Darfur. *Ist das ein neues Theater?* Globale Erwärmung. *Ich weiß, ich hasse das auch. Das bringt mich zum Schwitzen und dann löst sich mein Make-up auf.* Krebs? *Ehm, dabei könnte ich mich nicht recht entfalten. Kann ich 'ne Zigarette schnorren?* Unter meinen Schauspielkollegen konnte ich an der Breite ihrer Interessenspalette ablesen, wer es zu Ruhm und Ehre bringen würde. Wenn sie die Zeitung lasen, ein Hobby hatten und auch noch über andere Dinge als sich selbst sprachen, standen die Chancen gut. Dagegen standen die „Ich, Ich, Ich, Die-Welt-dreht-sich-um-mich"-Typen, und die waren sichere Kandidaten für die Arbeitslosenschlange.

Ich liebe ...

das Wort ‚Liebe' in den Sand zu schreiben

Libellen zu fangen und sie dann wieder fliegen zu lassen

bunte Textmarker

meine Katze

Scrabble (auch wenn ich nicht gut darin bin)

Post-It-Zettel

zu sagen, dass ich in Harvard gewesen bin, auch wenn es nicht stimmt

mit meiner Schwester zu tratschen

Chet Baker und Kalamata-Oliven

zusammen mit meinem Dad Discovery-Channel zu gucken

Jogginghosen

Haarclips mit Glitzersteinen

Drehbleistifte

Zumba

in offiziellen Dokumenten herumzukritzeln

mit meiner Freundin Vera zu tanzen

den Sprung nach Hollywood zu schaffen

zehn Streichholzbriefchen auf meinem Weg aus dem Restaurant mitzunehmen

GEO-Hefte

wenn mein Mann den Entsafter sauber macht

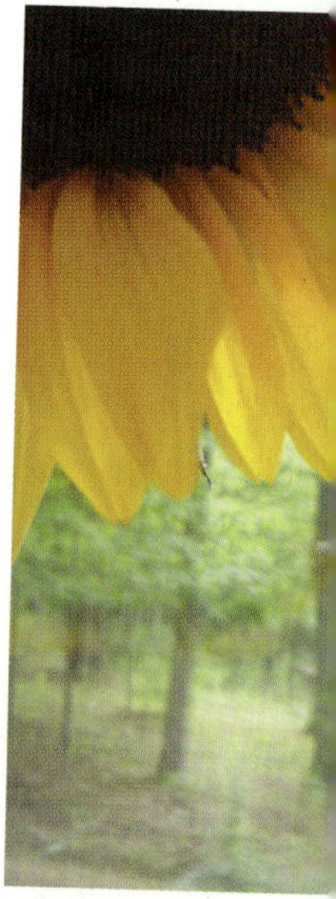

Welche seelenstärkenden Dinge liebst du?

## SCHREIB DEINE LIEBESLISTE:

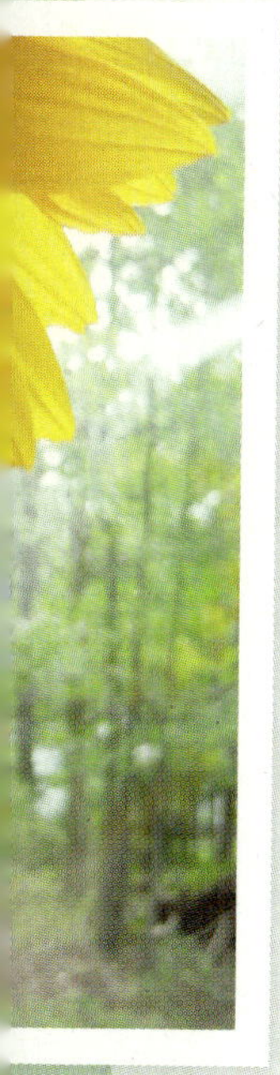

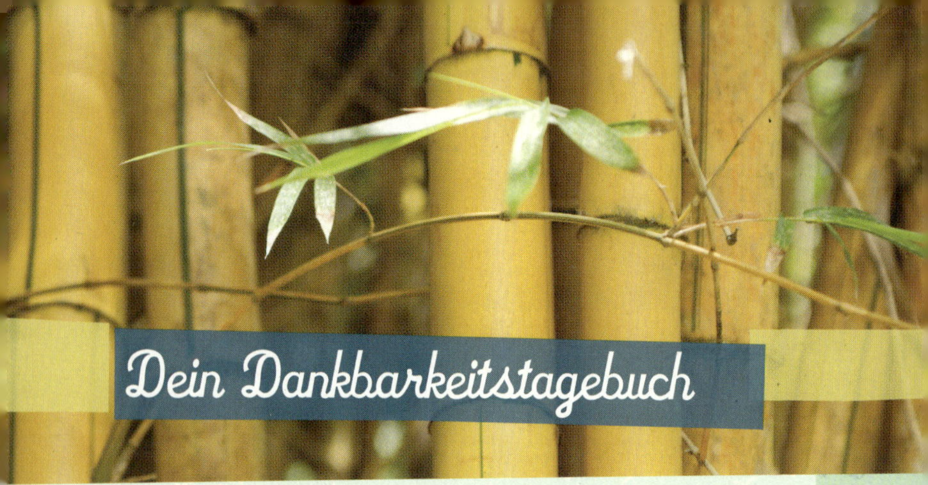

# Dein Dankbarkeitstagebuch

*Da du jetzt erkannt hast, was du liebst,* ist eine wunderbare Zeit gekommen, um mit Dankbarkeit eine Beziehung in deinem Leben willkommen zu heißen. Ist dir schon mal aufgefallen, dass du, wenn du dich entscheidest, dankbar zu sein, noch mehr bekommst, für das du dankbar sein kannst? Dankbarkeit bringt uns in eine Position des Habens statt in eine des Habenwollens. Wenn ich die Bilanz meiner Segnungen ziehe, bekomme ich mehr Segnungen. Wenn ich abgrundtiefes ‚Wollen' in das Universum hinauswerfe, ist das Einzige, was ich zurückbekomme, mehr Wollen. Das Universum ist so freundlich! Nimm genau wie bei deiner Liebesliste und der ‚Kraft der Zielvorgabe' wahr, was du hast, statt dich auf das zu fokussieren, was du nicht hast. Fülle breitet sich aus wie geile Kaninchen, doch Mangel tut es ebenfalls. Welches Kaninchen ist dir lieber?

Sieh dich um. Das Lachen eines Kindes oder die komischen SMS deiner besten Freundin, das heiße Wasser, das du für deine Dusche verwendest und der gute Parkplatz vor dem Supermarkt: Die Liste ist endlos. Öffne die Augen. Wenn du nichts siehst, dann hat dich dein innerer Miesepeter gekidnappt. Das ist eine sehr ernste Angelegenheit. Entsende augenblicklich ein mit einem Feuerwehrschlauch voller Sonnenschein bewaffnetes Hilfsteam zu deiner Rettung.

Eine großartige Möglichkeit, um diesen Dialog in Gang zu bringen, ist die, ein Dankbarkeitstagebuch zu schreiben. Meine Tagebücher sind das Streichholz für den Zunder meiner Kreativität. Ich plaudere, bete und setze klare Zielvorgaben, damit das Universum mit ihnen arbeiten kann. Wie wir bereits besprochen haben, liebt das Universum das – weniger Zeugs, das es ausknobeln muss!

Ein schriftliches Dankgebet funktioniert wie ein Amulett. Statt zu sagen: „Bitte mach, dass es jetzt sofort weggeht!", sage ich: „Danke für meine vollkommene Gesundheit, meinen Reichtum und mein Glück." Mein Leben ist jetzt reich; Ströme der Freude und Gesundheit durchfluten meinen inneren Aschram und erfüllen mich mit Ausdauer, Stärke – Amen! Das Leben fängt nicht am Ende des Krebs-Regenbogens an, es vollzieht sich unmittelbar jetzt. Verschwende es also nicht, Süße. Heiliger Wachstums-Rodeo! Kannst du dir vorstellen, wie kraftvoll und entschlossen du dich fühlen würdest, wenn dich nichts zurückhielte? Erkenne das kratzige Zeug an, aber lass nicht zu, dass es dir die Haut abreißt. Diese einfache Verschiebung in der Wahrnehmung kann dein Leben verändern.

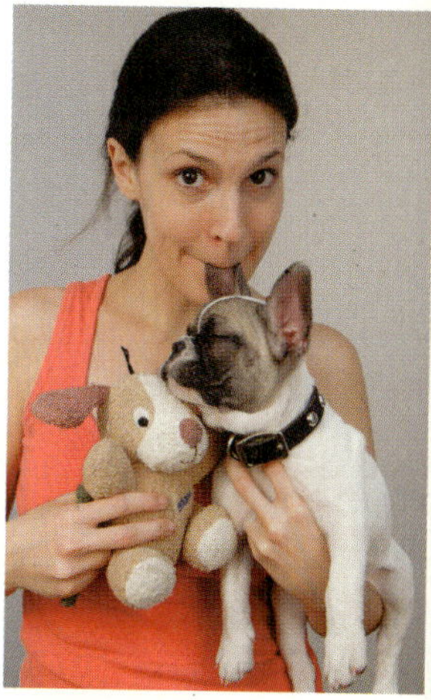

Leslie und der stattliche Pierre

Denke darüber nach: Was wäre, wenn der Krebs heute verschwände? Wärest du dann auf Anhieb glücklich? Sag die Wahrheit. Mein Gefühl ist, dass die Antwort „Nein" lauten würde. Die meisten von uns bauen eine supermoderne Infrastruktur auf, um unserem Elend ein Zuhause zu geben. Wir bieten Zweifeln, Depression und Verzweiflung eine stabile Plattform. Glaube nicht eine Nanosekunde lang, dass die von dir angebrachten Stützbalken direkt verschwänden, wenn man nur die Hauptquelle des Elends beseitigte.

Für mich ist es schlichtweg zu überwältigend, mich andauernd mit der Ursache meiner Misere zu beschäftigen. Stattdessen verlege ich mich darauf, eine andere Art von innerem Unterstützungssystem zu schaffen: meine Ernährungsweise zu ändern, liebevoll zu mir zu sein, Sport zu treiben, in mein Dankbarkeitstagebuch zu schreiben, mich mit Affirmationen zu erquicken, mir eine Massage geben zu lassen, praxistaugliche Listen zu schreiben und Grenzen zu meinem Schutz zu errichten, nebst all den anderen Juwelen in diesem Buch.

Wenn du aufhörst, den Krebs zu nähren und zu bestätigen, dann kann und wird er manchmal kollabieren. Vielleicht wachst du eines Morgens auf und stellst fest, dass es Minuten, Stunden, Tage, Wochen, Monate oder sogar Jahre her ist, seit du an ihn gedacht hast. Bravo! Du hast die Kontrolle wieder. Du machst deine Arbeit und die Transformation erstrahlt so hell, dass wir alle Sonnenbrillen aufsetzen müssen. Gut für dich!

Ich bin in einer Meditation über all die Menschen und Dinge aufgewacht, für die ich heute dankbar bin. Meine Dankbarkeitsträume wirbelten umher wie ein Sommersturm, der die Melodie von „Everything's gonna be all right" pfiff. Machte meine Äuglein auf und dachte, ich würde ein Dankgebet in mein Tagebuch schreiben. Danke JBEE (Jesus, Buddha, Elvis oder wer sonst dafür zuständig war) für die Kübel an Großzügigkeit. Möge ich weiterhin Geschenke sehen und in anderen den Wunsch entfachen, ihre eigenen zu sehen. Amen mit Federn.

## Verkehrsdelikte

Schnappe dir, nachdem du diesen Abschnitt gelesen hast, deinen Mantel und rase (mit mindestens 120 Kilometern pro Stunde) zu deinem Lieblingsschreibwarenladen. Wenn du keinen hast, dann finde einen. Wenn du das Haus nicht verlassen kannst, dann gehe online. Wenn du nicht ins Internet gehen kannst, dann hefte einen Stapel Servietten zusammen. Deine Mission besteht darin, das erlesenste Tagebuch zu finden (oder selbst zu gestalten), das dich dazu inspirieren wird, den verkrusteten Kern in deinem Innern aufbrechen und es dann richtig krachen zu lassen! Das Tagebuch ist eine Lügen-Flugverbotszone. Nur Realität, Wahrheit und positive Worte werden auf seinen Seiten zu finden sein. Du darfst es nur für zwei Zwecke benutzen: Dankbarkeit und Affirmationen. Du darfst diese Seiten nicht mit Listen, Beschwerden, täglichen Zusammenfassungen oder Dingen, an denen du dich abarbeitest, füllen. Schnallst du's? *Anmerkung:* Ein toller Stift ist dabei sehr hilfreich.

**JETZT SUCHE DIR EINEN BEQUEMEN STUHL, SCHALTE DEN LÄRM RUNTER UND BERUHIGE DEIN INNERES.**

Zünde eine Kerze an und atme aus. Beginne damit, dass du eine Liste der Dinge anfertigst, für die du dankbar bist, und zwar im Präsenz, selbst wenn sie sich noch nicht verwirklicht haben. Fühle die Liebe und den Trost, der darin liegt, bereits das zu haben, was du dir wünschst. Bedanke dich für erhörte Gebete, so als ob das Betreffende bereits passiert wäre. Strahle heilende Gedanken und Bitten in das Universum aus. Wir verfluchen sehr häufig die Samen, die nicht

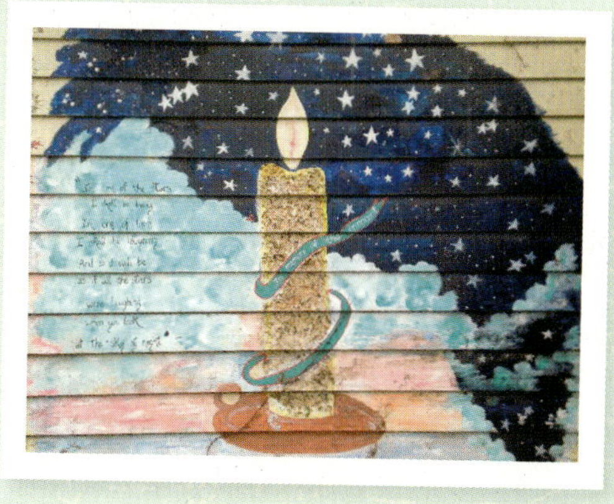

gekeimt haben, übersehen dabei aber, dass es nicht ihre Jahreszeit war. Zwei Jahre später schaust du in den Garten et voilà, da ist eine rote Rose. Meine Freundin (und mein echter Schatz!) Marianne Williamson beendet viele ihrer spirituellen Ansprachen und Gebete mit den kraftvollen Worten „und so ist es". Kapitän Picard aus Raumschiff Enterprise wendet eine ähnliche Taktik an, wenn er losdonnert: „Make it so, Nummer Eins." *Mach du es auch so!*

Wenn du in die Abwärtsspirale der Hilflosigkeit gerätst, dann hol dir dein Dankbarkeitstagebuch und lenke deine Aufmerksamkeit um. Mache eine Bestandsaufnahme deines Reichtums, statt deine Armut zu bekräftigen. Wie wunderbar fühlst du dich, wenn eine Person die Arbeit aufrichtig schätzt, die du für sie gemacht hast? Doch wie ist es, wenn du dir den Buckel krumm machst – und dieses Weibsstück hat es nicht einmal bemerkt? Konzentriere dich dann auf die Arbeit, die du für dich selbst getan hast und die Arbeit, die das Universum gerade für dich tut, und dann lasse Raum für die Magie, von der du nicht einmal etwas ahnst.

Diese Übung wird eine gründliche Veränderung deiner Einstellung bewirken. Verpflichte dich, sie regelmäßig zu machen. Wenn du es tust, wird sich dein Leben ändern. Du wirst ein anderer Mensch sein. Danke zu sagen, wird dich an das JBBE-Überbrückungskabel (du weißt schon: Jesus, Buddha, Elvis etc.) anschließen und deine Batterie aufladen.

Ich bin überaus dankbar dafür, dass wir Menschen im Schutz von Mama Erde und ihren Allerkleinsten aufwachen und zur Besinnung kommen. Wir haben begriffen, dass es keine Trennung zwischen uns gibt und dass unser Anteil dem Bild des großen Ganzen entspricht.

Ich bin dankbar, dass wir unsere Messer eingesteckt und uns stattdessen entschieden haben, Hände des Friedens auszubreiten, um unsere Brüder und Schwestern auf der ganzen Welt und besonders im Nahen Osten zu halten.

Ich bin dankbar, dass Geld albern ist und die echte Währung mit einem Lächeln ausgetauscht wird.

Ich bin dankbar für Eltern, die mir beigebracht haben, dass ich alles tun kann, was mir vorschwebt, und eine Mutter, die an die transformative Kraft von Meerkatzen glaubt.

Ich bin dankbar für einen Ehemann, der mein bester Freund ist.

Ich bin dankbar für Schwiegereltern, die großelterliche Weisheit besitzen und Vögel wahrnehmen.

Ich bin dankbar, dass eine Feder auf dem Boden ein Zeichen dafür ist, dass das Universum gerade ein Gebet erhört hat.

Ich bin dankbar für die Gelegenheit zu dienen.

Ich bin dankbar für eine phantastische Verdauung!

Ich bin dankbar für meine Freunde und die Menschen, die ich nicht so besonders mag, weil sie mich daran erinnern, dass ich meine Anhaftung an einfaches Denken loslassen soll.

Ich bin dankbar für mein Kätzchen.

Ich bin dankbar für alle Segnungen in meinem Leben und ich bin stolz auf mich, weil ich sie auch wirklich sehe und anerkenne.

Ich bin dankbar für euch alle, für all die Krebskriegerinnen, die auf der Suche nach der Wahrheit, nach Gesundheit und dem einzig wahren Glück sind.

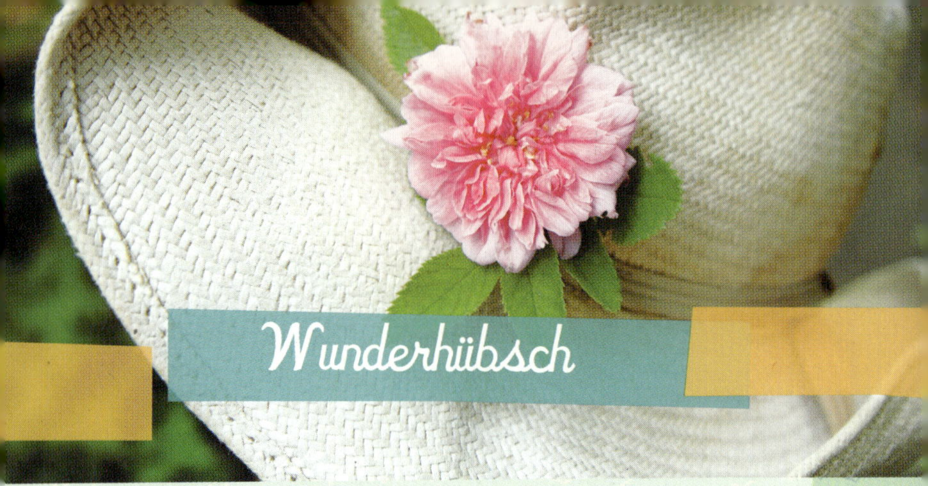

# Wunderhübsch

**ERINNERST DU DICH AN DIE ZEIT, ALS WIR KINDER WAREN UND GLAUBTEN, WIR KÖNNTEN ALLES TUN?**

Der Spruch „Kindermund tut Wahrheit kund" bringt's auf den Punkt: Kinder halten nichts zurück, sie leben wirklich so, als ob es ihnen ernst damit ist. Als Beispiel hier eine erstaunliche Geschichte einer Krebskriegerin aus meinem Blog:

> Mein neun Jahre alter Sohn und ein Freund spielten draußen vor dem Haus. Ich hörte, wie der kleine Junge zu meinem Sohn sagte: „Deine Mama sieht nicht sehr hübsch aus ohne ihre Haare." Mich schauderte bei dem Gedanken, wie grausam Kinder sein können (sogar ohne es zu wollen). Ich hatte keine Ahnung, was ich von meinem Sohn zu erwarten hatte, bis ich seine Entgegnung hörte: „Meine Mama ist der schönste Mensch auf der Erde, du guckst einfach nur auf's Falsche. Du musst in ihr Herz sehen, und wenn du dahin schaust, ist niemand wunderhübscher." Dieser Moment hat mir über viele raue Tage hinweggeholfen ...

Ich wünschte mir, ich könnte auf so reine Weise eloquent sein. Manchmal haben Kinder die süße Stimme von Weisen, zu anderen Zeiten tragen sie Dolche – und die rammen wir uns dann ständig freiwillig in den Körper, sogar nachdem wir unsere Kindheit schon lange hinter uns gelassen haben.

In den Siebzigern, als überaus unabhängiges junges Mädchen mit verknoteten Haaren, liebte ich die Natur. Sie war meine Kirche. Ich liebte es, in die Sonne zu schauen, bis meine Augen brannten. Ich versengte mir die Hornhaut und schaute mir unmittelbar darauf einen Baum oder meinen Nachbarn an. Purpurfarbene, grüne und gelbe Lichtstrahlen leuchteten um sie herum. Ich wusste, dass ich etwas Besonderes war, eine Auserwählte, eine Hellseherin. Wer außer mir konnte die Aura der Wesen sehen? Ich vermute mal, jeder, der sich seine Augen ankokelte, konnte eine ganze Menge Dinge sehen!

Ich verbrachte jede Minute im Tageslicht damit, die Welt auf meinem Fahrrad, an dem alle möglichen Bänder flatterten, zu erforschen. Meine Großmutter zündete Kerzen an und betete den Rosenkranz, während sie mich die Straße hinunterheizen sah. *„Sieh mal, abuela (Oma), freihändig!"*, sagte ich. *„Aye, niña, cuidado!" (ok, Mädel, pass auf!)*, brüllte sie und darauf folgte eine Litanei wirklich schlimmer LKW-Fahrer-Flüche auf Spanisch. Und schon düste ich zum Haus des Priesters weiter, um Narzissen für meine Mutter zu klauen. Rückblickend liebe ich den Gegensatz zwischen meiner panischen Angst davor, von einem Mann Gottes erwischt zu werden, und der schnei-

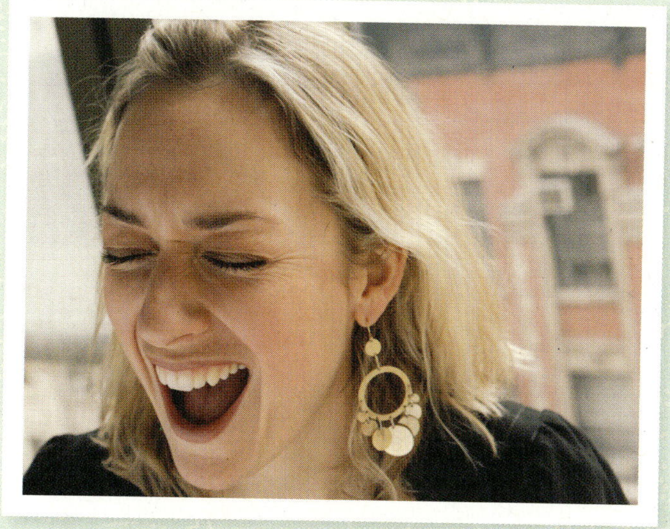

digen Zuversicht, die durch meine Adern floss, während ich mehr oder weniger generalstabsmäßig auf dem Bauch heranrobbte.

Als ich älter wurde, sprossen die Warzen des Zweifels hervor. Erwachsene, andere Kinder und die Mattscheibe verzerrten meine Selbstwahrnehmung und gaben mir gelegentlich das Gefühl, behindert zu sein. ‚Ja' wurde durch ‚sollte' abgelöst. Ich spulte jahrzehntelang die Aufnahmen gemeiner Mädchen auf dem Spielplatz in meinem Kopf ab. Warum ließen sie mich nicht meine Unterwäsche in Frieden tragen?

**Weigere dich, emotionales Gift zu essen.**

**DON MIGUEL RUIZ**

Ich werde nie vergessen, wie ich täglich an Britney Clowrys (Name geändert, damit sie mich nicht wieder verfolgt) Pranger stand. „Kristin ist so dünn, dass sie in der Dusche herumlaufen muss, um nass zu werden. Kristin ist so hässlich, dass jemand sie ins Tierheim bringen und einschläfern sollte." Der gefährliche Teil daran war, dass ich begann, mich an das Skript zu erinnern und es zu meinem eigenen zu machen. Selbst als ich als heiße Braut in einem Indie-Film besetzt wurde, verfolgte mich die zwanghafte Angst, dass die Produzenten zur Vernunft kommen und mich feuern würden. Irgend jemand musste sich vertan haben: Vielleicht hatten sie mich nur genommen, weil ich komisch war. Die bombigen Typen hatten die Persönlichkeit einer Tüte Schrauben, also brauchten sie verständlicherweise ein komisches Mädchen, um die Szene auszubalancieren.

**ICH WETTE, DU KANNST MEINEN WAHNSINN GANZ DEUTLICH SEHEN. ABER KANNST DU AUCH DEINEN EIGENEN SEHEN? LASST UNS DAMIT AUFHÖREN, ZEIT ZU VERSCHWENDEN, UND ANFANGEN, UNSER WUNDERHÜBSCHES WESEN ZUR SCHAU ZU STELLEN UND ZU FEIERN.**

Was waren einige der **Botschaften**, die du als Kind in dich aufgenommen hast?

**Lässt du dich von diesen Beschreibungen immer noch definieren? Ist dein ramponiertes Skript falsch und überholt?** Vielleicht ist die Zeit gekommen, ein paar Zweifel an die Oberfläche kommen zu lassen, damit du sie loswerden kannst . . .

........................................................................................................................

........................................................................................................................

........................................................................................................................

........................................................................................................................

........................................................................................................................

........................................................................................................................

........................................................................................................................

........................................................................................................................

........................................................................................................................

........................................................................................................................

........................................................................................................................

........................................................................................................................

........................................................................................................................

........................................................................................................................

........................................................................................................................

........................................................................................................................

........................................................................................................................

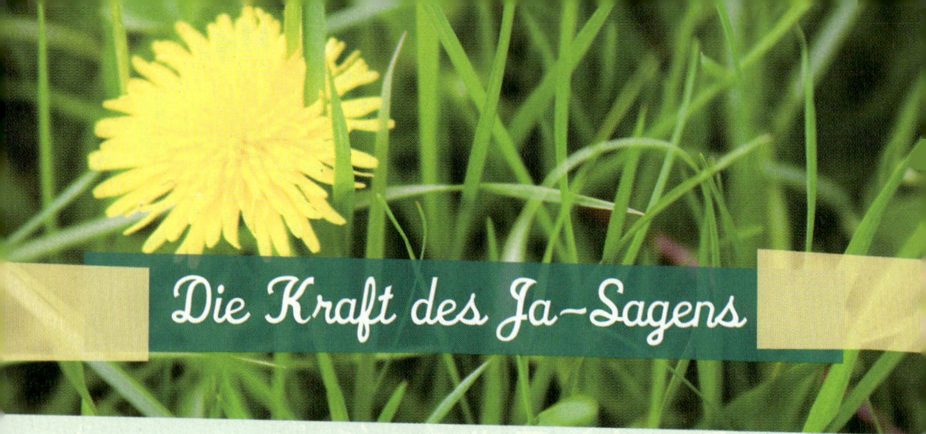

# Die Kraft des Ja-Sagens

**BELIEBTE QUIZFRAGE:**

*Was ist das mächtigste Wort im Universum?*

**ANTWORT:**

*Ja.*

*Einige sagen, dass sie eine Teufelsbrut sei;* für andere ist sie eine Heilige. Hat sie die Beatles auseinandergebracht? Wer weiß, boys will be boys, und sie scheinen immer alles auf die Mädels zu schieben, stimmt's? Als Künstlerin war Yoko Ono zum Totlachen. 1966 enthüllte sie ihr *Ceiling Painting* (Deckengemälde) in der Londoner Indica-Gallerie. Das Publikum musste eine weiße Leiter in der Mitte eines riesigen Raums hinaufklettern, in dem ein Vergrößerungsglas von der Decke hing, das es dem Zuschauer ermöglichte, einen kurzen Blick auf ein klitzekleines Stück Papier zu werfen, auf dem in winzigen Buchstaben und von einem Rahmen umgeben das Wort YES stand. Man sagt, dass dieses unscheinbare JA fast so etwas wie ein auf Leinwand gedrucktes Flüstern war. John und Yoko lernten sich bei dieser Ausstellung kennen. Er machte später die Bemerkung: „Es ist eine große Erleichterung, wenn du die Leiter hinaufgeklettert bist, durch die Lupe schaust, und dann steht da nicht nein ... sondern JA."

Yoko erklärte ihre Herangehensweise an das mächtigste Wort im Universum mit den Worten: „Es gibt viele unglaublich negative Elemente in meinem Leben und in der Welt, und deswegen musste ich eine positive Haltung in mir heraufbeschwören, um das Chaotischste auszubalancieren ... und ich musste es ausbalancieren, indem ich das ‚Ja'-Element aktivierte."

Balanciere die negativen Elemente in deinem eigenen Leben aus. Klebe überall in dein Haus Zettel mit dem Wort JA. Haftnotizen funktionieren gut. Ich habe das aus *The Bodacious Book of Succulence: Daring to Live Your Succulent Wild Life!* von SARK gelernt. Integriere es in deinen verrückten Lehrplan. Deine Chakren werden herumwirbeln vor Freude.

## Affirmationen

In der Zukunft leben, sich gegen die Vergangenheit sträuben und sich durch die Gegenwart ballern? Igittigitt, ekelhaft. Klingt das vertraut? Es ist eine Einbahnstraße, die in Schrumpf-Stadt endet. Und jetzt lass mich den Schleier lüften, damit du eine Ahnung von dem bekommst, was ich in dir sehe. Das ist es, was deine Seele flüstert, selbst wenn deine Ohren zu verstopft sind, um es zu hören. Bist du bereit, die Spitze des Eisbergs zu sehen, die dein prächtiges Ich ist? Bist du bereit für die Wahrheit? Wenn du „Ja" gesagt hast, lies weiter. Wenn du „Nein" gesagt hast – Pech, du Hasenfuß, lies trotzdem weiter.

**Ich bin schön.**

**Ich bin hochintelligent.**

**Ich bin gesund.**

**Ich bin genug.**

**Ich bin reich.**

**Ich bin kompetent.**

**Ich werde geliebt und ich liebe.**

**Ich vergebe und mir wird vergeben.**

**Ich bin offen.**

**Ich bin mitfühlend.**

**Ich bin akzeptierend.**

**Ich bin wahrhaftig.**

**Ich werde unterstützt.**

**Ich bin stark.**

**Ich bin mit einem tollen Gesicht und einem tollen Körper gesegnet.**

**Ich bin nicht allein.**

**Die Liste ist lang.** Trage bitte in die leeren Zeilen unten den Rest ein. Wenn du mehr Platz brauchst, dann (los, mach!) übertrage diese Übung in dein Dankbarkeits-Tagebuch. **Übernimm Verantwortung für deine Größe – es wird niemand anderer tun, außer dir selbst.**

..................................................................................................................

..................................................................................................................

..................................................................................................................

..................................................................................................................

..................................................................................................................

..................................................................................................................

..................................................................................................................

..................................................................................................................

..................................................................................................................

..................................................................................................................

..................................................................................................................

..................................................................................................................

**Du bist nicht der Krebs.
Du bist all das Großartige, das du gerade aufgelistet hast.**

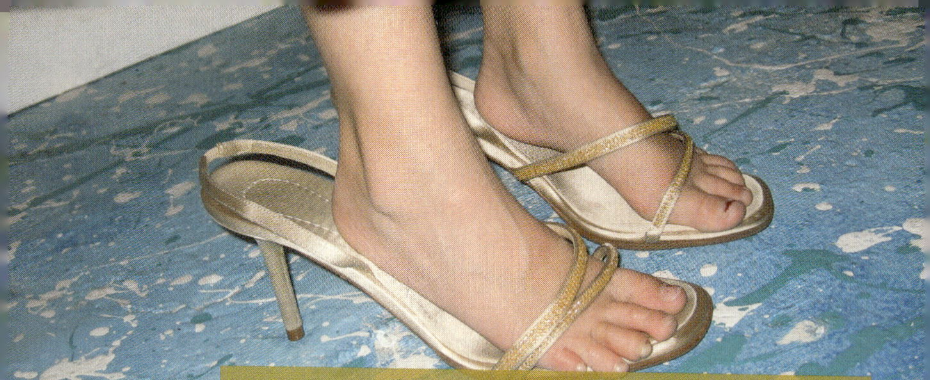

# Tu so, als ob

*„Ich rackere mich ab* und stecke immer noch im Schlamm fest." Was jetzt? Du hast anerkannt, was du liebst, du hast die heiße Quelle der Dankbarkeit angezapft, deine Affirmationen gesungen, die überalterten Skripts abgefackelt und möglicherweise sogar noch eine Prise Hexerei hinzugefügt, „nur für den Fall, dass". Doch aus irgendeinem üblen Grund glaubst du immer noch nicht an deine eigene Großartigkeit. Nun, ich habe noch einen weiteren Trick für dich: Tu so, als ob. Ja genau, spiel es vor, bis du es wirklich tun kannst. Einstellungs-Champions und Olympioniken nutzen diese Trainingsmethode seit Generationen. Fange den Strahl ein und lass ihn nach außen hin leuchten, wenn du dich zu dunkel fühlst, um darin zu baden. Über kurz oder lang wirst du deine Großartigkeit anerkennen und akzeptieren, ohne dich dafür rechtfertigen zu müssen.

Denk dran, wir manifestieren unsere Träume dann erfolgreich, wenn die Gefühle hinter unseren Zielvorgaben in Harmonie mit ihnen sind. Klingt einfach, aber wenn du ein KrePsschätzchen bist, kann es hart sein. Unser Einsatz ist höher, also sind unsere Ängste größer. Zum Beispiel weiß ich, dass es sehr wichtig ist, die Diagnose zu akzeptieren und Frieden mit ihr zu schließen, um glücklich mit dem Krebs leben zu können. Aber das hält mich nicht davon ab, mich als gesund anzusehen und weiter an meiner Genesung zu arbeiten. Ich lasse Raum für Wunder und unterstütze diese potentiellen Wunder, indem ich mein Bestmögliches tue, um mein Immunsystem anzukurbeln und meinen Körper zu heilen. Ich trage das ins Universum hinaus. Dennoch zirpt ab und zu eine nervtötende kleine Stimme: „Du wirst nie so weit kommen, du wirst immer krank sein und du wirst an Krebs sterben." Entschuldige mal bitte, du Luder, geht's noch?

Haben beängstigende negative Gedanken die Macht, all die harte Arbeit, die ich getan habe, zunichtezumachen oder zu sabotieren? Auf gar keinen Fall! Wenn ich es mir erlauben würde, meinen Zweifeln zu glauben, würde mich Panik befallen. Jedes „was wäre, wenn" würde paranoide Bemühungen heraufbeschwören, meine Gefühle zu beschneiden, in der Hoffnung, dadurch Signalstörungen auszulösen. „Schnell, Kris, bring deine fatalistischen Gedankenwellen durcheinander, bevor das Universum die Chance hat, zuzuhören und entsprechend zu handeln." Soviel zum Thema Erschöpfung.

In diesen Momenten ist es eine gute Idee, sich musikalisch dem klassischen Rock zuzuwenden. Erinnerst du dich an „Soulshine" von den Allmann Brothers – den Blues-angehauchten Song? Das ist ein tolles Liedchen zum Summen oder Luftgitarre spielen, während du durch deinen Tag schwofst.

**DIESE TYPEN HATTEN IHRE FINGER AM PULS EINER UNIVERSELLEN WAHRHEIT. STRAHLE SIE AUS, SELBST WENN DU SIE NICHT FÜHLST; TU SO, ALS OB. LASS DEINE SEELE LEUCHTEN – BIS ZUM TAGESANBRUCH.**

So zu tun, als ob, lehrt uns, an uns selbst zu glauben und uns nie mit weniger zufriedenzugeben. Wenn seltsame Gedanken hochkommen, korrigieren wir sie sofort und ersetzen sie durch positive Visualisierungen und Affirmationen. „Mein Körper ist gesund und stark. Mein Geist ist friedlich und ich bin zufrieden." Wir fangen unsere Worte ein und schreiben sie neu. Zuversicht und Selbstvertrauen entstehen aus einem tiefen Vertrauen zu uns selbst. Du weißt, dass du ein Rückgrat hast und dich nicht selbst im Stich lassen wirst, egal was passiert. Es erfordert Mut, Zuversicht zu entwickeln. Denn die einzige Möglichkeit, um das wirklich zu tun, besteht darin, dich da draußen hinzustellen und Risiken einzugehen.

Ich habe früher gedacht, es sei arrogant, mein Glück zu zeigen – so als würde ich prahlen, wenn ich die guten Dinge in meinem Leben teilte. Ich habe mich der Herde angeschlossen und mit den Besten von ihnen rumgemeckert. Es ist so einfach, das zu tun. Die Politik, die Umwelt, die Wirtschaft, Krieg, was auch immer – es gibt so vieles, über das man sich beklagen kann! Dann schlug der Krebs-Hurrikan zu, meine Dämme brachen und meine Welt ging unter.

In dem Moment wurde mir bewusst, dass das Geheimnis des Glücks die Entscheidung ist, glücklich zu sein. Der Krebs ist da, also was jetzt? Zusammenklappen, Kris, oder deine Adlerfedern finden?

Der Talmud sagt: „Handle während der Zeit der dunkelsten Nacht so, als sei der Morgen bereits gekommen." Bis es so ist, tu so, als ob. Buddha (der ultimative Weise) lehrte, dass der Zweck des Lebens Leiden und das Ende des Leidens sei. Was für mich bedeutet, dass du, wenn du wirklich am Boden bist, tiefer tauchen solltest, als du es je bereit warst zu tun, bis dahin, wo Blau zu Schwarz wird. Dort wirst du einen versunkenen Schatz finden (und eine Sauerstoffflasche).

Probiere deine neue Zuversicht so lange an, bis sie passt. Was ist das Schlimmste, das passieren könnte? Nichts! Das Schlimmste (und Beste), was passieren kann, ist bereits passiert! Du hast nichts zu verlieren.

Wenn du noch mehr über das Thema persönliche Transformation wissen willst, dann lies sofort etwas von Marianne Williamson.

**Ob du nun glaubst, du kannst es, oder ob du glaubst, du kannst nicht – du hast Recht.**

**HENRY FORD**

# Zeit, so zu tun, als ob!

Wie sieht die Person aus, die du werden möchtest? Wie verhält sie sich? Wie zieht sie sich an? Wie spricht sie? Welche Aspekte von dir müssten sich ändern, damit du mehr wirst wie sie? Sei bei den Details nicht knauserig.

**VIEL SPASS BEIM ABTAUCHEN IN DEINE PHANTASIE.**

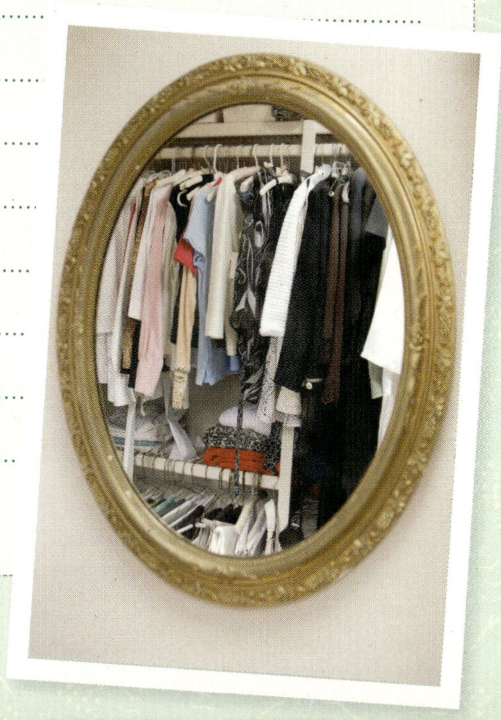

TEIL DREI:

# der körper

## liebe den Tempel, in dem deine Seele wohnt

> **Den Körper bei guter Gesundheit zu erhalten ist eine Pflicht ... Sonst werden wir nicht in der Lage sein, unseren Geist stark und klar zu halten.**
>
> **BUDDHA**

*Eine meiner Lehrerinnen* hat mal gefragt: „Gesunde Ernährung, Sport oder Meditation – was glaubst du, hilft dir am meisten, dich zu heilen?“ Ich dachte an Ernährung – gesundes Futter ist immer meine Sonne und mein Mond gewesen.

Dann gab sie uns die Antwort: „Das, was du gerade nicht machst.“ Gehirnexplosion!

Ich bin Laiin, eine gebildete Bürgerin – ohne besondere Abschlüsse einer amerikanischen Elite-Uni. Ich bin kein Profi auf irgendeinem Gebiet, das mit dem Körper zu tun hat – weder in Ernährung, Sport, Schönheit, Massage, noch in irgendeiner der Myriaden von Arten, auf die wir Krebskriegerinnen unsere Heilung beschleunigen können. Was ich jedoch wirklich habe, ist Erfahrung – viele Jahre, in denen ich diesen unvollkommenen/vollkommen werdenden Körper gebraucht, missbraucht und gefeiert habe. In diesem Teil des Buches werde ich dir erzählen, was ich auf meinem sehr, sehr langen Abenteuer gelernt habe, angefangen bei weiteren Möglichkeiten, um mit Hilfe deiner Gedanken deinen Gesundheitszustand zu ändern, bis hin zu wunderbaren Tipps, was du auf deinen Körper auftragen oder in deinen Körper aufnehmen kannst. Wenn du Interesse daran hast, dann stelle deine eigenen Recherchen an, experimentiere und finde den Weg, der für dich am besten funktioniert. Und höre nie auf zu forschen!

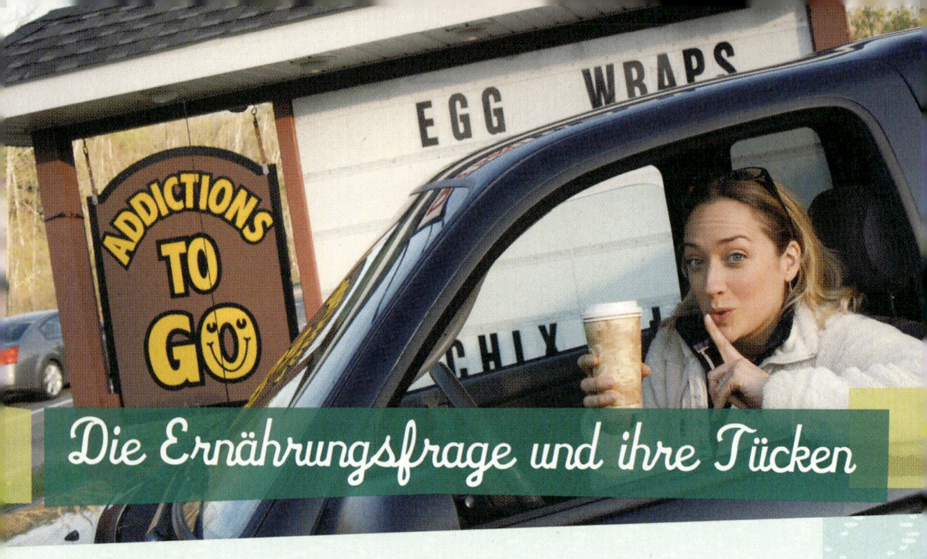


# Die Ernährungsfrage und ihre Tücken

***Was soll ich essen?*** Ob gesund oder krank, diese Frage treibt jeden von uns um. Es ist einfach sehr verwirrend, und Modediäten und Bestsellerlisten konfrontieren uns mit äußerst gegensätzlichen Alternativen. Warum gibt es nicht die eine Ernährungsform, die alles abdeckt? Statt direkt auf das Bild zu schauen, sieh dir das Negativ an. Das Einzige, was seriöse Diäten gemeinsam haben, ist, dass sie dir nicht vorschreiben, was du essen sollst – vielmehr sagen sie dir, was du nicht essen sollst.

Der Körper ist auf phänomenale Weise mysteriös und trotzdem ist die Antwort auf die Frage nach der Ernährung eigentlich ganz klar: Nimm Nahrung zu dir. „Aber natürlich nehme ich Nahrung zu mir", antwortest du. Aber tust du das wirklich? Nahrung wird nicht im Labor hergestellt. Nahrung stammt aus der Natur, aus dem Garten. Nahrung lässt sich leicht aussprechen und braucht nicht mit Warnhinweisen versehen zu werden. Wenn wir die Verbindung herstellen zwischen dem, was wir essen und wie wir uns fühlen, kann das eine transformierende Wirkung haben. Das habe ich zwar schon gesagt, aber ich werde es noch einmal sagen: Niemand weiß mehr über dich als du selbst. Höre wirklich auf das, was dir dein Körper zu sagen hat. Er spricht zu dir, aber du musst fermer la bouche (so heißt „die Klappe halten" auf Französisch – da klingt es höflicher), damit du ihn hören kannst!

Viele Menschen fragen mich, was ich esse. Hier kommt's: Ich bin Veganerin und ernähre mich zum größten Teil mit rohen Nahrungsmitteln. Ich muss allerdings sagen, dass eine sehr lange Übergangszeit notwendig war, bis sich elementare Nahrungsmittel für mich wirklich befriedigend anfühlten. Am Anfang habe ich häufig mit Entgiftungssymptomen und Zuckergelüsten zu kämpfen gehabt. Im Laufe der Zeit habe ich dann gelernt, ein praktikables Tempo bei der Veränderung meiner Ernährungsgewohnheiten und der Aufwertung meines Lebensstils einzulegen. Jetzt genieße ich meine gesunde Ernährung voll und ganz. Mein Durchschnittstag ist ziemlich einfach. Ich beginne jeden Tag mit ein bis zwei Tassen warmem Wasser mit Zitrone (das wirkt in hohem Maße alkalisierend und spült außerdem die Leber durch), gefolgt von 450 bis 900 Gramm frisch entsaftetem Gemüse. Das reicht mir normalerweise bis zum Mittag. Danach sind 70 bis 80 Prozent jeder Mahlzeit roh, während die übrigen 20 bis 30 Prozent gekocht und richtig kombiniert sind. (Für weitere Informationen über die richtige Kombination von Lebensmitteln lies das Ernährungskapitel in meinem Buch *Kämpfen, Leben, Lieben: Wie ich mich gegen den Krebs wehre*). Vielleicht brauchst du mehr zu essen oder musst eine bessere Kombination für deine Bedürfnisse und deinen Lebensstil finden.

Sieh dir deinen Teller an und teile ihn in Segmente ein wie eine Torte. Der weitaus größte Raum sollte von frischen, biologischen Salaten und Gemüsen eingenommen werden. Ergibt das Sinn? Beachte dieses Verhältnis, um deine Gesundheit zu verbessern, aber fang langsam an. Vielleicht ist 50/50 das, was du zunächst brauchst. Wenn du hingegen in einer gesundheitlichen Krise steckst, könnte 100 Prozent rohe Nahrung für dich am besten sein. Seit ich nach der Diagnose meine Ernährungsweise geändert habe, hat sich meine Gesamtgesundheit massiv verbessert. Das heißt nicht, dass ich „geheilt" bin, aber es bedeutet, dass ich mich wesentlich besser fühle. Es ist wichtig, deine Hausaufgaben zu machen und zu verstehen, wie man auf diese Weise isst. Du kannst ein so genannter „Pudding-Vegetarier" sein und dich immer noch müde und furchtbar fühlen. Meiner Erfahrung nach ist eine vegane oder vegetarische Ernährung dann lebendig und wirkungsvoll, wenn der weitaus größte Teil deiner Nahrung aus Salaten und Gemüse besteht!

Erinnerst du dich an den naturwissenschaftlichen Unterricht in der Schule? Nun, falls du es nicht tust, hier kommt ein kleiner Auffrischungskurs. Der Körper versucht dauernd, den pH-Wert im Gleichgewicht zu halten. Der neutrale pH-Wert ist 7. Je höher der pH-Wert (mehr als 7), umso basischer ist die Umgebung, in der dieser Wert gemessen wurde; ein pH-Wert unter 7 ist dagegen sauer. Für eine gute Gesundheit muss unser Körper leicht alkalisch sein (mit einem pH-Wert zwischen 7,35 und 7,45). Indem wir eine eher basische Ernährung einhalten (grünes Blattgemüse, Weizengras, andere Gemüsesorten, Sprossen, grüne Säfte, also solche, die aus grünem Gemüse gepresst wurden) anstelle einer sauren (mit einem hohen Anteil an tierischen Pro-

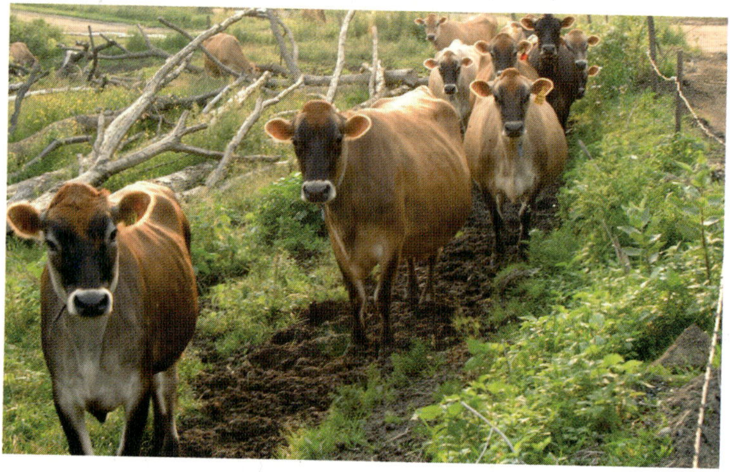

dukten, verarbeiteten Lebensmitteln, Zucker und Stärke), versorgen wir unseren Körper reichlich mit Sauerstoff, Enzymen, Vitaminen, Mineralien und Chlorophyll. Chlorophyll oder Blattgrün ist ein stark blutbildender Farbstoff, der die roten Blutzellen vermehren, die Durchblutung verbessern, Entzündungen lindern, den Körper mit Sauerstoff versorgen und schädlichen freien Radikalen entgegenwirken soll. Indem wir Nahrung mit einem hohen Chlorophyll-Anteil verzehren, nehmen wir „flüssigen Sauerstoff" und „flüssiges Sonnenlicht" zu uns. Mama Erde hilft uns, aufzublühen und unseren Körper zu heilen.

Gesunde Nahrungsmittel bringen gesunde Zellen und gesunde Gedanken hervor. Im umgekehrten Fall geht Müll hinein und Müll kommt heraus. Wenn es in einem Labor erfunden wurde, ist ein Labor vonnöten, um es zu verdauen. Wenn es eine Haltbarkeitsdauer hat, die deine übersteigt, dann wach auf und verzehre es nicht. In welche Richtung bewegst du dich? Auf der pH-Wertskala ist Limonade = 2, Kaffee = 4 und Gurke = 7. Verstehst du, was ich sagen will? Burger, Pommes, Diät-Cola, Muffins, Schokoriegel, Fusel? Ein Säurebad! Grüne Getränke, Salate, Sprossen, Weizengras? Eine basische Superdisco! Dein Ziel ist es, Energievorräte zu bilden, statt diese ständig selbst zu leeren.

Einer der wichtigsten Kausalzusammenhänge, der sich aus der „Amerikanischen Standarddiät" (SAD) ableiten lässt, ist der Tribut, den sie dem Körper, insbesondere dem Verdauungssystem, der Leber und den Nieren abverlangt. Wenn wir unserem Körper Nahrungsmittel zuführen, denen es an Nährstoffen fehlt, dann erschöpfen wir unsere Enzymreserven und entziehen unseren Knochen, Zähnen und Organen Mineralien wie Kalium, Kalzium und Magnesium, da diese gebraucht werden, um die Säuren zu neutralisieren. Wir produzieren freie Radikale, die unsere Zellen schädigen und dem gesunden Gewebe Elektronen rauben. Als Folge davon wird unser System geschwächt und grundlegende Funktionen beginnen zusammenzubrechen. Kurz und gut, ich habe soeben den Alterungsprozess beschrieben. Er ist auch ein fruchtbarer Nährboden für degenerative Krankheiten. Wie können wir auf die Stopp-Taste drücken, zurückspulen und von vorne beginnen? Ziehe eine Mülltonne vor deinen Kühlschrank und deine Schränke und gönne dir eine gründliche Veränderung deines Lebensstils.

Viele Menschen haben sich ihren Weg zur Freiheit von Krebs ‚erkaut' und ‚erschlürft', indem sie auf eine vegane oder vegetarische Ernährungsweise umgestellt haben, die zu 70 bis 100 Prozent aus rohen Nahrungsmitteln mit Schwerpunkt Gemüse, einigen Früchten, Samen, Nüssen, Meeresalgen und täglichen Säften aus eigener Herstellung bestand. Ob es für dich (oder mich) auch so klappen wird, kann ich nicht versprechen. Aber eines weiß ich ganz sicher: Andere physische Leiden werden verschwinden. Du wirst dich sehr energiegeladen fühlen und dein Immunsystem stärken. Beschwerden und Schmerzen, hoher Blutdruck, ein erhöhter Cholesterinspiegel, Nebenhöhlen- und Allergieprobleme, Verstopfung, Müdigkeit und sogar Arthritis und andere degenerative Krankheiten können alle zum Guten gewendet werden. Dein Hautbild wird sich verbessern und dein Atem süß sein. Du kannst sogar den Alterungsprozess verlangsamen. Hey, jetzt hab ich deine Aufmerksamkeit!

Rohkost bereitet den Weg für die Regeneration, doch Heilung erfordert Zeit, und zu Anfang finden wir sie vielleicht schwierig. Wenn deine Peristaltik (die Kontraktion der glatten Muskulatur, die alles, was du gegessen hast, durch den Verdauungstrakt treibt) schwach ist, dann gerät unser empfindliches System durcheinander und Stagnation bestimmt alle weiteren Prozesse. Abfallstoffe verschmutzen unseren Körper und vernebeln unser Denken. Eine bessere Ernährung, die voller Ballaststoffe steckt, bringt unseren faulen, tief versteckten Darm dagegen richtig auf Touren. Es ist, als würde man einen Junk-

Food-Faulpelz ins Fitnessstudio schleifen und von ihm erwarten, beim Bankdrücken gleich am ersten Tag sein eigenes Gewicht zu stemmen. Je kränker ein Mensch ist, umso stärker ist häufig sein Verdauungssystem belastet.

Da kommt dann deine eigene Saftherstellung ins Spiel! Indem wir durch das Ausdrücken des Fruchtfleisches die Ballaststoffe entfernen, machen wir die Nahrung automatisch leichter verdaulich. Die Nährstoffe gehen direkt ins Blut. Innerhalb von Minuten bekommt unser Körper automatisch den bestmöglichen Brennstoff, um unsere Zellen zu nähren und einen Beitrag zur Wiederherstellung unseres Immunsystems zu leisten. Das bedeutet nicht, dass wir nicht auch gekeimte und gekochte Körner, Salate und andere Darmputzer verzehren würden – wir tun es. Wenn du diesen Ernährungsrichtlinien folgst, wirst du eine Menge Ballaststoffe bekommen. Auf der anderen Seite gibt das Entsaften deinem Körper die dringend benötigte Ruhepause und kurbelt deinen pH-Wert an. Es ist ein entscheidender Bestandteil unserer Heilungsstrategie.

Wenn unser Körper weniger Energie für die Verdauung aufwenden muss, wird er mehr für die Reparatur verwenden. Smoothies sind ebenfalls super, wenn du sie selbst hergestellt hast, aber denk dran, dass sie Ballaststoffe haben. Liebe sie, bereite sie zu, schlürfe sie zur Abwechslung, aber sorge dafür, dass du hauptsächlich Säfte trinkst.

Dr. Ginger und ich haben uns am Telefon Stunde um Stunde über Ernährung ausgetauscht. Außerdem haben wir noch über Rennfahrer gesprochen und darüber, wie man die Welt verändert. Es ist wirklich wichtig, Freunde zu haben und zu finden, die sich für dieselben revolutionären Ideen interessieren wie du. Ginger und ich, wir bilden uns ständig weiter, damit wir das, was wir gelernt haben, mit unseren Freunden und unserer Familie teilen können. Nach einem unserer Pow-Wows habe ich sie gebeten, einen Artikel für dieses Buch zu schreiben. Die Leitlinien, die ich ihr gab, waren einfach: „Der Titel lautet ‚Bekämpfe den Krebs mit deiner Gabel'. Und jetzt leg los." Wenn Nahrung deine Leidenschaft ist und du glaubst, dass Wissen Macht ist, dann lies den nächsten Abschnitt mit einem offenen und neugierigen Geist. Danke, Ginger, meine wunderbare Lehrerin.

## Bekämpfe den Krebs mit der Gabel

Anders, als dein Arzt vielleicht meint, gibt es jede Menge Dinge, die du tun kannst, um dein gesundheitliches Schicksal selbst in die Hand zu nehmen. Gleich nachdem du die mentale Verstopfung losgeworden bist, indem du deinen Geist in die richtige Haltung für eine Heilung gelenkt hast, ist die Gabel deine nächstbeste Waffe, um dich gegen den Krebs zur Wehr zu setzen.

Hier ist meine Liste von Top-Strategien, um dein Immunsystem dazu zu bringen, „Happy Days Are Here Again" zu summen. Für viele von euch könnten die Veränderungen im Essverhalten riesig sein! Wenn du also nicht bereit bist, vollständig auf die Esswaren der „Amerikanischen Standarddiät" zu verzichten, suche dir einfach ein paar Lebensmittel aus der Liste aus, um den Stein ins Rollen zu bringen. Und denk dran: Dein Körper produziert am laufenden Band neue Zellen. Wenn die Bausteine für diese neuen Zellen Abfall sind, wirst du zwangsläufig nur Abfallzellen produzieren.

**Hier sind einige der faulen Äpfel, die in deiner gesunden, krebsfreien Küche nichts zu suchen haben:**

### No-go Nr. 1:

**Koffein.** Koffein ist in Wirklichkeit eine legale Droge und kann, wie andere Drogen auch, äußerst suchterzeugend ein. Wenn du je deine morgendliche Tasse Kaffee durch kalten Entzug aufgegeben und irre Entzugskopfschmerzen bekommen hast, dann weißt du, was ich meine. *Du* solltest deinen Körper unter Kontrolle haben, nicht irgendein Genussmittel. Eliminiere Kaffee, Limonade, Diätlimonade, Energy Drinks, koffeinhaltiges Wasser und koffeinhaltige Tees, einschließlich schwarzer, grüner und Oolong-Tees. Verzichte ebenfalls auf „entkoffeinierte" Tees; sie können dich immer noch aufputschen. In den meisten von ihnen ist immer noch ein bisschen Koffein enthalten, außerdem Rückstände der Lösungsmittel aus dem chemischen Entkoffeinierungsprozess. Nimm nur Tees zu dir, die biologisch angebaut und von Natur aus ohne Koffein sind. Lass dich lieber von grünen Säften auf Touren bringen und vergiss nicht, dass Schokolade ebenfalls Koffein (und Milcherzeugnisse) enthält.

## No-go Nr. 2:

**Verarbeitete, verpackte, raffinierte, konservierte, in der Mikrowelle erhitzbare, nicht biologische und gefrorene Lebensmittel.** Verbanne nicht gekeimte Brote, Kuchen, Schokoriegel, Getreideflocken, frittierte und verarbeitete Chips, konventionelle Gewürze, Plätzchen, Cracker, Gelees, Marmeladen, Popcorn aus der Mikrowelle, geröstete Nüsse in Dosen (rohe Nüsse sind erlaubt), Bretzel aus Weißmehl, verarbeitetes Müsli oder Studentenfutter, Protein-Riegel (sofern sie nicht roh sind), fertige Salat-Dressings, konventionelle Saucen und Dips, verpackte Suppen und Dosensuppen, Toaster-Gebäck und Fertiggerichte. Das schließt alle „Diät"-Produkte ein: Diät-Shakes, Diät-Limonaden, Fertiggerichte aus der Tiefkühltruhe sowie alles, auf dem das Etikett „zuckerfrei", „fettfrei" oder „light" zu finden ist, von deinem Speiseplan. Hast du schon mal versucht, die Zutaten in diesen Produkten zu lesen oder gar auszusprechen? Meide außerdem verarbeitete Molke, Kasein- oder Sojaproteinpulver sowie alles, was mit weißem Zucker, Weißmehl, weißem Reis und Tafelsalz gemacht ist. Ja, das ist eine lange Liste (und ich bin sicher, ich habe noch ein paar Dinge ausgelassen). Es könnten sogar alle Nahrungsmittel sein, die du im Moment verzehrst, aber all diese Produkte sind in hohem Maße verarbeitet, äußerst nährstoffarm, säurebildend und toxisch, und sie bewirken nichts anderes, als dass sie im Laufe der Zeit deine Gesundheit ruinieren. Wie der Fitness-Guru Jack LaLanne sagte: „Wenn der Mensch es gemacht hat, dann iss es nicht." Lebe nach diesem Motto.

## No-go Nr. 3:

**Tierische Produkte.** Als ob Nr. 2 nicht schon schockierend genug wäre … der Verzicht auf säurebildende tierische Eiweiße ist ein weiterer Goldklumpen in deiner Schatztruhe, um Krankheiten vorzubeugen oder eine Heilung zu erreichen, auch bei Krebs. Ich empfehle dir, zu diesem Thema das Buch *China Study: Die wissenschaftliche Begründung für eine vegane Ernährungsweise* von T. Colin Campbell zu lesen, damit du die zahlreichen Gründe verstehst und dir einhämmerst, warum es so wichtig ist, kein tierisches Eiweiß zu sich zu nehmen. Hier ist einer für dich: Studien haben gezeigt, dass tierisches Eiweiß das Krebswachstum beschleunigt. Das ist einer der Gründe, warum viele Heilungszentren auf der ganzen Welt sofort alle tierischen Produkte vom Speiseplan ihrer Patienten streichen. Also verzichte auf Fleisch jeglicher Art, auch auf Geflügel, Wild, sämtliche Fischsorten (einschließlich Schalentiere und Sushi), sowie Wurstaufschnitte, Hot Dogs und verpackte Fleischsorten. Lasse außerdem Milchprodukte (Butter, Margarine, Käse, Frischkäse, Joghurt, Milch, Eiskrem) weg. Verzichte auch auf Eier. Schlussfolgerung: Iss nichts mit einem Gesicht, einer Leber oder einer Mutter.

## No-go Nr. 4:

**Künstliche Süßungsmittel.** Das sind hochwirksame Nervengifte, die nie für den menschlichen Verzehr hätten zugelassen werden dürfen. Sie haben das Potential, dein Nervensystem (dein Gehirn und deine Nerven) zu belasten und zu schädigen – was zu einer ganzen Reihe von Symptomen, angefangen bei Migräne bis hin zu unerklärlichen Krampfanfällen, Schwindel, Depressionen und Sehproblemen führen kann. Sie werden sogar mit Krebs, Fettsucht und Diabetes in Verbindung gebracht. Ich wette, dir war gar nicht bewusst, wie viele dieser künstlich hergestellten, leckeren Toxine du jeden Tag schluckst. Sie verbergen sich in Tausenden deiner Lieblingsnahrungsmittel, einschließlich Diätmahlzeiten, aromatisiertem Wasser, beliebten Mixgetränken, vielen kommerziellen Salatsaucen und sogar in rezeptfreien Arzneien wie Alka-Seltzer, in Zahnpasta, Kaugummi, Vitaminen und Atemfrische-Produkten! Auch die Verwendung chemischer Süßmittel ist nicht ratsam. Schenke ihnen keine Beachtung. Und lass dich nicht von ihrer geschönten Werbung täuschen. Die Werbung mag sagen: „Schmeckt wie Zucker, weil es aus Zucker gemacht ist“, aber das betreffende Produkt ist in hohem Maße verarbeitet und mit Chlor versetzt worden. Und merke dir: Zucker ist nicht einmal als Zutat auf dem Etikett zu finden! Hä? Deine Lösung, wenn du es süß magst: Roher Bioagavendicksaft oder noch besser Stevia. Beide findest du in deinem Bioladen am Ort.

## No-go Nr. 5:

**Soja.** Okay, schließe deinen weit aufgerissenen Mund. Ich weiß, dass du geglaubt hast, Soja sei ein gesundes Nahrungsmittel – diese Mär wird in den Massenmedien überall verbreitet. Mach dir aber klar, dass die Lebensmittelgiganten das große Geld damit verdienen, dass sie ihre in hohem Maße verarbeiteten (und häufig gentechnisch veränderten) Sojaprodukte in Form von Sojamilch, -käse, -eiskrem, -chips und Proteinriegeln als so genannte „gesunde Kost" beworben. Heutzutage gibt es so viele dieser Nahrungsmittel auf dem Markt, dass du den ganzen Tag lang nichts anderes als stark verarbeitete Sojaprodukte verzehren könntest. Es geht um Folgendes: Die in asiatischen Ländern durchgeführten Studien, in denen die positiven gesundheitlichen Effekte von Soja aufgezeigt wurden, beinhalteten fermentierte Sojaprodukte wie Tempeh, Miso und Natto (Nahrungsmittel, von denen die meisten Menschen in diesem Land noch nie gehört, geschweige denn, sie verzehrt haben) in winzigen Portionen.

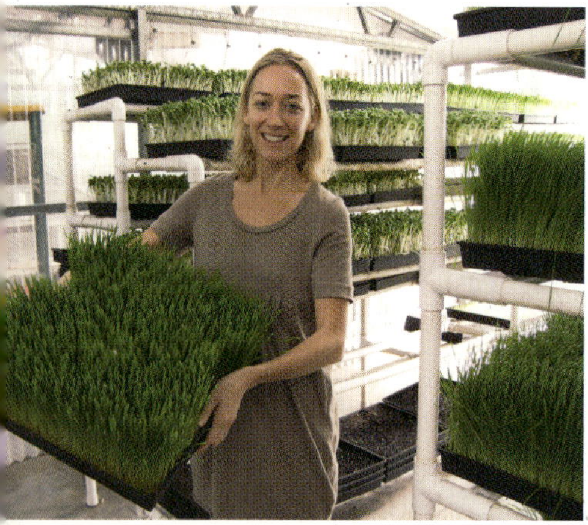

Kapiert? Es geht um fermentiertes Soja in winzigen Portionen. Das ist weit entfernt von der falschen Reformkost, die mit Konservierungsstoffen und anderen Chemikalien versetzt ist, bis zum Gehtnichtmehr als Heilmittel beworben und von ahnungslosen Konsumenten verzehrt wird. Lass dich nicht übers Ohr hauen!

**So, und nun ist Essenszeit! Verschlinge all diese guten Lebensmittel *tagtäglich:***

## Tipp Nr. 1:

**Trinke *täglich* grünen Saft.** Nichts wird die Krebsteufelchen effektiver in den Tod schicken, als wenn du dein Immunsystem stärkst, indem du deinen Körper mit von dir selbst frisch zubereiteten, ökologisch erzeugten, rohen grünen Säften und grünen Smoothies durchtränkst. Verwende grünes Bio-Gemüse wie Gurke und Sellerie als Grundlage, füge einige dunkelgrüne Blattgemüse und Kreuzblütler hinzu, wirf ein paar Erbsen- und Sonnenblumensprossen hinein und arbeite sogar ein paar Gramm Weizengras in deine tägliche Routine ein. Du wirst nicht nur über die hochkonzentrierte Energie erstaunt sein, die du bekommst, sondern dein Körper wird dir für die Supernahrung, das Ausgleichen des Blutzuckers, das Pflanzenprotein und die Mengen an Toxinen, die aus seinen Schlupfwinkeln ausgeschwemmt werden, danken. Nimm mindestens einen Liter grünen Saft pro Tag zu dir. Oh, und im Laden gekaufte Säfte zählen nicht; sie sind nicht roh, sofern sie nicht frisch vor deinen Augen zubereitet worden sind.

*Anmerkung:* Konsultiere deinen Arzt, wenn du Blutverdünner wie Coumadin (mit dem Wirkstoff Warfarin) einnimmst, bevor du grüne Säfte konsumierst. Ironischerweise wirst du angewiesen werden, kein gesundes grünes Gemüse oder lebensspendende grüne Gemüsesäfte zu dir zu nehmen. Wenn gesundes Grünzeug wie Brokkoli, Grünkohl, Spinat und Blattkohl auf deinem Speiseplan steht, gleicht die Aufnahme einer Reihe von Nährstoffen mit den Vitaminen E und K auf natürliche Weise das Blutgerinnungssystem aus, so dass du weder verblutest noch einen tödlichen Klumpen entwickelst. Doch wenn man dir Blutverdünner verschrieben hat, wirst du normalerweise von deinem Arzt strikt angewiesen, jegliches grüne Gemüse und grüne Säfte zu vermeiden: Das Vitamin K in grünem Gemüse setzt die Wirksamkeit des Medikaments herab, so dass du eine höhere Dosis benötigen wirst. Blutverdünner sind eine sehr gefährliche Sorte von Medikamenten und müssen sehr eng mit häufigen, oft wöchentlichen Bluttests überwacht werden. Du darfst nicht aufhören, Blutverdünner zu nehmen oder die Dosis selbst verändern, ohne mit deinem Arzt zusammenzuarbeiten, oder du wirst riskieren zu verbluten. Einige Ärzte werden eng mit dir hinsichtlich deiner Medikamentendosierung zusammenarbeiten, wenn du grünes Gemüse verzehrst, solange die Menge an Vitamin K aus dem Gemüse jeden Tag konstant ist; andere werden dir grünes Gemüse vollkommen verbieten, wieder andere werden vollkommen auf Blutverdünner verzichten

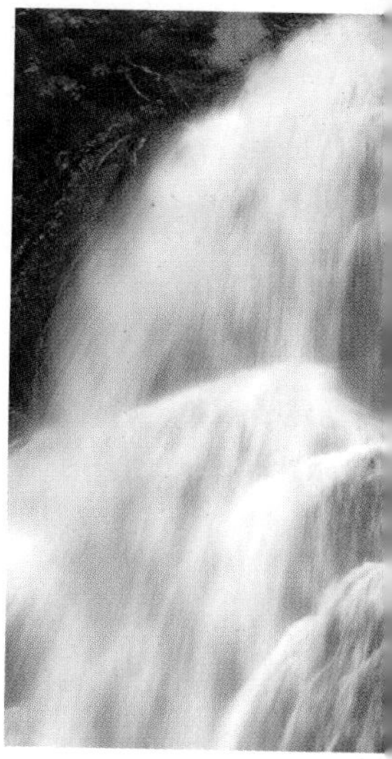

und die Blutgerinnungsfähigkeit durch Lebensmittel und Nahrungsergänzungsmittel ausgleichen, welche die Vitamine K und E enthalten. Finde einen Arzt, der deine Entscheidung mitträgt.

## Tipp Nr. 2:

**Iss echte Nahrung.** Ernähre dich ausschließlich von einer Vielfalt natürlicher Lebensmittel: von frischem, rohem Gemüse, ganzen Bio-Früchten, -Salaten und -Gemüsesorten, sowie Nüssen und eingeweichten Samen. Lass dich von dieser kurzen Liste nicht täuschen. Es gibt Hunderte von Möglichkeiten innerhalb dieser Nahrungsmittelkategorien und buchstäblich Tausende von leckeren Rezepten, die du mit der Nahrung der Natur zaubern kannst. Konzentriere dich insbesondere auf Gemüsesäfte, dunkelgrüne Blattgemüse, Kreuzblütler (wie Brokkoli), Meeresalgen (Rotalge, Seetang, Nori, Arame ...), und jede Menge Sprossen – die günstig sind und die du sehr leicht selbst ziehen kannst. Sprossen sind äußerst nahrhafte, basische Pflanzenproteine, die deine Heilung mit Vollgas vorantreiben und deinem Nährstoffmangel den Garaus machen werden.

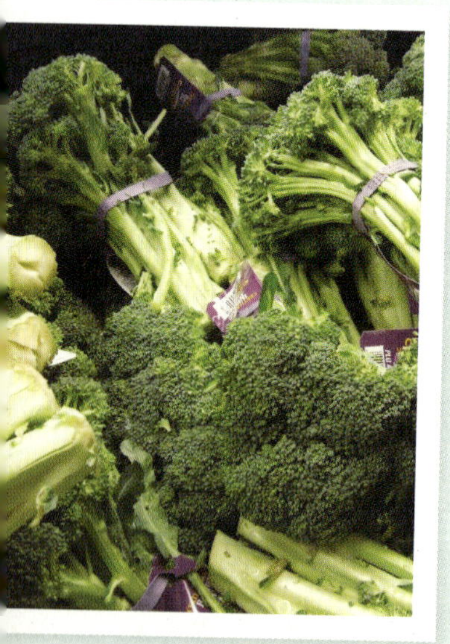

*Anmerkung*: Schränke süße Früchte ein, solange du in dem Prozess steckst, dich von Krebs, Diabetes, bakteriellen Infektionen und Hefeinfektionen zu heilen. Moderne Früchte wurden durch Züchtung sehr stark verändert: Man schätzt, dass sie bis zu dreißig Mal süßer sind als wilde, natürliche Früchte. Der menschliche Körper ist nicht dafür gemacht, mit so großen Zuckermengen umzugehen, insbesondere dann nicht, wenn du mit einer gesundheitlichen Herausforderung ringst.

## Tipp Nr. 3:

**Füge mehr rohe Nahrung hinzu.** Wenn du dein Essen kochst, kochst du buchstäblich das Leben und die „Magie" heraus – und gefährliche, toxische Karzinogene hinein. Verzehre also nahezu deine ganze, wenn nicht die ganze Nahrung in ihrer natürlichen rohen Form. Sie roh zu verzehren stellt sicher, dass du die „Hauptader" der Nahrung an Sauerstoff, Chlorophyll und basischen Nährstoffen (die alle beim Kochen zerstört werden) zu dir nimmst und keinen der ekligen Giftstoffe – wie Acrylamide, heterozyklische Amine oder freie Radikale – die durch Kochen oder Braten erzeugt werden. Besorge dir ein Rezeptbuch für rohe Nahrungsmittel, um zu lernen, wie du Pasta, Pizza und sogar leckere Desserts nur mit Pflanzenproteinen – Früchten, Salaten und Gemüsen, Nüssen und Samen – herstellen kannst. Dein Körper, dieser heilige Tempel, wird sich zum Lobe verneigen.

## Tipp Nr. 4:

**Trinke sauberes, gefiltertes Wasser.** Sauberes, gefiltertes Wasser ist sehr wichtig für eine gute Gesundheit, aber verdammt schwer zu bekommen, denn heutzutage fließt es so nicht mehr direkt aus dem Wasserhahn. Amerikanisches Leitungswasser wimmelt nur so von alltäglichen Giften wie Chlor (das die guten Bakterien in deinem Darm abtötet und krebsverursachende Wirkstoffe erzeugt, wenn es in Kontakt mit organischem Material kommt, das bereits im Wasser vorhanden ist) und Fluorid (das Fluorvergiftung oder Fleckenbildung auf dem Zahnschmelz verursacht und auch mit Schilddrüsenstörungen in Verbindung gebracht worden ist). Andere weniger bekannte ekelhafte, krebserregende Gifte wie industrielle Schadstoffe, Schwermetalle, Pestizide, Raketentreibstoff und Abfälle von Massentierhaltungsbetrieben, die in Bächen und Flüssen abgeladen werden, finden ebenfalls ihren Weg in unser Trinkwasser. Sogar rezeptpflichtige Medikamente, welche die Toilette hinuntergespült werden, und schädliche Kosmetikartikel, die in der Dusche weggespült werden, sind im Trinkwasser amerikanischer Stadtwerke entdeckt worden. Dem Qualitätsbericht der Umweltarbeitsgruppe (www.ewg.org) für die nationale Bewertung des amerikanischen Trinkwassers 2005 zufolge wurden 260 Schadstoffe im Leitungswasser der USA gefunden (und Leitungswasser war das einzige, was getestet wurde), von denen für mehr als die Hälfte keinerlei gesundheitsbasierte Sicherheitsstandards existieren. Du kannst das, was in deinem Wasser lauert, reduzieren, indem du nur gefiltertes Wasser trinkst. Du solltest auch darüber nachdenken, in gefiltertem Wasser zu baden, zu duschen und zu schwimmen, denn deine Haut ist dein größtes Aufnahmeorgan, so dass alles, was sie berührt, absorbiert wird. (Daneben ist sie auch das größte Ausscheidungsorgan.) Spüle deine Früchte und Gemüse mit gefiltertem Wasser ab und weiche deine Nüsse ebenfalls in gefiltertem Wasser ein. *(Die Trinkwasserqualität in Deutschland ist besser als die in den USA. Ein Problem bei uns sind aber Bleirohre in älteren Gebäuden, durch die das Wasser fließt und sich dabei mit dem Gift anreichert. Wenn es aus dem Hahn kommt, kann die Bleikonzentration sehr hoch sein. Anm. der Red.).*

## Tipp Nr. 5:

**Nimm täglich auf natürlichen Substanzen basierende Nahrungsergänzungsmittel ein.** Auch wenn Schätzungen zufolge etwa 70 Prozent der Erwachsenen in den USA Nahrungszusätze nehmen (mindestens 50 Prozent davon nehmen ein allgemeines Multivitaminpräparat), stimme ich Kris vollkommen zu, wenn sie sagt: „Nahrungsergänzungsmittel sind einfach nur das: Ergänzungen zu unserer Nahrung und nicht die Hauptmahlzeit.“

Du solltest die meisten deiner Nährstoffe aus ökologisch angebauter, roher, vollwertiger Nahrung beziehen, doch vergiss nicht, dass unser Wasser, unsere Luft und unsere gesamte Umwelt heute gifthaltiger sind als je zuvor und dass unsere landwirtschaftlichen Erzeugnisse aufgrund eines durch Chemikalien ausgelaugten Bodens ernährungsphysiologisch minderwertig sind. Das Verarbeiten, Lagern und Kochen von Nahrungsmitteln dezimiert ebenfalls die vitalen Nährstoffe, so dass es zusätzlich zum Verzehr von mehr roher Bio-Nahrung für die meisten Menschen angebracht ist, sich grundlegende Nahrungszusätze zuzuführen. Es mag dich überraschen zu erfahren, dass nicht alle Vitaminergänzungsmittel gleich sind. Es gibt im Wesentlichen zwei Arten: synthetisch-chemische und natürliche, vollwertige Nahrungsergänzungen.

Natürliche Nahrungsergänzungsmittel sind Lebensmittelkonzentrate, die gewonnen werden, indem man die Gaben der Natur in Form von ökologisch angebauten Nahrungsmitteln nimmt, sie zu einem trockenen Pulver verarbeitet und dann zu Pillen oder Kapseln komprimiert. Wie ungekochte und vollwertige Bio-Nahrungsmittel, insbesondere Früchte und Gemüse, zeichnen sich vollwertige Nahrungszusätze durch ein sehr komplexes Bündel „lebendiger" Nährstoffe, sekundärer Pflanzenstoffe, Bioflavonoide, Enzyme, Koenzyme und Tausender anderer Pflanzenchemikalien aus, die es von Wissenschaftlern noch zu entdecken gilt und die zusammenwirken müssen, um ihre „Magie" in deinem Körper zu entfalten.

Synthetische, chemische Nahrungszusätze hingegen sind isolierte chemische Gemische, die von einem Pharmazeuten im Labor hergestellt wurden.

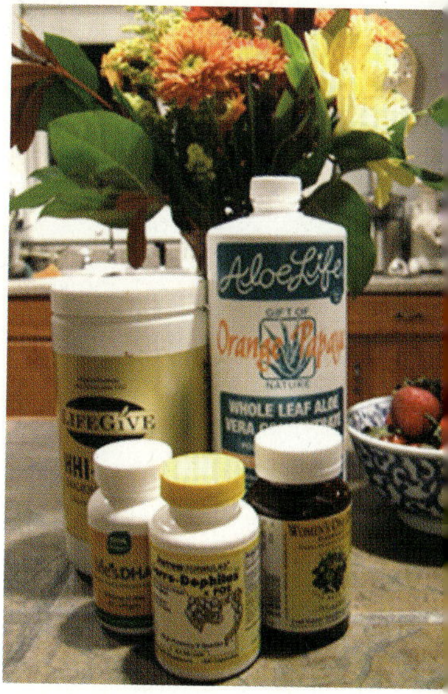


„Lasst uns ein wenig Vitamin A, B, C, D, E und K mit einigen Mineralien zusammenmischen et voilà, da haben wir ein sich bestens verkaufendes Ergänzungsmittel, das einmal pro Tag von Millionen Menschen eingenommen und in jedem Lebensmittelladen, jedem Großhandel und jeder Apotheke an der Ecke verkauft wird." Die Natur funktioniert jedoch nicht so. Studien in Zeitschriften wie *The American Journal of Clinical Nutrition, Annals of the New York Academy of Sciences* und Veröffentlichungen der Königlichen Gesellschaft für Chemie haben gezeigt, dass isolierte Nährstoffe vom Körper nicht richtig verwertet werden. Sowohl die Vollwertigkeit der Nährstoffe als auch die Bioverfügbarkeit fehlt in „toten" synthetischen, chemischen Ergänzungsmitteln. Du kannst nicht einfach einen isolierten synthetischen Nährstoff einwerfen und erwarten, dass er so funktioniert wie Mutter Natur. Wie Dr. T. Colin Campbell, emeritierter Professor der Cornell University, sagt: „Nährstoffe zu isolieren und zu versuchen, denselben Nutzen zu bekommen, wie man ihn aus vollwertigen Lebensmitteln zieht, offenbart Unkenntnis in Bezug darauf, wie Ernährung im Körper funktioniert.“ Zum Beispiel lässt sich die Vitamin-C-Mangelkrankheit Skorbut, die historisch unter Seeleuten weit verbreitet war, nicht dadurch heilen, dass man chemisch synthetisierte Ascorbinsäure – den isolierten Nährstoff, der in vielen gängigen synthetischen Vitamin-C-Pillen enthalten ist – zu sich nimmt. Um Skorbut zu verhindern oder zu heilen, braucht man zusätzliche sekundäre Pflanzenstoffe wie Quercetin, Rutin, Bioflavonoide und viele andere mehr – Stoffe, die in jeder einfachen Zitrone vorkommen.

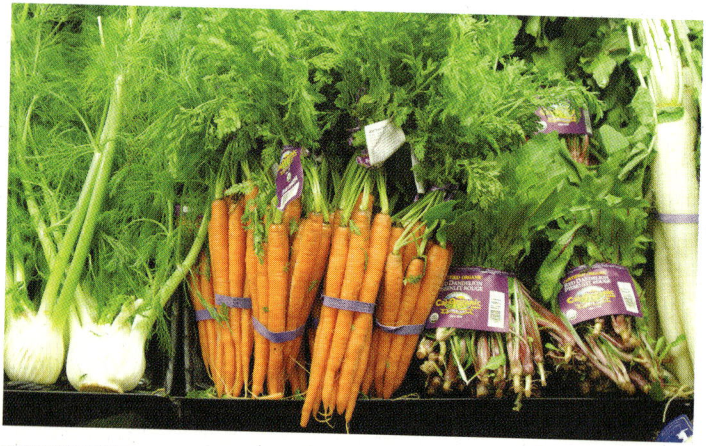

Synthetische, chemische Ergänzungsmittel sind für den Körper sogar ziemlich giftig. Einige Hersteller von Nahrungszusätzen in Form von Softgel-Kapseln verwenden gehärtete Öle (Transfette) – unter anderem teilweise gehärtetes Sojaöl – als Füllmittel. Das ergibt für mich keinen Sinn. Wie kann ein Unternehmen, das ein Ergänzungsmittel verkauft, das als gesundheitsfördernd beworben wird, eine allgemein als giftig bekannte Zutat verwenden? Sogar die amerikanische nationale Akademie der Wissenschaften sagt, dass der Verzehr von Transfetten, auch in noch so geringem Maße, nicht sicher ist. Vergewissere dich, dass auf dem Etikett deines täglich eingenommenen Multivitaminpräparats „vollwertiges, natürliches Nahrungsergänzungsmittel“ steht.

**Hier sind weitere elementare natürliche pflanzliche Nahrungszusätze, die du in deinem Arsenal haben solltest:**

- **Verdauungsenzyme**
- **Superfoods wie Chlorella und blaugrüne Algen**
- **Probiotika**
- **Vitamin B12**
- **Biologische grüne Pulver (großartig für Reisen!)**

Arbeite mit einem ganzheitlich orientierten Arzt wegen anderer Mittel zusammen, die du eventuell für deine spezifischen gesundheitlichen Herausforderungen einnehmen musst.

## Am schlimmsten, besser, am besten

Wenn du dich jetzt fühlst, als würdest du im Ernährungs-Bermudadreieck ertrinken, dann lass mich dir einen tollen großen Rettungsring zuwerfen, mit dem du auf der Welle reiten und oben bleiben kannst: Diese Veränderungen müssen nicht alle über Nacht passieren, obwohl du, wenn du mit schwerwiegenden gesundheitlichen Problemen zu kämpfen hast, die Geschwindigkeit vielleicht wirst hochfahren wollen – und zwar ziemlich schnell. Es erfordert eine größere Intensität und Anstrengung, eine Krankheit zu heilen oder zum Stillstand zu bringen, als sie zu verhindern. Am Ende ist es wesentlich, dass du eine neue Beziehung zu deiner Nahrung gewinnst und so sauber wie möglich isst, wenn du deinem Tempel all die Dinge und Brennstoffe geben möchtest, die er benötigt, um deine Situation zum Guten zu wenden und supergesund zu bleiben. Es gibt jedoch, wenn du so willst, einen Weg, um sich auf Zehenspitzen dorthin zu begeben. Ich nenne ihn „der schlimmste, bessere, beste Übergang“. Er beinhaltet, dass du von der schlimmsten Wahl in einer Nahrungsmittelkategorie zu der besseren Wahl übergehst und dann zur besten. Wenn du bereit bist, dich sofort vom Schlimmsten zum Besten hinzubewegen, gratuliere ich dir und klatsche dich ab. Doch wenn du noch nicht so weit bist, kann dies eine großartige Möglichkeit sein, um einen leichten Weg hineinzufinden. Wenn du dich gegenwärtig in den besseren Nahrungsmittelkategorien befindest, dann ist genau jetzt die Zeit gekommen, um dich in die besten hineinzukatapultieren. Aber was jeder machen sollte, ist, jeden Tag grüne Säfte zuzubereiten!

**Wenn du wirklich über die Nahrungsmittel nachdenkst, die du verzehrst,** dann wette ich, dass du dir leicht vorstellen kannst, welche die „schlimmsten, besseren, besten“ Entscheidungen für eine bestimmte Auswahl sind.

## HIER KOMMT DEINE AUFGABE:

Erstelle eine Liste von zehn Lebensmitteln, zu denen du übergehen möchtest, und führe ihre schlimmsten, besseren und besten Versionen auf. Halte dich nicht lange bei den schlimmsten oder besseren Kategorien auf. Plane den Zeitrahmen für deine sanfte Bewegung hin zu den besten Kategorien – und beobachte, wie deine Gesundheit explodiert!

| | NAME | AM SCHLIMMSTEN | BESSER | AM BESTEN |
|---|---|---|---|---|
| 1 | | | | |
| 2 | | | | |
| 3 | | | | |
| 4 | | | | |
| 5 | | | | |
| 6 | | | | |
| 7 | | | | |
| 8 | | | | |
| 9 | | | | |
| 10 | | | | |

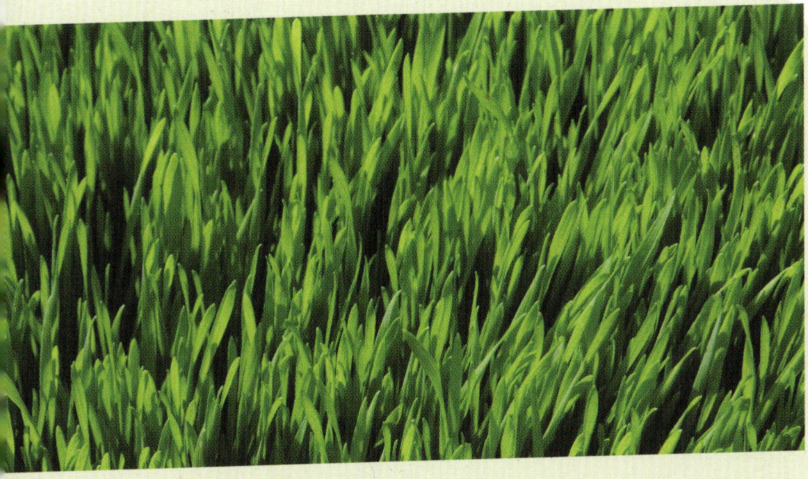

## NOTIZEN ZUM ÜBERGANG

**Hier noch einige Tipps, um deine Reise zu himmlischer Gesundheit ein wenig reibungsloser zu machen:**

## Tipp Nr. 1:

**Komm vom Koffein runter.** Kaffee, Erfrischungsgetränke und Energy Drinks gehören zweifelsohne zur schlimmsten Kategorie. Du kannst dich von ihnen entwöhnen, indem du grünen Tee trinkst, den ich als eine bessere Quelle für Koffein ansehe. Am besten ist es natürlich, auf deinem eigenen natürlichen High zu sein und kein Koffein zu konsumieren, besonders dann, wenn eine gesundheitliche Herausforderung dir direkt ins Gesicht starrt. Lass deinen grünen Saft am Morgen und während des Tages zu deinem neuen Kaffee werden. Eine meiner Klientinnen hat dazu Folgendes gesagt: „Ich mag die anregende Wirkung, die der [grüne] Drink auf mich hat, wirklich sehr. Du hattest Recht, er ist zehnmal besser als Koffein."

## Tipp Nr. 2:

**Verbessere deine Pasta.** Normale Nudeln aus Weißmehl mit einer traditionellen Fertigsauce sind die schlimmste Wahl in Bezug auf Pasta. Die bessere Wahl sind Bionudeln aus Quinoa (gluten- und pestizidfrei) und eine ökologische Nudelsauce aus dem Glas (ohne Käse) aus deinem örtlichen Bioladen. Doch die absolut gesündeste Option sind rohe Nudeln, die du mit Hilfe eines Spiralisierers oder einfach einer Käsereibe aus Zucchini machen kannst. Du kannst sie mit einer rohen Tomatensauce und rohen Nüssen servieren (das alles kannst du blitzschnell in einem Mixer zusammenmixen). Lecker! Dieses Gericht gibt dir auch nicht das Gefühl, nach dem Essen eine Woche lang schlafen zu müssen.

## Tipp Nr. 3:

**Chips sind out.** Kartoffelchips sind am schlimmsten. Gemüsechips aus dem Bioladen sind besser – auch wenn sie immer noch mit Maiskeimöl gemacht sind und Acrylamide und andere toxische Nebenprodukte des Erhitzens enthalten. Gemüsechips, die mit Cayenne-Pfeffer und Meeresalgen wie Rotalge und Seetang bestreut sind und in einem Dörrapparat hergestellt wurden, sind die absolut besten.

## Tipp Nr. 4:

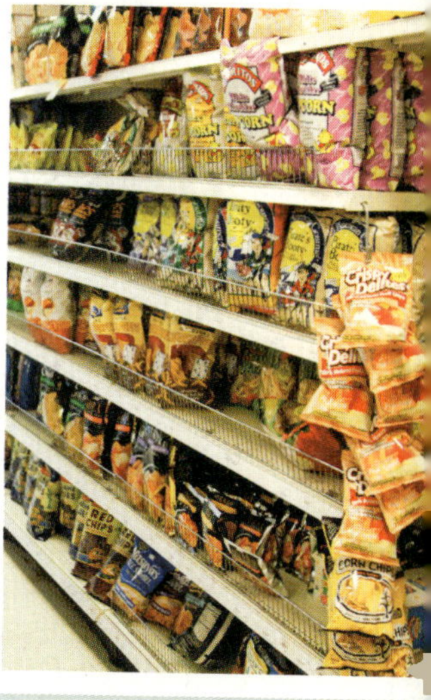

**Finde bessere Fleisch-, Huhn- und Fisch-Alternativen.** Wenn du darauf bestehst, weiter tierische Produkte zu verzehren, dann achte zumindest darauf, dass es Bioprodukte sind. Dann sind sie nämlich garantiert frei von Antibiotika und Hormonen. Denk trotzdem daran, dass es tierische Produkte sind, die keine heilenden Lebensmittel sind. Die beste Wahl, besonders für Menschen mit Krebs, ist natürlich eine auf Pflanzenproteinen basierende Ernährung.

## Tipp Nr. 5:

**Es *gibt* eine bessere Schokolade.** Normale Milchschokolade, wie sie in Schokoriegeln oder Schokoladensirup vorkommt, ist die schlimmste Kategorie. Roher Kakao ist besser (wenn er nicht mit Milch gemacht ist), und roher Carob (der weder Milchprodukte noch Koffein enthält) ist das Beste.

Ist Dr. Ginger nicht cool? Ich habe Glück, dass sie in meine Gruppe gekommen ist. Es ist wichtig zu verstehen, was Nahrung für dich und deinen Körper bewirken kann. Doch wie Dr. Ginger sagt, erwarte keine massiven Veränderungen über Nacht. Winzige Schritte! Denk dran, Übergang, nicht Perfektion. Es geht darum, dein Leben zu verbessern, und nicht darum, es zu ruinieren. Der Stress der Veränderung kann ebenso säurebildend sein wie ein großes mit ‚Nein' überzogenes Stück Milchschokolade. Das Ziel ist, gesunde Zellen zu haben, und wir müssen unser Bestes tun, um einen Fuß vor den anderen zu setzen. Nur so können wir unsere alten Muster durchbrechen und das Endziel erreichen: Gesundheit. Du bist auf den Zug aufgesprungen. An manchen Tagen bist du der Schaffner, an anderen hältst du dich am Werkstattwagen fest. Aber weißt du was? Wir fahren alle mit dem 5:08 Uhr-Zug, und, bei Gott, wir bewegen uns vorwärts. Das Leben ist süß. Genieße den Prozess des Aufwachens.

**FREUE DICH UND WISSE, DASS DU EINE DISCO MIT LICHTEFFEKTEN OHNE DECKEN UND BEGRENZUNGEN BIST. UND JETZT GEH UND MACH DIR EINEN SALAT.**

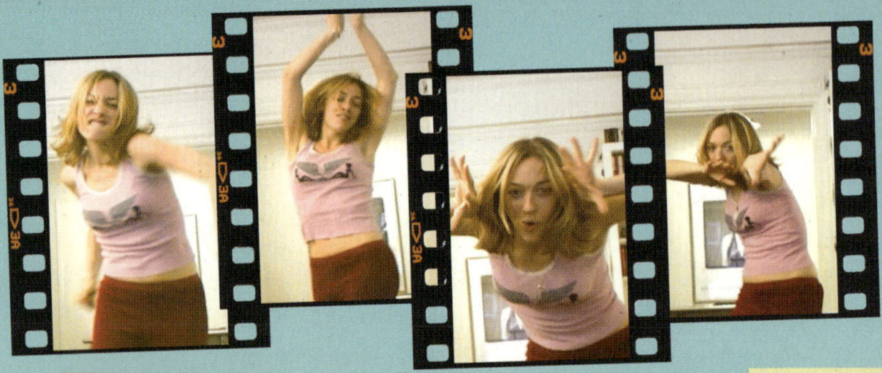

# Beweg deinen Hintern!

**Bewegung durchflutet deinen Körper mit Sauerstoff** und befreit ihn mit Hilfe des Lymphsystems von Giftstoffen. Der Körper hat zwei Kreislaufsysteme, eins für das Blut und das andere für die Lymphe (eine farblose Flüssigkeit, die jede Zelle im Körper durchspült). Das Blut hat Glück: Es zirkuliert durch die Pumpe, die man Herz nennt.

Die Lymphe, auf der anderen Seite, wird durch eine Pumpe geleitet, die Bewegung heißt. Die Gesundheit von Gewebe hängt von der Lymphe ab, denn die liefert ihm Nährstoffe (einschließlich Sauer stoff) und entsorgt Abfälle durch ihren Abtransport. Wenn die Lymphe nicht zirkuliert, dann erstickt das Gewebe, weil es in seinen eigenen sauren Abfallprodukten steckenbleibt.

Eine der besten Möglichkeiten, um sich zu bewegen, ist auf einem Minitrampolin herumzuspringen. Während du springst, werden durch den Wechsel von Schwerelosigkeit und Schwerkraft deine Zellen leicht zusammengedrückt. Als Folge davon werden Toxine ausgeschwemmt und Nährstoffe durchfluten deinen Körper. Außerdem schont Trampolinspringen deine Gelenke. Wenn du zu fertig bist, um zu springen, dann hüpfe im Sitzen auf und ab oder dehne dich sanft. Leichte Bewegung ist besser als gar keine.

Ich kann viele verschiedene Arten von Bewegung empfehlen, alles von Yoga (meiner persönlichen Lieblingsbeschäftigung) bis hin zu Karate. Aber die beste Bewegung ist die, die du tatsächlich machst. Also finde heraus, was du am liebsten magst, und werde aktiv!

**MAL EHRLICH, NEBEN DEM PHYSISCHEN NUTZEN, DEN DIR BEWEGUNG BRINGT, GIBT SIE DIR EINFACH EIN GUTES GEFÜHL.**

Bewegung setzt Endorphine frei und hilft dir sehr dabei, deine Haltung zu korrigieren. Experten schlagen vor, dass wir unseren Kreislauf drei bis fünf Mal pro Woche für etwa fünfunddreißig Minuten in Schwung bringen sollten.

Wenn du zusätzlich noch Gewichtstraining machst, dann schützt dich das vor Knochenschwund. Hast du gewusst, dass Übungen mit Gewichten einer der besten Wege ist, um Osteoporose zu bekämpfen, insbesondere, wenn du den Kuhsaft (Milch) zurückschraubst oder ganz aufgibst? Also stell dich hin und bewege deinen Arsch, mach ein paar Asanas, z. B. den „Hund", kaufe dir einen Hula-Hoop-Reifen, trommele deine Gruppe zusammen und übt zusammen Gummitwist oder geht auf die Straße oder über die Felder für einen flotten Spaziergang, einen sanften Trab oder einen Lauf, bei dem ihr alles gebt. Du bist eine Kriegerin, also beginne mit deinem Training. Wenn du im Krankenhausbett liegst und ans Bett gefesselt bist oder dich (im Moment) äußerst schwach fühlst, dann mach dir keine Sorgen. Probiere es mit ein wenig stärkendem Yoga, stelle Kontakt zu einem Physiotherapeuten her, übe tiefes, reinigendes Atmen. Sieh dir in Gedanken selbst zu, wie du deinen Allerwertesten bewegst und deinen Körper heilst. Unterschätze niemals die Verbindung zwischen Geist und Körper.

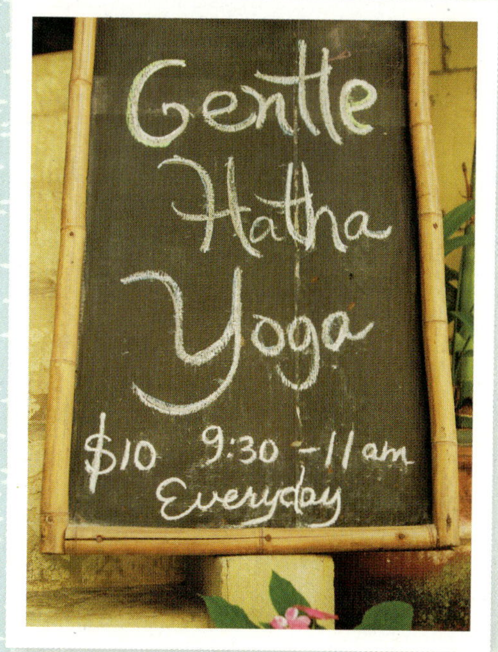

**SCHREIBE** die Arten von Übungen auf, die du gerne machst (und auch machen wirst).

Wann und wo kannst du sie machen?

**Welche Hindernisse erschweren dir dieses Vorhaben und wie kannst du sie überwinden?**

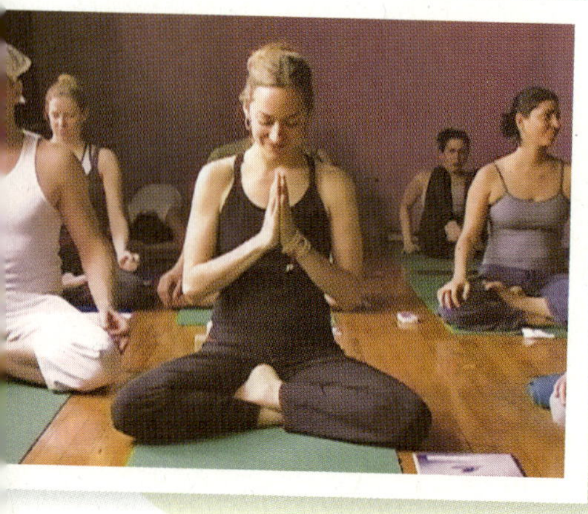

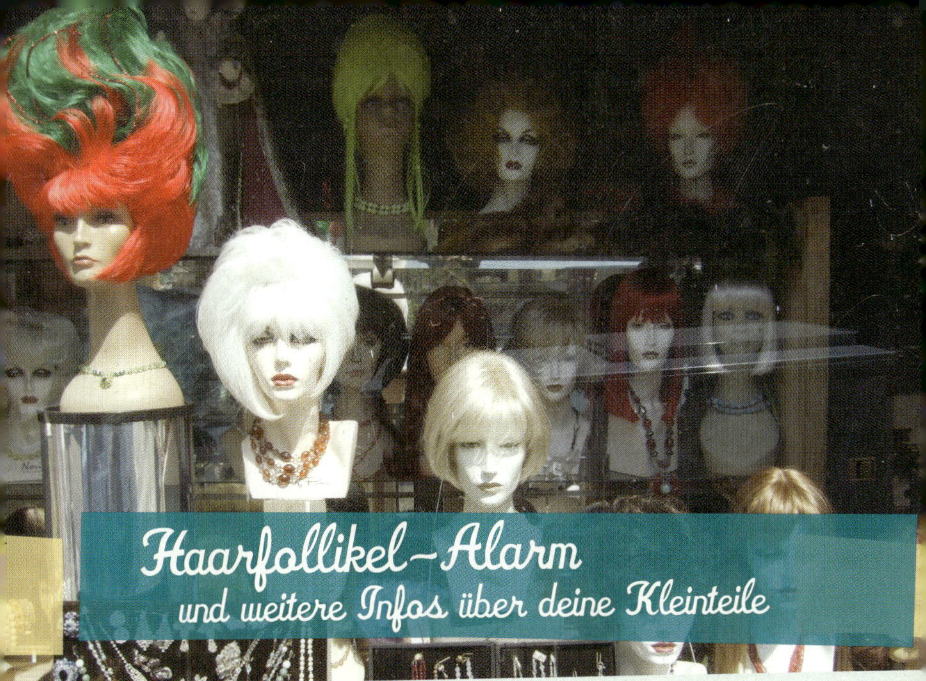

# Haarfollikel-Alarm
## und weitere Infos über deine Kleinteile

**Womit zeigst du deine Macht?** Sind es deine Haare, jene langen Locken, die für deine Weiblichkeit stehen? Ist es deine Taille, die einen straffen, narbenfreien Körper offenbart? Sind es ein schönes Dekolletée und ein straffer Po? Das ist die einfache Antwort auf die Macht-Frage. Diese Dinge kannst du kaufen. Du wirst aber erst dann deine wirkliche Macht zeigen können, wenn du aufhörst, irgendwelchen Vorstellungen entsprechen zu wollen, und beginnst, deine sachkundige Meinung kundzutun. Meine Macht ist mein Stift. Denk an all die altersschwachen männlichen Rockstars, die weiter herumstolzieren, als ob sie echt cool wären. Viele dieser Typen sind nicht gerade eine Augenweide, aber da ist immer noch etwas an ihnen, das dein Kätzchen zum Schnurren bringt. Das gewisse Etwas ist ihr unerschütterlicher Glaube an sich selbst.

Der Krebs bringt alle deine Unsicherheiten an die Oberfläche. Das erste, was ich gefragt habe, als ich die Diagnose bekam, war: „Werde ich meine Haare verlieren?" Die zweite Frage war: „Werde ich sterben?" – die zweite! So wichtig waren meine Haare für mich. Wie sich herausstellte, blieben meine Follikel unberührt, doch mein Selbstvertrauen rutschte in den Keller. Ich erkannte zwar immer noch die junge Frau im Spiegel, doch ich spürte, dass ein Teil von ihr verlorengegangen war. Ich wollte ein Bild von mir auf eine Milchtüte drucken lassen und hoffen, dass mich jemand unversehrt an einen anderen

Ort bringen würde. Ach Fräulein, entschuldigen Sie, könnte ich bitte die Rechnung und einen Realitätscheck bekommen?

In einem neueren Artikel über die Grande Dame der feministischen Bewegung in den USA, Gloria Steinem, sprach das frühere Undercover-Playboy-Häschen über den Prozess des Alterns. Sie beschrieb das Älterwerden als befreiende und stärkende Erfahrung. „Ganz allgemein werden Frauen radikaler, wenn sie älter werden. Das allgemeine Verhaltensmuster ist, dass Frauen in jungen Jahren konservativ sind. Zu dieser Zeit lastet der stärkste Druck auf uns, uns anzupassen, weil wir potentiell Kinder bekommen können und Sexobjekte sind." Steinem sagte weiterhin, dass sie wünschte, sie wäre mitfühlender mit sich selbst umgegangen. Sie wünschte sich, dass unser zukünftiges Selbst unserem vergangenen Selbst begegnen und ihm sagen würde: „Es ist in Ordnung, es ist in Ordnung." Die resolute 71-Jährige hatte den jungen Frauen von heute diverse donnernde Ratschläge zu erteilen: „Tut verdammt noch mal, was euch gefällt." Ha! Vergleiche den Prozess des Alterns mit dem Prozess der Genesung.

**ANMUTIG ZU ALTERN, BEDEUTET NICHT, DASS DU DICH VORNEHM KASTRIERST, DAMIT DU IN WÜRDE ABTRETEN KANNST.**

Ich möchte altern und heilen wie Gloria, mit über siebzig Fliegerbrillen tragen, meine Nägel lackieren und sie splittern lassen, fluchen und die entscheidenden Knöpfe drücken. Ich möchte dazu beitragen, dass Menschen sich selbst und andere nicht länger abstempeln. Lass dir von deinem KrePs die Erlaubnis geben, den Marsch auf dein inneres Washington anzutreten. Tu's! Sei radikal. Sicherheit bringt mich zum Gähnen.

**Wie fühlst du dich damit, deine Haare oder irgendwelche anderen Kleinteile zu verlieren?** *Erlaubst du es deiner Weiblichkeit, durch deine Einzelteile definiert zu werden?*

## Beiße deine innere Zicke

. . . ja, selbst wenn du Vegetarierin bist! Deine innere Zicke ist die negative Stimme, die dir sagt, dass du immer krank, dick, dumm oder hässlich sein wirst. Durchbohre sie mit deinen Zähnen und stell dir vor, wie das Frauenzimmer wie ein Luftballon Luft verliert und pupsend davonfliegt.

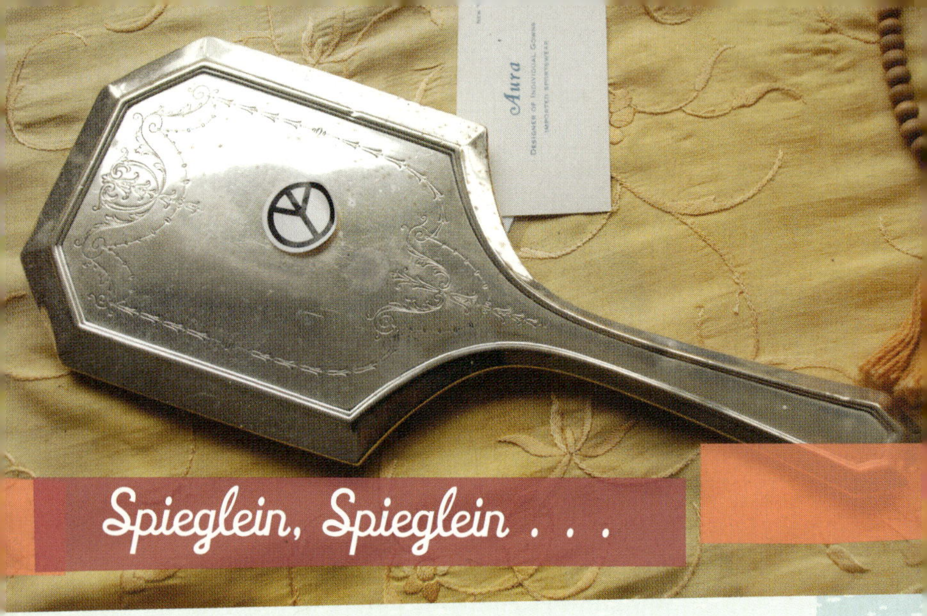


# Spieglein, Spieglein . . .

**Bob Dylan hat einmal gesagt:** „Aufmerksamkeit zu bekommen kann eine Last sein. Jesus wurde gekreuzigt, weil er Aufmerksamkeit auf sich gezogen hatte. Also verschwinde ich oft." Ich liebe dieses Zitat aus sehr vielen Gründen. Dylan könnte genauso gut beschrieben haben, wie sich eine Krebskriegerin an einem Alles-für'n-Arsch-Tag fühlt. Ob es dir nun passt oder nicht, es gibt viele visuelle Hinweise, die auf eine Krankheit hindeuten. Veränderungen in deinem Aussehen zwingen dich, den scharlachroten Buchstaben K wie Krebs auf deinem Ärmel zu tragen. Im Verlaufe dieses Buches habe ich viele der Techniken, die ich anwende, um die Macht des Krebses zu brechen, mit dir geteilt.

Doch einmal mehr sei gesagt: Bitte nimm nicht an, dass ich nicht auch schlechte Tage habe! Ich ziehe nur die inneren Truppen zusammen, konzentriere mich auf das Positive und weiter geht's! Der surreale Ausflug auf dem Desorientierten-Express wird dich zu Momenten führen, an denen die einzige Handlung, die du zuwege bringen kannst, diejenige ist, dahinzuschwinden. Der Weg ist lang und steinig, und zu verschwinden kann wie ein äußerst reizvoller Urlaub von allem erscheinen. Doch wie es bei jedem Urlaub der Fall ist, musst du schließlich zurück nach Hause fahren und die Suppe auslöffeln.

**MANCHMAL IST ES SO, DASS DU, AUCH WENN DU GENAU WEISST, DASS DU DICH AUF DEINE INNERE SCHÖNHEIT KONZENTRIEREN SOLLTEST, NICHT EINFACH ÜBER DAS HINWEGGEHEN KANNST, WAS DU DA DRAUSSEN SIEHST.**

Wenn du in den Spiegel schaust und ausrastet, weil du siehst, was dir der Krebs genommen hat, dann gibt es nur noch eines zu tun: Zapfe deine innere Madonna an! Erinnerst du dich noch an Madonnas Auftritt bei den MTV Video Music Awards Anfang der 1980er? Als sie sich in einem weißen Hochzeitskleid und mit Plastikarmreifen geschmückt auf dem Boden wälzte, stand meine Welt still. Das war ein echtes Powerweib, das da vor meinen dreizehn Jahre alten Augen explodierte. Madonna stieg aus einem wichtigen Grund schlagartig zur Mega-Göttin auf. Sie schaffte es nämlich, sich ständig neu zu erfinden.

Nimm eine Seite aus Madonnas Bühnenmanuskript und leiste dir einen neuen Look. Durchforste deinen Schrank und wirf das raus, was dir jetzt nicht mehr entspricht. Eine gute Faustregel ist, dass du es, wenn du es im letzten Jahr nicht getragen hast, im nächsten auch nicht tragen wirst. Gerümpel bringt meinen Kopf zum Bersten. Ich brauche Platz, damit sich das neue Ich entwickeln kann. Das neue Ich hat Stil. Du brauchst nicht viel – ein paar einfache, vielseitig verwendbare Teile genügen. Geh Risiken ein und habe Spaß dabei!

## Madame X

In meinen ersten beiden Jahren im College hatte ich eine gemeine knallharte Nonne als Kunstgeschichtslehrerin. Sie war der Hammer! Statt uns mit langweiligen Büchern zu schlagen, schickte sie uns eine Million Stunden lang ins Museum. „Kommt zurück mit Details oder kommt überhaupt nicht zurück", brüllte sie. Bei einem bestimmten Feldzug zum *Metropolitan Museum of Art* sah ich ein Gemälde, das mir die Augen für eine neue Art von Verbindung zwischen Macht und Schönheit öffnete, und von da an sah ich mein hervorragendes Profil (alias Zinken) auf eine

**Was kannst du loswerden?** Wie kannst du dein Aussehen verbessern und deinen Stil etwas aufpeppen? **ERFINDE DICH NEU – WIE SIEHT DEIN NEUES ICH AUS?**

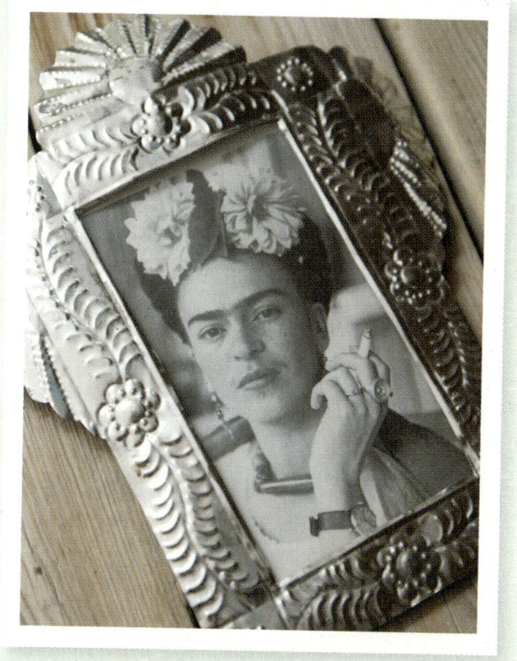

neue Weise. In dem Bild von John Singer Sargent war eine baumlange, attraktive Frau namens Madame X zu sehen, die ganz allein auf einer Treppe stand. Diese Braut rauchte; sie war eine stolze Revolutionärin. Kritiker hängten sich daran auf, dass sie verwegen und dreist war. Zudem war sie für die Zeit ein wenig liederlich und ließ den Träger ihres Abendkleids über ihre Schulter gleiten. Oh, wie entsetzlich. Das nennt man wohl Grenzen sprengen und sich einen Dreck darum scheren! Ich verliebte mich in sie, sie war mein erster Jungmädchen-Schwarm. Nach meiner Affäre mit der Madame war ich nach Frida Kahlo verrückt, mitsamt Schnurrbart und allem anderen, besonders, wenn sie Früchte und Blumen im Haar trug und filterlose Glimmstängel paffte. Was für ein rassiges, faszinierendes Weib! Ich wollte wie diese Frauen sein, anders und schön von innen heraus.

Du hast das bestimmt schon mal gehört, doch ich schwöre, es ist wahr: Der größte Vorzug, den eine Frau haben kann, sind nicht ihre Haare, ihre Brüste, ihre weiche Haut oder ihre kurvigen Hüften, es sind ihre Unzulänglichkeiten. Denk an die aufregenden, nicht so klassischen Schönheiten, die ihre Unverwechselbarkeit weiterentwickelt haben und dadurch erfolgreich geworden sind.

**Nenne einige *einzigartige Schönheiten*, die dich dazu inspirieren, das Wagnis einzugehen, anders zu sein.**

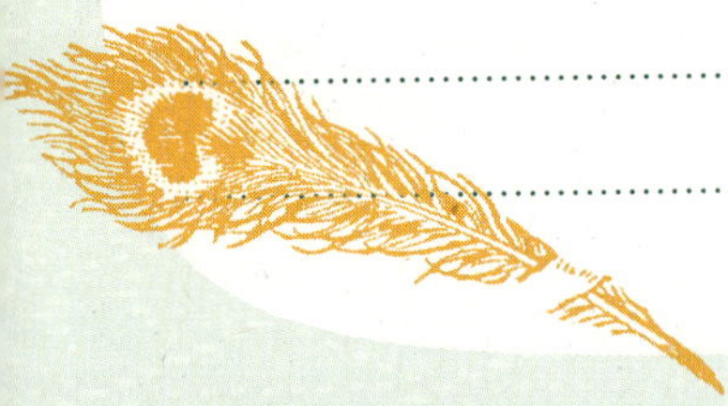

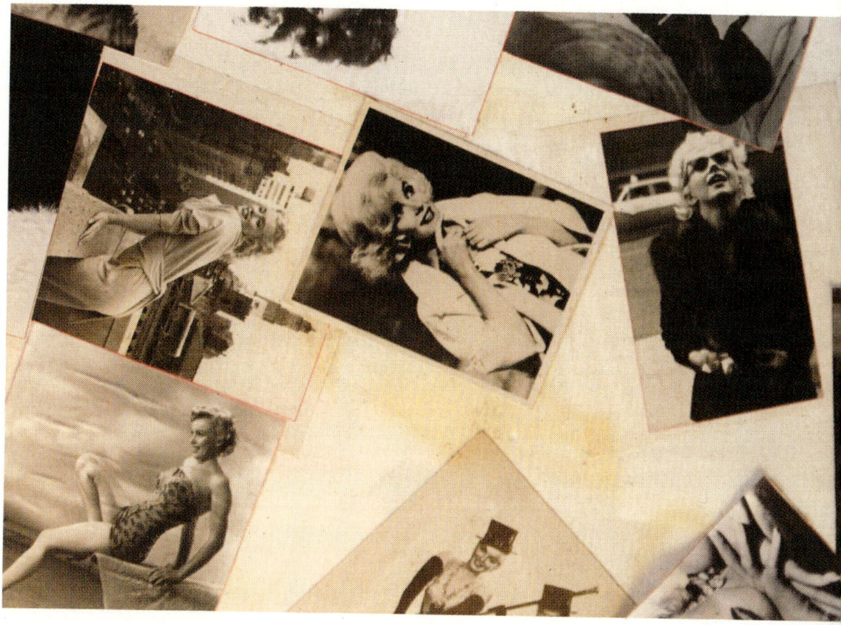

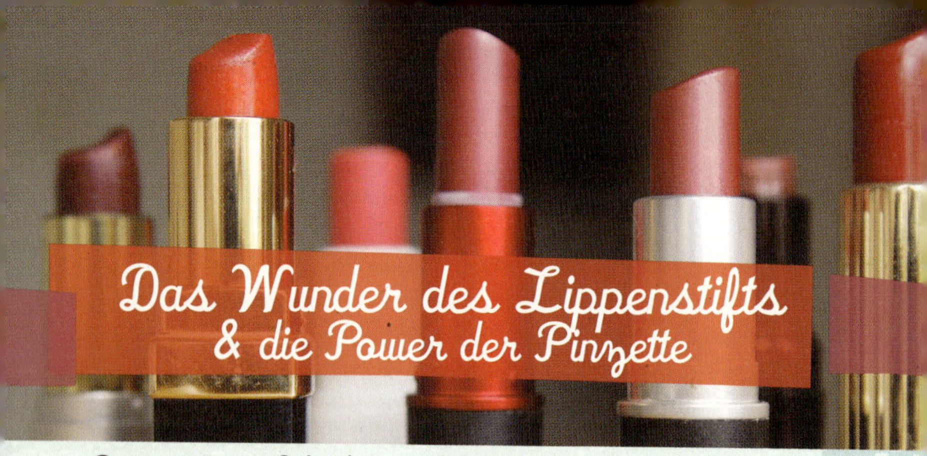

# Das Wunder des Lippenstifts & die Power der Pinzette

*Deiner inneren Schönheit zu begegnen,* wird eine der besten Erfahrungen deines Lebens sein. Aber das heißt nicht, dass du bei entsprechenden Anlässen nicht auch ein wenig Lippenstift auftragen solltest. Concealer und eine Tube Lipgloss können dein Selbstvertrauen stärken. Wir sind alle schrecklich beleidigt, wenn uns Bauarbeiter hinterherpfeifen, aber noch beleidigender ist es, wenn sie damit aufhören. Du musst dich vielleicht nur ein wenig zurechtmachen, um das Gefühl zu haben, noch mit von der Partie zu sein. Es folgen Ratschläge, die dich wieder zum Strahlen bringen und dir anerkennende Blicke sichern werden. Geh zum Friseur, bring dein Gesicht zum Funkeln und gönne dir obendrein noch eine Maniküre und eine Pediküre.

## NUR WEIL DU KRANK BIST, HEISST DAS NICHT, DASS DU AUCH SO AUSSEHEN MUSST!

Da du jetzt Madonna bist, brauchst du für deine Tournee eine Visagistin. Dafür ist bei mir meine Freundin Ann genau die Richtige. Ann und ich kennen uns schon, seit wir als Teenager zusammen in die Ballettschule gingen. Ich war die Rebellin, Ann der Schwan. Meine Mom war begeistert, dass so gegensätzliche Mädchen Freundinnen werden konnten. Anns Mom war entsetzt. Mein Einfluss als Unruhestifterin brachte ihre jahrelange anständige Kindererziehung in Gefahr. Nach den Tütüs verbrachten Ann und ich Stunden damit, Zeitschriften zu lesen und mit Schminke herumzuspielen. Besser gesagt: Eigentlich war sie diejenige, die mit Schminke herumspielte. Ich stand in der Küche, wog auf der Waage Hühnerbrüste und machte Experimente mit pseudogesunden Rezepten und eimerweise fettfreiem, gefrorenen Joghurt. Heute spielt Ann immer noch mit Farben und Produkten, doch jetzt bekommt sie als erfolgreiche Visagistin in New York sehr viel Geld dafür. Nimm es mit, Ann!

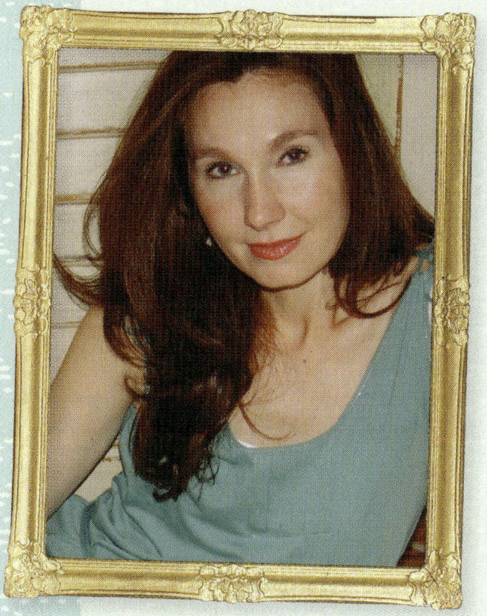

## tipp 1:

**Ab in die Badewanne.** Einer meiner Lieblingsmuntermacher zu Beginn des Tages oder zur Entspannung vor dem Schlafengehen ist, ein Bad mit Waschlotion oder reiner Glyzerinseife und einem natürlichen Schwamm zu nehmen. Finde einen Duft, der deine Stimmung hebt – Vanille, Rose, Lavendel, Aprikose oder was immer du willst. Zünde eine Kerze an und mache dein Badezimmer zu deinem Zufluchtsort.

## tipp 2:

**Zeit für eine Maske.** Nimm dir fünfzehn Minuten Zeit, höre deine Anrufe ab und zieh dir einen bequemen Morgenrock an. Blättere Zeitschriften durch und verbringe Mädelszeit mit dir selbst. Trage eine sanfte Tonerde-, Feuchtigkeits- oder Enzymmaske auf, um deine Haut zu erfrischen. Astara und Zia sind Marken, zu deren Produktlinien natürliche Tonerde- und Enzymmasken gehören. Teste eine Hautstelle an deinem Hals, um dich zu vergewissern, dass du die Maske verträgst und keine Irritationen auftreten werden. Bitte um Proben, bevor du eine Maske kaufst.

Wenn ich auf einer einsamen Insel stranden würde, dann wären die beiden Produkte, die ich gerne bei mir hätte, Wimperntusche und Lipgloss. Verschiedene Anbieter mit Naturkosmetik-Linien stellen wunderbare Lippenpflege- und Glanzstifte her, z. B. Sante, Weleda oder Lavera. Ich mag auch die feuchtigkeitsspendenden Bio-Wimperntuschen von Dr. Hauschka und Nvey Eco. Lass dich von einer Beratung im nächsten Bio-Supermarkt inspirieren. Informiere dich, was Stiftung Warentest und Öko-Test zu den jeweiligen Produktpaletten schreiben.

## tipp 3:

**Finde ein Mineral-Make-up, das dir gefällt.** Springe auf den Zug auf! Mineralien sind natürlich und vollbringen Wunder dabei, deiner Haut Glanz zu verleihen. Mineral-Make-up schützt deine Haut vor Sonne und Umwelteinflüssen. Es ist als Grundierung, Rouge und Lidschatten verfügbar. Viele Hersteller bieten eine große Auswahl an Farben und Strukturen, mit denen du arbeiten kannst. Gute Produkte findest du auch in deiner örtlichen Drogerie.

## tipp 4:

**Vergiss deine Nägel nicht.** Durchsichtiger Nagellack sieht bei jeder Frau toll aus. Er hilft, die Nägel lang und stark zu machen und verleiht ihnen zusätzlichen Glanz. Natürlichen Nagellack und Nagellackentferner kannst du auch online oder in deinem Bioladen bekommen. Bewahre eine luxuriöse Creme in deinem Nachttisch auf und trage sie vor dem Zubettgehen auf Hände und Füße auf.

## tipp 5:

**Reguliere Schönheitsfehler.** Behandele gelegentliche Schönheitsfehler oder Hautreizungen mit einem Tupfer Lavendelöl. Es hat eine wohltuende, beruhigende Wirkung.

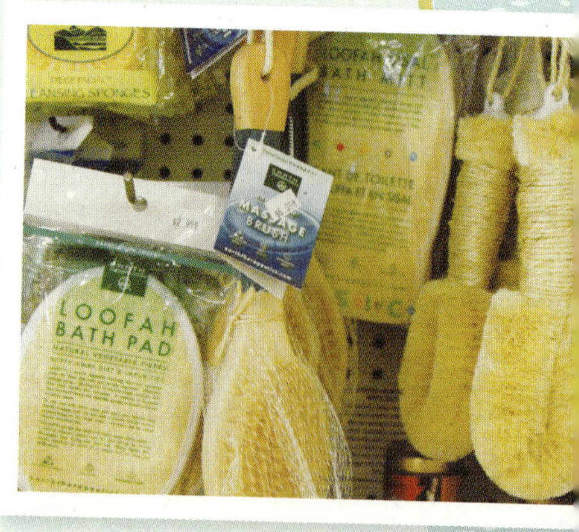


## tipp 6:

**Halte dein Kosmetikzubehör sauber.** Wasche deine Make-up-Pinsel und sonstiges Zubehör alle zwei Wochen mit Baby-Shampoo, um Keime zu vermeiden. P.S.: Bio-Baby-Shampoo ist auch der beste Make-up-Entferner auf der Welt.

## tipp 7:

**Vermeide Kosmetikabfälle.** Brauche jeden Tropfen deines Produktes auf, bevor du ein neues kaufst. Wenn du mit einem Produkt nichts anfangen kannst, dann sortiere es aus und verschenke es.

## tipp 8:

**Wasser ist das beste Getränk.** Das Geheimnis hinter einigen der frischesten Gesichter im Showgeschäft ist nicht das, was sie drauf tun, sondern das, was sie hineintun. Trinke im Laufe des Tages viel Wasser mit Zitrone. Erinnere dich, Wasser ist kein Gatorade oder ein mit „Vitaminen“ angereichertes, gezuckertes Getränk. Gefiltertes Wasser ist deine beste Waffe gegen Müdgesichtigkeit. Wenn du auf dem Sprung bist und Wasser kaufen musst, dann nimm nur hochwertiges. Viele Marken sind nichts weiter als hochpreisiges Leitungswasser – such dir mithilfe der Öko-Test-Analysen natürliches Mineralwasser aus der Masse der Angebote heraus.

## tipp 9:

**Versorge dich mit Feuchtigkeit!** Gönne deiner Haut ebenfalls einen Drink. Führe deinem Körper, deinem Gesicht, deinen Händen, Beinen und Füßen nach dem Trockenbürsten regelmäßig Feuchtigkeit zu. Massagen mit einem leichten Bio-Öl, einer Lotion oder reinem Aloe-Vera-Gel bringen deinen Kreislauf in Schwung, machen deine Haut weich und schützen sie. Zu meinen Lieblingsölen gehören Kokosöl, Aloe-Vera-Gel und reine Shea-Butter. All diese Öle sind für empfindliche Haut auch ohne Duftstoffe erhältlich.

## tipp 10:

**Gönn dir ausreichend Schlaf.** Zur Schönheitspflege gehört auch, dass du weißt, wann du Erholung brauchst. Alle Menschen sehen besser aus und fühlen sich besser, wenn sie ausgeruht und entspannt sind. Versuche, möglichst acht Stunden zu schlafen. Mache dir einen Zeitplan und richte dich danach.

Männer können ebenfalls Schönheitspflege betreiben. Mach dir keine Sorgen, das bedeutet nicht, dass du schwul bist. Wenn du hingegen schwul bist, dann kennst du die Power der Pinzette und weißt bestimmt, wie man perfekte Bögen, also Brauen hinbekommt!

# Make-up mit natürlichen Bestandteilen

Weißt du wirklich, was in den Produkten steckt, die du auf deine Haut aufträgst? Du solltest deine Haut soweit wie möglich mit natürlichen Flüssigkeiten und Lotionen verwöhnen. In unseren Kosmetikprodukten verstecken sich viele gefährliche Chemikalien und Gifte. Unsere Detektivarbeit fängt bei unserer Nahrung an, doch sie hört natürlich nicht dort auf. Denk dran, deine Haut ist das größte Organ deines Körpers. Was du auf deinen Körper schmierst, absorbierst du im wahrsten Sinne des Wortes. Wenn du also eine Flasche Nivea nicht trinken würdest, dann schmiere sie dir auch nicht auf den Körper, denn deine Haut saugt sie vollständig auf. Eine bessere Alternative – und eine, die ich täglich benutze – ist Kokosnussöl. Äußerst luxuriös!

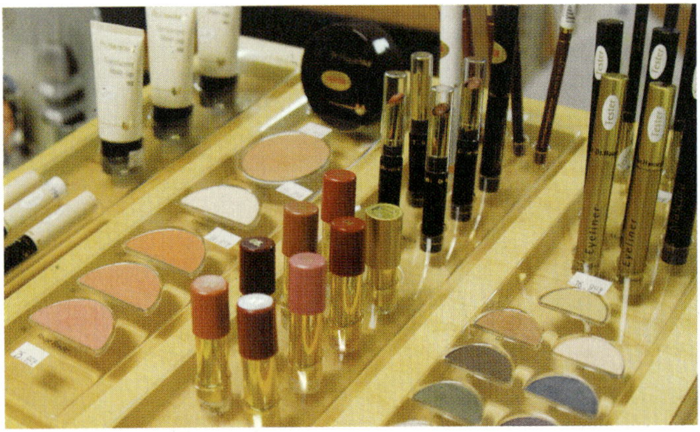

Die Durchschnittskonsumentin benutzt tagtäglich Dutzende von Kosmetikartikeln! Viele dieser Produkte enthalten Hunderte gefährlicher synthetischer Inhaltsstoffe. Anders als bei den (meisten) Nahrungsmitteln und Medikamenten, die wir uns zuführen, fordert die amerikanische Kosmetikindustrie keine Sicherheitsprüfungen, keine Kontrollen und keine Kennzeichnung vor der Vermarktung. Aufgrund massiver Schlupflöcher in der US-Bundesgesetzgebung können Unternehmen nahezu jeden Inhaltsstoff in unsere Produkte tun. Statistiken sagen uns, dass ein Drittel aller Männer und die Hälfte aller Frauen bis 2050 an Krebs leiden werden. Es ist also wichtig zu untersuchen, inwieweit der alltägliche Umgang mit Kosmetikprodukten aus den USA das Krebsrisiko erhöht.

*In Deutschland bewertet das Bundesamt für Risikobewertung (BfR) alle kosmetischen Produkte, die mit der menschlichen Haut in Berührung kommen. Unterstützt wird es dabei von der wissenschaftlichen Kosmetik-Kommission.* Deine Make-up-Routine kann dich mehr Chemikalien aussetzen als dein ohnehin schon belastetes System verkraften kann. Damit will ich nicht sagen, dass du nackt auf die Straße gehen musst – zum Teufel, nein! Entscheide dich bei der Wahl deiner Kosmetika für natürliche Produkte aus Pflanzen und Mineralien. Es gibt Hunderte von Artikeln, die du ausprobieren kannst. Hier sind für den Anfang einige meiner Lieblingsprodukte:

- **PeaceKeeper** Mineralischer Lippenstift, Gloss, Nagellack!
- **Lavera Mascara** Keine Parabene, wird unter Verwendung von Rose und Jojoba hergestellt. *Mmh, lecker!*
- **Jurlique** produziert tolle Feuchtigkeitscremes und andere Produkte, ebenso wie Dr. Hauschka.
- **Pangea Organics und Farmaesthetics** haben luxuriöse Körperpflegeartikel und Feuchtigkeitscremes im Angebot!
- **Bee Yummy Skin Food** (www.live-live.com).
- **Care** von Stella McCartney.
- **No-Miss Nail Care's Almost Natural Polish Remover.**
- **Burt's Bees** Ich liebe Burt's, besonders den Replenishing Lip Balm mit Granatapfelöl.
- **Glominerals** (gibt es in München und Berlin im KDW) Großartige Grundierungen und Concealer.
- **Zia and Larénim** (also *mineral* rückwärts buchstabiert) produzieren tolle Puder.
- **LUSH** Handgemachte Kosmetik, Seife und Badezusätze.
- **Essential Three** Aromatherapie-Öle und andere Produkte. Ihre Erzeugnisse sind sicher, luxuriös und ausgesprochen verführerisch. Es werden garantiert keine synthetischen Substanzen verwendet. Außerdem ist Caryn, die dynamische Gründerin, eine Frau aus meiner Krebs-Clique und ich liebe sie!
- **Young Living oils** Diese Aromatherapie-Produkte gehören zu den besten auf der Welt. Die für die therapeutische Anwendung geeigneten Öle sind sogar für den internen Gebrauch gut, wie zum Kochen, zum Reinigen, für Erste Hilfe und Haustierpflege.

Das waren jetzt alles Produkte, die du in den USA oder im Internet finden kannst; einige davon gibt es auch schon in Deutschland. Suche in deiner Umgebung oder frage in deinem Bekanntenkreis herum, wer noch einen guten Tipp hat. Demeter-zertifizierte Produkte sind so ein Tipp. Dich zu verpflichten, die gesündesten Produkte für deinen Körper ausfindig zu machen, hat nicht nur Auswirkungen auf dich. Natürliche Produkte sind nicht nur besser für deine Haut, sondern auch für die Umwelt. Außerdem werden natürliche Produkte auch nicht an unseren tierischen Kameraden getestet. Hündchen, Häschen und andere liebevolle Kreaturen werden es dir danken.

## Kunst auf deiner Haut

Designe dein eigenes „Ich-bin-eine-mutige-Krebsbikerin"-Tattoo und suche dir einen speziellen Platz auf deinem Körper aus, wo du es anbringen willst. Wagst du es, eine deiner Brüste durch einen Engel zu ersetzen? Warum denn nicht? Wenn du dein Selbst ohne Bemalung liebst, dann nur zu. Doch wenn der Krebs dir das Gefühl gegeben hat, machtlos zu sein, und du einen kleinen Muntermacher brauchst, dann suche dir eine nette Motorrad-Gruppe und bitte die Mitglieder um ein paar gute Tipps. Denk dran, du bist eine Liebeskriegerin mit Herz und Pfeil. Mein Traum-Tattoo ist ein Schmetterling; ich weiß genau, wo ich ihn haben will und eines Tages werde ich den Mut haben, ihn in meine Haut einritzen zu lassen. Du bist eine Leinwand, dein Leben ist Kunst, also spiele! Du musst nicht ins Studio gehen. Über das Tätowieren nachzudenken, kann ebenfalls recht unterhaltsam sein. Nun mach schon, rüttele dein inneres, braves Mädchen auf.

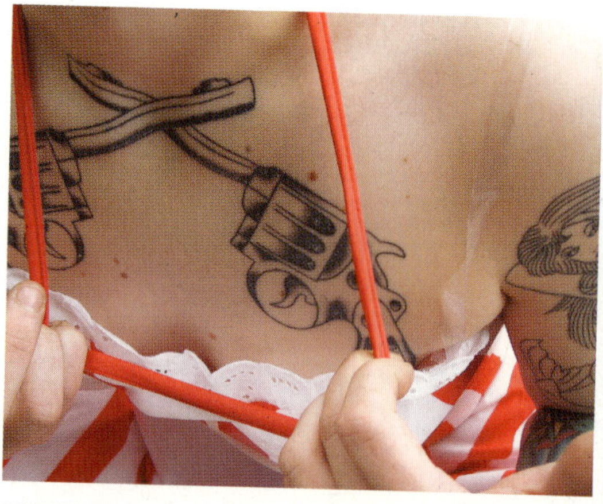

**Wenn du auf einer einsamen Insel gestrandet wärst, welche beiden Produkte würdest du dann gerne bei dir haben?** Was sind die Inhaltsstoffe in deinen Lieblingsmarken dieser Produkte? Sind natürliche, biologische und/oder mineralische Alternativen erhältlich? **Ran an die Detektivarbeit!**

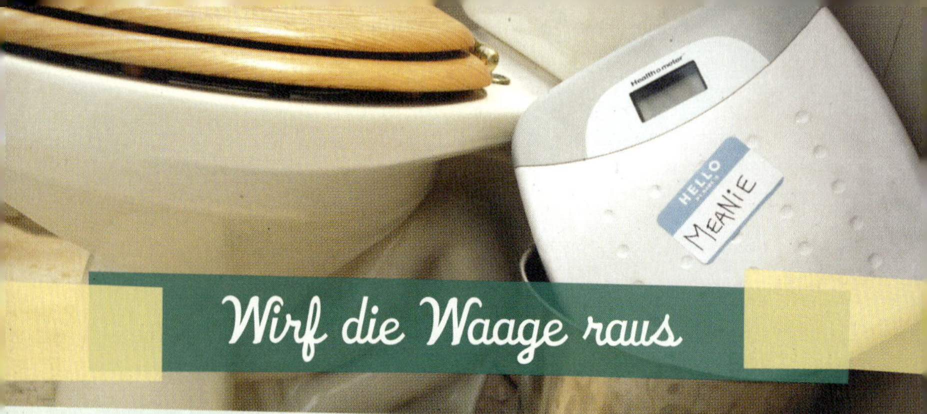


# Wirf die Waage raus

**Die Waage ist eine Reihe von Zahlen,** die nichts und *alles* bedeuten. Der nervtötende, gefährliche Kasten ist eine Falle, die voller guter und schlechter mathematischer Neuigkeiten steckt. Damals in den Ballerina-mit-Haarknoten-Tagen wog ich mich andauernd und bestrafte oder lobte mich entsprechend. An den Bestrafungstagen plapperte ich blödsinniges Zeug daher, was für eine fette Kuh ich doch sei etc. Es ist wahr, es ist erbärmlich, es ist meine Geschichte – ein Goldklumpen, der mich weise und menschlich macht. Die Waage, dieser Kasten, ist nichts anderes als ein kleiner Behälter, um uns einzusperren. Wie auch immer es im Film erscheinen mag, ein Gefängnis ist kein Ort, den man freiwillig aufsucht.

Essen: Wir beten es an, wir verachten es, wir verehren es. Wir steigern uns hinein und verfluchen den Voodoo-Zauber, mit dem es uns in seinem Bann hält. Essen ist die schlimmste und beste Art von Liebe. Gerade wenn du glaubst, alles begriffen zu haben, laden Stress oder eine emotionale Scheißetorte das Unwohlsein ein, das dich zur Gefräßigkeit verführt. Als ich noch Fleisch aß, raste ich bei einer derartigen Gelegenheit einmal durch das Drive-in-Restaurant und schleifte dabei die angekratzte weise Stimme hinter mir her. „HÖR AUF! BITTE! Du wirst es bereuen!", schrie sie. „Hau ab, du verdammte Musterschülerin! Ich bin am Essen", antwortete ich. Schon mal selbst erlebt? Noch ein Beispiel: Bei einer Computertomographie, die ich vor kurzem hatte, bekam ich großartige Neuigkeiten, über die ich sehr glücklich hätte sein sollen. Doch weil die Waage Zahlen ausspuckte, die ich noch nie gesehen hatte, konnte ich nicht verhindern, dass meine Gefühle Achterbahn fuhren. Wie, zum Teufel, war das nur passiert? Wo war ich, als diese Pfunde meinen Tempel mit Beschlag belegten? Wir sollten uns weniger auf unseren Körper und mehr auf die Wahrnehmung unseres Körpers konzentrieren. Sind wir nicht selbst unsere schärfsten Kritiker? Jemand oder etwas hat uns vor langer Zeit verprügelt. Jener Moment ist Vergangenheit und trotzdem tragen wir immer noch den Schläger von Louisville mit uns herum – und die Waage. Für viele von uns ist nicht ein gesundes Gewicht das, was wir ständig im Blick haben. Es ist das Jammern über unser Gewicht: „Oh, wenn ich doch nur fünf oder zehn Pfund abnehmen könnte ..." Wenn ich aufhöre, mein Gewicht zu kritisieren, habe ich mehr freien Platz im Kopf, um bessere Mahlzeiten zuzubereiten und zu verzehren.

Hast du schon mal das Bild der Venus von Willendorf gesehen? Sie wurde vor mehr als 25.000 Jahren geschaffen und ist eines der frühesten Bilder des menschlichen Körpers überhaupt. Die Venus wurde mit Rötel bedeckt am Ufer der Donau gefunden, wo sie wahrscheinlich von fetzigen Einheimischen in „Ich-Zeit-Pausen" vom Jagen und Sammeln geschnitzt worden ist. Damals in der Eiszeit war Fett in. Ein geräumiger weiblicher Beckengürtel galt als Symbol für die Zukunft der menschlichen Rasse.

Einige Medikamente werden dich aufquellen. Tue dein Bestes, um dich, wie in diesem Buch beschrieben, optimal zu ernähren und zu entspannen. Wenn dein Problem ist, dass du nur noch ein Strich in der Landschaft bist, dann gibt es viele gesunde Wege, um zu einem normalen Gewicht zurückzukehren. Höchstwahrscheinlich handelt es sich um ein vorübergehendes Symptom deines Behandlungsverlaufs. Getreide, Bohnen, Nüsse, Nussmus, Avocados und Kokosnüsse helfen dir, wieder ein wenig mehr auf die Rippen zu bekommen.

Wirf entweder die Waage raus oder benutze sie als Wegweiser zu Wissen und Erkenntnis. Du wirst es mitbekommen, wenn du ein echtes Problem hast, das du aus gesundheitlichen Gründen anpacken musst. Und da wir schon dabei sind: Wirf auch die dummen Zeitschriften weg, die uns ein völlig überzogenes Körperbild vermitteln. Sie erschaffen das, was ich den Wippe-Effekt nenne. In der einen Woche sind wir zu dünn, in der nächsten zu dick. Diese Zeitschriften nehmen die Zellulite ahnungsloser Promis im Urlaub ins Visier und verstärken sie noch. Wenn wir Miss Starlet verurteilen, verurteilen wir uns selbst. Wir tragen zur Unterdrückung der Göttin in uns allen bei. Befreie sie!

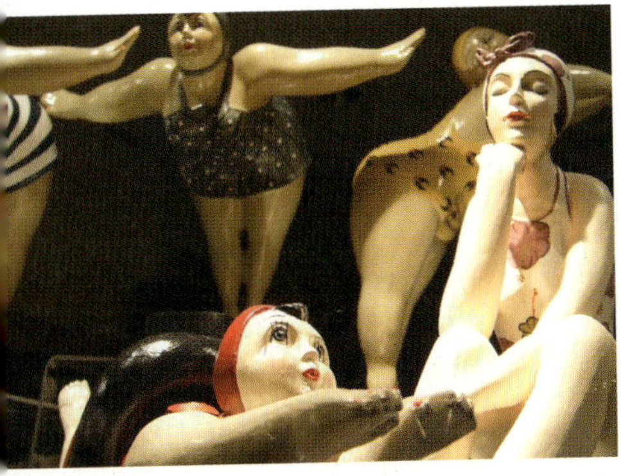

# Die Gummibärchen-Gier-Checkliste

Nach vielem praktischen Herumprobieren und Zeter-und-Mordio-Festen (2003, '04, '05, '06, der Wiedervereinigungstour von '07 und '08) weiß ich eines ganz sicher: Essen ist eine Quelle des Trostes und des Glücks für jeden! Wenn das Leben außer Kontrolle gerät, dann ist das, was man sich am leichtesten schnappen kann, ein kleiner Snack. Snacks und Futterbeutel = Kontrolle. Wenn Babys bewusst wird, dass sie Kontrolle über das haben, was in ihren Körper hineinkommt und aus ihm herausgeht, geht die Post ab. Wie alles andere ist es eine Übung, ein lebenslanges Experiment, das Mitgefühl erfordert. Ich kann mich nicht von meinen Problemen trennen, doch ich kann daran arbeiten, ihnen einen Schritt voraus zu sein, sie als solche zu erkennen und sie aus einem Kilometer Entfernung kommen zu sehen. Die Regenschauer werden vorüberziehen und wenn sie es tun – dann komm in die Spur zurück. Es ist leicht, die Vernachlässigung und die „schlechten" Entscheidungen zu erkennen. Es ist schwer, die guten Dinge zu sehen und uns für unsere Siege auf die Schulter zu klopfen.

Wenn sich der Sturm der Gummibärchen & Co.-Gier zusammenbraut, dann ist das ein Zeichen, dass ich aus dem Gleichgewicht bin. Eine tolle Erkenntnis, aber der verdammte Sturm kommt, also was kann ich tun? Ich bereite mich vor:

1. Junkfood RAUS aus Kühlschrank und Küchenschränken. Ich bin nicht vertrauenswürdig .

2. Gesunde Snacks griffbereit halten, vorgeschnittenes, gewaschenes Gemüse und Zeug zum Entsaften, fix und fertig in Tupperware-Dosen.

3. Schnell zubereitete und leichte Beilagen, die fertig sind und darauf warten, meinen großen abendlichen Salat zu begleiten: Reisnudeln, Quinoa, Süßkartoffeln, Hirse, Soba-Nudeln (japanische Buchweizen-Nudeln), Hummus, Ezekiel-Brot, Manna-Brot etc.

4. Andere Grundnahrungsmittel: Mandelmus, Tahini, Nüsse, in Öl eingelegte Oliven und rohe Nüsse, kaltgepresste Bio-Öle, Hanfsamen, Flachssamen, Avocados, Avocados, Avocados . . .

5. Viele leckere Tees und Zitrone für meine Super-Limonade, an der ich ständig nippe (Zitrone, Wasser, Stevia).

**6.** Zeit, die ich für Smoothie- bzw. Saftpausen herausschinde.

**7.** Ein kleines bisschen Obst und gesunde süße Leckereien (auch wenn Dr. Ginger und alle meine anderen Gurus sagen, dass KrePs-Vorbeugung Zucker nicht mag, mag ich ihn und ich kann nicht immer **Nein** sagen).

**8.** Eine saubere Badewanne, um darin unterzutauchen – mit Kerzen an der Seite.

**9.** Mein einladendes Minitrampolin auf der Terrasse.

**10.** Ein langer Spaziergang – so bald wie möglich.

**Wie wirst du von heute an mit der Waage umgehen? Mach dir einen Plan und halte dich daran – keinen Diätplan, sondern einen *Wie-gehe-ich-mit-der-Waage-um?*-Plan.**

........................................................................................................

........................................................................................................

........................................................................................................

........................................................................................................

........................................................................................................

........................................................................................................

........................................................................................................

........................................................................................................

........................................................................................................

........................................................................................................

........................................................................................................

........................................................................................................

## Lass es uns treiben!

Was ist dir lieber: eine feste Beziehung ... oder lieber ein heißer One-Night-Stand? Solltest du dich überhaupt für ein Date verabreden und wenn ja, nach wie vielen Verabredungen solltest du ihm oder ihr sagen, dass du Krebskriegerin bist? Das ist eine schwere Entscheidung, auf die es keine richtige oder falsche Antwort gibt. Doch eines weiß ich ganz sicher:

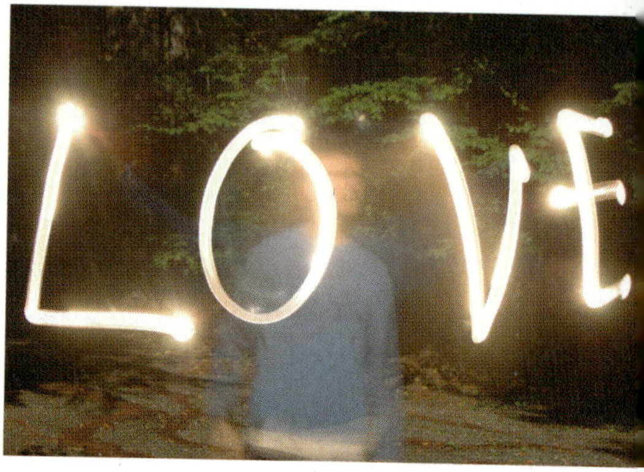


Du bist noch nicht tot, du keckes Gör! Warum also solltest du dein romantisches Leben auf Eis legen? Würdest du dich nicht besser fühlen, wenn du ausgehen und jemandem vom anderen Geschlecht begegnen würdest (und sei es nur für einen Plausch)? Wenn es so ist, dann tu's. Vielleicht musst du ihm oder ihr beibringen, dass Krebs nicht unbedingt ein Todesurteil ist, und dass sich dein Gegenüber unabhängig davon, wie viel Spaß ihr beim Schmusen auf dem Parkplatz habt, nicht anstecken wird. Sei geduldig, der Krebs macht uns allen bewusst, dass das Leben keine endlose Party ist. Wie auch immer, das bedeutet nicht, dass du es zulassen wirst, als Fußabtreter herzuhalten oder Scham zu empfinden. ZUR HÖLLE, NEIN!

Liebesgeschichten von zeitloser Schönheit werden geschrieben, wenn gegenseitiger Respekt und gegenseitige Hingabe das Beste in jedem von uns zum Vorschein bringen. Eine solche Liebe nährt das Wachstum jedes Einzelnen und schafft eine solide Plattform, auf der beide Beteiligten etwas Gutes in die Welt bringen können. Macht euch diese Beziehung als Paar besser, als ihr es einzeln wärt? Wenn die Antwort „Ja" lautet – phantastisch! Dann geh und wälze dich in den Laken!

Wenn du nicht bereit bist auszugehen, dann entspann dich und nimm den Druck raus. Du wirst noch reichlich Zeit haben, dir die Hörner abzustoßen, wenn du dich besser fühlst. Noch einmal: Vertraue deiner inneren Stimme. Und wenn der Mensch, mit dem du zusammen bist, nicht das Rückgrat hat, in deiner dunkelsten Stunde zu dir zu halten, dann ist es Zeit für das Kündigungsschreiben. Brutal, aber wahr. Wahrhaft Liebende entziehen uns weder Energie noch werfen sie uns Steine in den Weg. Der wilde Ritt wiegt die kostspielige Reparaturarbeit nicht auf. Das gilt auch für Freunde. Das Leben ist kurz und Krebs ist hart. Du hast keine Zeit für Babys, sofern du sie nicht schon aufziehst. Ich weiß, es tut weh, aber deine Genesung ist essentiell. Lass dem nichts im Wege stehen.

Eine meiner weisen Lieblingsfreundinnen hat mir fundierte Ratschläge gegeben, nachdem ich brutal von einem Mann fallengelassen wurde, der nie meinen Wert erkannt hatte und meine phänomenale Göttinnen-Natur nicht verdiente. „Määädel", sagte sie mit ihrem gedehnten Lousiana-Akzent, „segne ihn, danke ihm und schicke den Scheißkerl ins Nirwana, damit du seinen müden Arsch nicht im Kopf mit dir herumtragen musst." Amen!

## Verdient der Partner, mit dem du zusammen bist, deine Großartigkeit?

Wenn du Single bist, welche Art von Partner würdest du gerne in deinem Leben manifestieren? **Mach es da draussen bekannt! Du musst das Spiel mitspielen, um es zu gewinnen!**

..........................................................................................

..........................................................................................

..........................................................................................

..........................................................................................

..........................................................................................

..........................................................................................

..........................................................................................

..........................................................................................

..........................................................................................

..........................................................................................

Wenn du für geile Liebesspiele nicht bereit bist, was brauchst du dann stattdessen, um genügend Selbstvertrauen zu haben, *um dein Herz zu öffnen?*

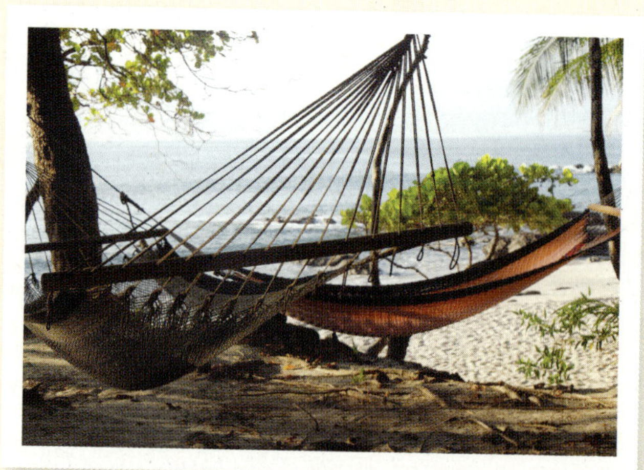

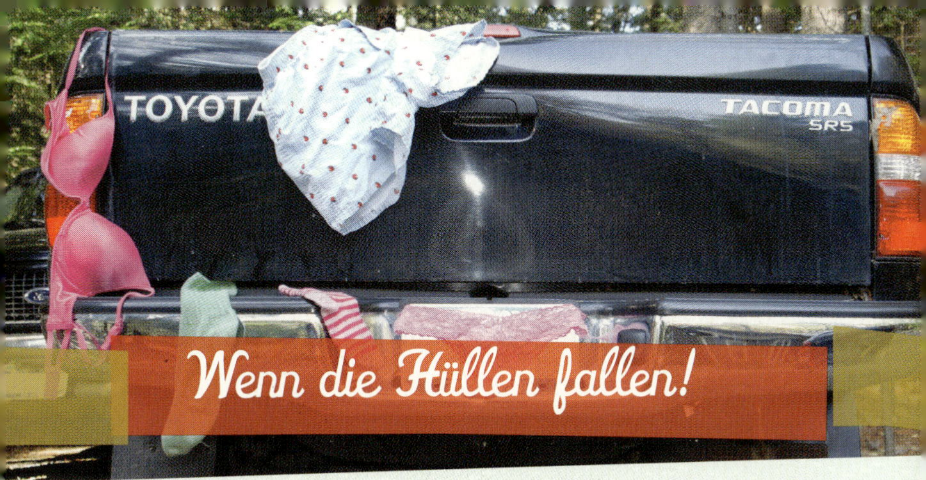


# Wenn die Hüllen fallen!

***Sich zu verabreden ist eine Sache, eine ganz andere ist es, sich auszuziehen!*** Als ich meine Diagnose bekam, war das Kamasutra so ungefähr das letzte, was mir in den Sinn kam. Meine Libido befand sich in der Tiefkühltruhe. Kriegerinnen stellen häufig fest, dass es einen großen Unterschied zwischen dem Ausgehen vor und nach dem Krebs gibt. Wenn du dich von einem seelischen Schock erholst, kann Intimität dir das Gefühl geben, wund und verletzlich zu sein. Außerdem können Krebsbehandlungen beschämende Nebenwirkungen haben. Aber es gibt viele Möglichkeiten, um den Motor anzuwerfen. Sei kreativ: Du hast jetzt einen neuen Körper, warum probierst du also nicht mal was Neues aus, um ihn zu beglücken? Wechsle die Linse aus, blättere das Script um; es ist normal, sich zu fühlen, als sei man durch die Mangel gedreht worden. Erkenne deine Gedanken an, indem du sie rauslässt, aber lass sie nicht Herr im Hause sein! Wenn nicht einmal du damit klarkommst, dass du dich verändert hast und wer du jetzt bist, dann wird es noch schwerer sein, dich von jemand anderem annehmen, lieben und sogar berühren zu lassen.

Der Krebs kann eine sexuelle Revolution entfesseln, wenn wir ihn das tun lassen. Verbrenne deinen BH, Baby (solange er nicht teuer war). Warum solltest du nicht durchknallen? Hör schon auf zu erröten und kauf dir abgefahrene Sachen. Spitze, Liebesspielzeuge und Videos gibt es aus einem bestimmten Grund. Wenn du Zweifel hast, dann wiederhole den folgenden Satz: „Ich bin eine Supernova, eine supergeile Kriegerin, betörender als je zuvor und bereit, in den Laken Tango zu tanzen." Aber ja doch! Selbst wenn alles, wozu du dich im Stande fühlst, ein paar Kerzen anzünden und kuscheln ist, dann tu eben das. Schneide einen so wichtigen Teil deiner Weiblichkeit wie die sexuelle Lust nicht ab! Der Krebs hilft uns, tiefer zu gehen,

Beziehungen mehr schätzen zu lernen und sogar ein gesünderes Vorbild für uns selbst und unsere Kinder zu sein.

Öffne dich für die Möglichkeiten, die dein Leben in sich trägt. Erinnere dich, du bist keine beschädigte Ware, Honey Bunny; du bist eine Krebskriegerin und – eine Erblühende – in körperlicher, geistiger und spiritueller Hinsicht! Vielleicht werden sich einige von euch in Beths Geschichte wiederfinden …

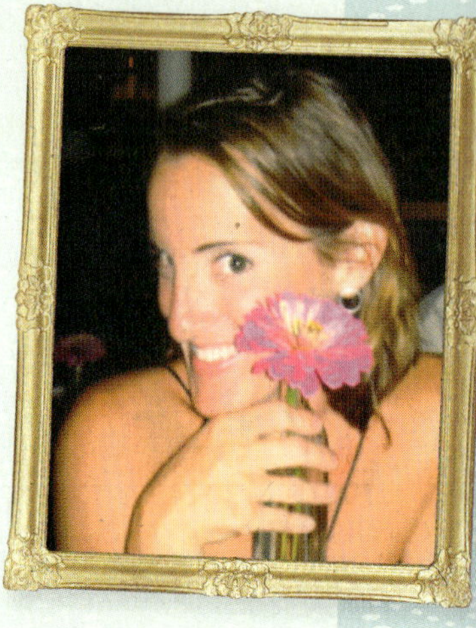

Mir war nicht bewusst, dass ich diejenige war, die der romantischen Party einen Riegel vorschob. Nach der Diagnose hielt ich mich für ein Rendezvous schlichtweg für untauglich. Kein Mann bei Verstand würde eine Vergnügungsfahrt auf dem Traumschiff mit mir buchen. Blitzmeldung: Es waren nicht die Männer, die mich wegen des KrePses ablehnten, sondern ich selbst habe mich abgelehnt. Warte mal, der KrePS ist nicht gleich Beth. Beth = komisch, clever, freundlich, geduldig, frech etc. Warum sollte ich mich also nicht bei einer Flirt- oder Partnerbörse registrieren? Der KrePs hat mich nicht „weniger“ gemacht, er hat mich gestärkt, mich befähigt, mich herausgefordert zu wachsen. Alle diese Qualitäten machen mich meiner Meinung nach zu einer tollen Partnerin. Wie stand es also mit dem Sex? Zu Beginn fühlte sich mein Körper quasi wie eine Straßenkarte voller Narben an. Wer würde auf einer Schnellstraße mit einer so unschönen Szenerie fahren wollen? Wie sollte ich meinen Körper als Palast der Lust ansehen, wenn ich mich fühlte, als habe er mich aufs Kreuz gelegt? Ich wusste, dass ich meinen Fokus von den kleinen Narben weg auf die noch verbliebene Schönheit richten musste. Ich verdiente es, in der Suppe aus Endorphinen und Pheromonen zu schwimmen, die Romantik erzeugt. Es gibt nichts Besseres, als wenn der Traumtyp oder die Traumfrau auf der anderen Seite des Tisches mit dir flirtet. Wie gestärkt, wie lebendig fühlst du dich dann? Das ist wahre Medizin! Partnersuche, Sexualität und Liebe sind äußerst wichtige Bestandteile des Lebens, der Gesundheit und der Vitalität. Warum in aller Welt sollte ich mir das versagen? Hier kommt mein Rat: Höre dir das Lied von Marvin Gaye an: „Sexual Healing“, und dann folge dem schlauen Mann!

Was bedeutet es für dich, *intim* zu werden? Hast du dich entschieden, ob du es wert bist zu lieben und zu liebkosen – oder nicht? Schreibe *3 Dinge* auf, die an deinem Körper schön sind und bei denen jeder Mann und jede Frau Glück hätte, sie sehen und erforschen zu dürfen!

..............................................................................................

..............................................................................................

..............................................................................................

..............................................................................................

..............................................................................................

..............................................................................................

..............................................................................................

..............................................................................................

..............................................................................................

..............................................................................................

..............................................................................................

..............................................................................................

..............................................................................................

..............................................................................................

**Starke Frauen hinterlassen große Knutschflecke.**

**MADONNA**

TEIL VIER:

# die seele

## jesus, buddha, elvis ODER WER SONST NOCH WICHTIG FÜR DICH IST

**Wenn wir den einen Platz auf unserem Meditationskissen einnehmen, werden wir zu unserem eigenen Kloster. Wir erschaffen den mitfühlenden Raum, der das Entstehen aller Dinge ermöglicht: Sorgen, Einsamkeit, Scham, Begehren, Bedauern, Frustration und Glück.**

**JACK KORNFIELD**

*Was heißt beten*, wie mache ich es, wann weiß ich, dass es funktioniert, wie viel Zeit werde ich dafür brauchen, und wen zum Teufel soll ich für einen Plausch anrufen? Husch, husch, ich bin eine moderne Frau und will Ergebnisse sehen!

Als ich begann, über „Gott" nachzudenken, fühlte es sich sehr einschränkend an. Ich war immer noch verwirrt und der Gedanke, mir irgendeinen Heini oder eine heilige Lady aufzusatteln, schien mir ein Fehler zu sein. Und wenn Gott nun lieber Das Universum, Großer Geist, Göttin, Das Licht oder Herbie genannt werden würde?

Jahrelang verbiss ich mich so sehr in die korrekte Anrede des Göttlichen, dass ich nie zum Plaudern kam. Ich nannte das Große Was Immer bei jedem Namen, der mir einfiel, nur für den Fall, dass ... Als ich dann endlich mit meiner Liste fertig war, erinnerte ich mich kaum noch an mein Gebet. Nach sechsunddreißig Jahren gab ich mich schließlich dem Begriff Gott hin. Was für eine Erleichterung!

Klingt etwas davon für dich vertraut? Was, wie und mit wem du es tust, all das ist irrelevant. Wichtig ist vielmehr, dass du selbst den Weg findest, der für dich am besten funktioniert. Spring hinein, mische irgendwie mit, mach Besuche, lies und schreibe. Sei keine spirituelle Couch-Potato!

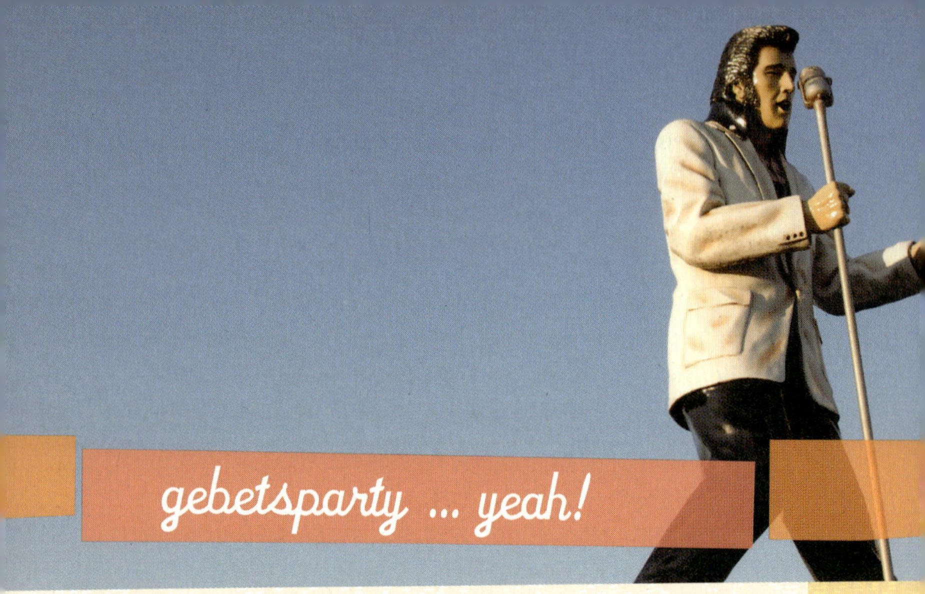

# gebetsparty ... yeah!

**Bringe den Spaß ins Gebet zurück.** Verdammt, wie Justin Timberlake sagen würde: „Mache es wieder sexy!" Warum muss das Ganze eine so steife und ernste Sache sein? Kannst du bei deinen Gebeten Rad schlagen oder einen schnellen Spaziergang machen? Kannst du dein Gebet langsam tanzen? Wie wär's mit Schnippeln und Beten – jedes Gemüse beflügelt dich zu einem Gebet? Amen. Außerdem macht achtsames Essen und Kauen Fressalien besonders wohlschmeckend und leicht verdaulich. Grammatik und Benimmregeln sind für ein richtiges Gebet nicht unbedingt notwendig, sei einfach nur leidenschaftlich.

Und ich habe noch ein goldenes Gänse-Ei für dich: Lass Bittrufe und Hingabe im Gleichgewicht sein. Lege deine Last ab. Ein alltägliches Gebet in meiner Warteschleife sieht etwa so aus:

Gott, bitte hilf mir, in deinem Licht zu wandeln, mich daran zu erinnern, dass ich eine wunderschöne Rose im Bouquet deiner Göttlichkeit bin und dass meine gewaltigen Probleme vorübergehend sind. Lehre mich Mitgefühl; erinnere mich daran, dass meine Worte und meine Rede machtvolle Instrumente sind und dass ich sie in guter Absicht verwenden sollte. Klopfe mir auf die Schulter, wenn ich Mutmaßungen anstelle. Hilf mir, bedingungslos zu lieben und mich des Urteilens zu enthalten. Ich überlasse dir meine Last und lege sie vor deine Lotosfüße, lieber Gott. Danke, dass du sie von mir nimmst und in Blumen zurückkompostierst.

Die einzige echte Voraussetzung für eine „erfolgreiche" Hammer-Gebetsparty ist die Bereitschaft, dein Herz zu öffnen und dich auszusprechen. Keine leichte Sache in dieser verrückten Zeit, wo es als Schwäche angesehen wird, sich verletzlich zu zeigen. Du solltest aber Folgendes wissen: Es gibt keine Vollkommenheit beim Beten. Das Gebet steht uns immer zur Verfügung und du bekommst nicht weniger spirituelle Gummipunkte, wenn du es nicht genügend praktizierst. Wenn wir beten, öffnen wir einen riesigen Hilfekoffer. Die Ahnen und Helfer erinnern uns liebevoll daran, dass wir Teil eines wesentlich umfangreicheren Bildes sind. Das Gebet wirft sein funkelndes Licht auf dich, um dich durch Zeiten der Dunkelheit zu geleiten. Sei bereit, dich mit etwas Unvorhersehbarem zu verbinden, mit etwas, das die Macht hat, große und kleine Veränderungen herbeizuführen. Wage es, an der Oberfläche zu kratzen und mit dem *Großen Was-Auch-Immer* zu plaudern.

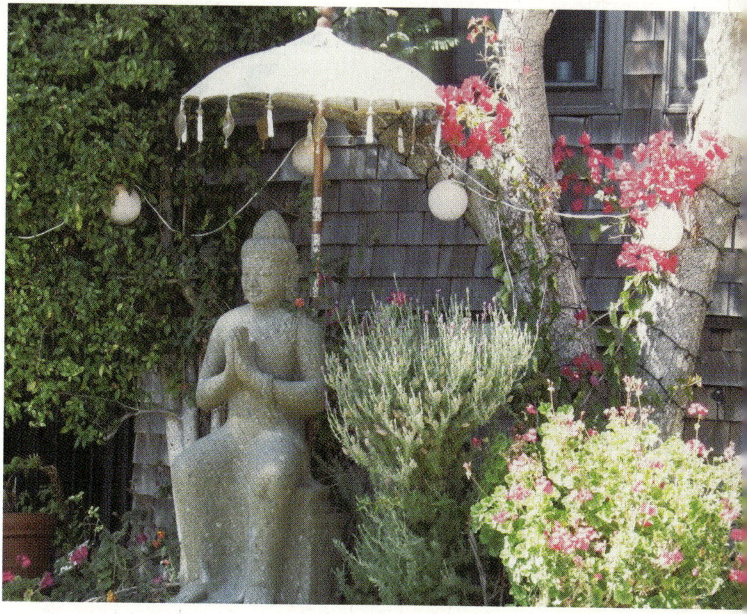

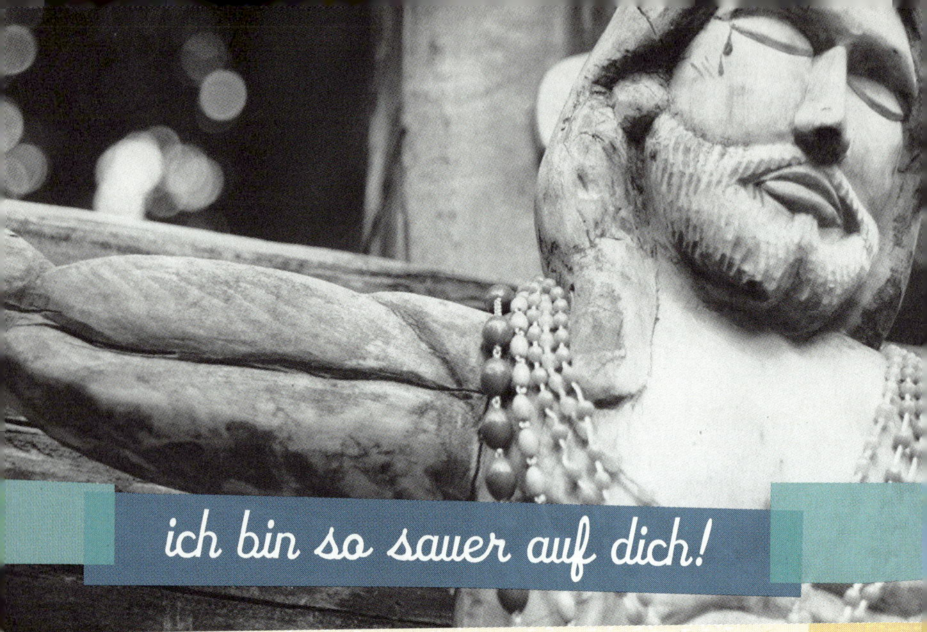

# ich bin so sauer auf dich!

**Vielleicht bist du wegen deiner Diagnose sauer auf Gott.** Wir Menschen lieben es, mit dem Finger auf andere zu zeigen, und es ist frustrierend für uns, wenn wir den Schuldigen nicht ausmachen können. Wo ist dieser Alptraum hergekommen? Eltern, Genetik, Glimmstängel? Konzerne, George W. Bush, Rind vom Holzkohlengrill? Hey, Gott, du bist Scheiße! Du bist am Steuer eingeschlafen und hast mein Leben ruiniert, du Riesenidiot. Weißt du was? Es ist in Ordnung, Gott dem Allmächtigen den Stinkefinger zu zeigen. Sag scheußliche Dinge und dann zieh den Kopf ein. Ich scherze nur! Niemand hat wirklich eine Antwort auf Krebs parat (sofern du nicht der Malboro-Mann bist), aber es scheint definitiv so, als wolle uns jemand bestrafen. Doch trotz der Schmerzen gibt es einfach zu viel Schönheit auf dieser Welt. Ich persönlich glaube nicht, dass Gott ein alter Spinner ist, der im Himmel thront und versucht, Menschen reinzulegen.

## DER KREBS IST DA, ALSO WAS JETZT?

Jetzt ist die Zeit gekommen, um die Teile zusammenzusuchen und weiterzugehen. Der *Große Alte Was-Auch-Immer* ist hier, um uns zu lehren, an den Gott in jedem von uns zu glauben. Du bist die letztendliche Religion. Dein Familienstammbaum hat göttliche Wurzeln. Wir kommen aus dem Licht und verbringen dann eine Reihe von Jah-ren damit zu leben, zu lernen und in Turnschuhen herumzustapfen. Solange wir Turnschuhe tragen, ist es unsere Aufgabe, so

> **Das Gebet ist eine aufrichtige Unterredung mit dem Grund deines Seins.**
>
> **REV. DR. THAYER GREENE**

viel Wissen und Bewusstheit zu sammeln wie möglich. Eines Tages werden wir alle den heiligen Glockenklang hören, der uns signalisiert, dass es an der Zeit ist, zum Großen Geist, zum Großen Herzen zurückzutrampen.

Alle Menschen, die sich eine Minute lang aus dem Leben verabschiedet haben und dann Bücher über diese Erfahrung schreiben, sagen dasselbe: Da drüben ist es großartig! Nun, wenn es so verdammt großartig ist, warum kommen wir dann nicht von Anfang an dorthin? Es muss einen Grund dafür geben. Hier tut es weh, das Leben kann verdammt kratzig sein und nur Masochisten melden sich freiwillig, um sich Schmerzen auszusetzen.

Was wäre, wenn das Universum uns brauchen würde? Vielleicht haben wir eine Aufgabe auf Mama Erde. Was wäre, wenn gerade die Erfahrung des in Mitgefühl umgewandelten Leidens und des in Liebe umgewandelten Hasses die Macht hätte, die Schwingung des Universellen anzuheben?

Was wäre, wenn unsere Zeit in Turnschuhen ein wichtiger Bestandteil der göttlichen dicken Suppe wäre? Wenn dem so ist, dann kehren wir nach Hause zurück und nehmen die energetischen Geschenke erhöhten Bewusstseins und guter Taten mit. Unsere Lebenskraft bereichert die kollektiven Gigawatts. Wumm!

## Lass dein Gepäck fallen,
## SELBST WENN ES VON GUCCI IST

Guckst du dir manchmal Tierdokumentationen im Fernsehen an? Faszinierend! Als ich kürzlich meine täglichen fünfunddreißig Minuten auf dem Laufband absolvierte, sah ich in meinem bevorzugten Tierfilmsender Animal Planet, wie eine Pavianmutter den Tod ihres einzigen Kindes verarbeitete. Es war ein quicklebendiger kleiner Kerl mit reizenden Ohren, die groß wie Frisbees waren, und einer Wissbegierde, die Mama Pavian sehr beschäftigt hielt. Dann kam der Leopard des Wegs. Warum muss es da immer einen gottverdammten Leoparden geben?

Alle Paviane gabelten ihre Kinder auf und verdufteten auf die Bäume. Ich wusste, wo dieser Beitrag hinsteuerte, weil ich im Fernsehen arbeite und die Schnitte und Musikeinspielungen sich zu einem ohrenbetäubenden, Angst einflößenden Crescendo aufbauten. Inmitten des ganzen Wahnsinns stürzte der kleine Kerl tödlich ab.

Mama Äffin war so traumatisiert, dass sie sich weigerte, zu glauben, dass ihr Kind umgekommen war. Sie trug ihr totes Baby noch tagelang mit sich herum, säuberte und putzte es und versuchte den kleinen Kerl mit Willenskraft ins Leben zurückzubringen. Am dritten Tag schließlich fing die Kamera den bewegenden Moment ein, in dem Mama Pavian ihre Last niederlegte. Nachdem sie ihn ein letztes Mal liebkost hatte, verabschiedete sie sich und huschte weg.

Während ich auf meinem Laufband marschierte, fühlte ich mich tief bewegt von dem, was ich beobachtet hatte. Schweiß und Tränen rannen mir übers Gesicht. Ich stellte mir meine eigene Mutter, alle Mütter und alle Kinder vor. Ich kam mir klein vor und fühlte mich von meinem Instinkt getrieben weiterzugehen. Du kannst deinen Verlust nicht für immer betrauern, und manchmal kann dein Gott dir beim Übergang helfen.
Ich frage mich, zu wem der Affe gebetet hat.

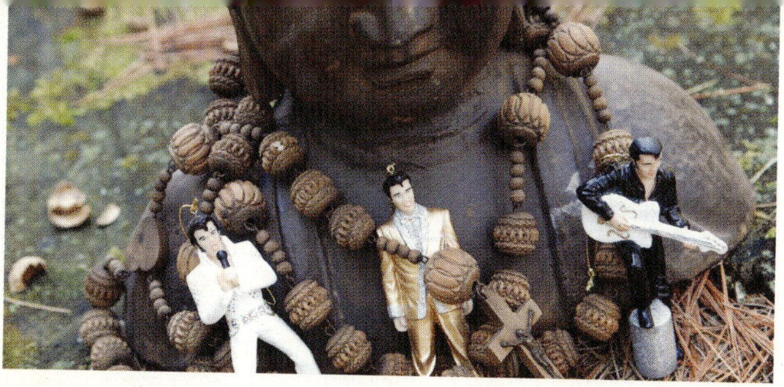

## Ja ja, aber das mit dem Glauben klingt wie eine Menge Blödsinn für mich

Nur weil du krank bist, heißt das nicht, dass du einen Heilsbringer finden musst. Wenn dir beten hilft, fang eine Unterhaltung an. Wenn nicht, kein Problem, aber urteile nicht über andere. Spiritualität ist eine sehr persönliche Sache. In meiner Vorstellung gibt es nur einen Tempel, eine Kirche, eine Moschee. Jeder von uns begibt sich auf seine eigene besondere Weise dorthin. Dieser Ort ist eine innere Zuflucht, wo du und dein Gott sich abklatschen und auf den neusten Stand bringen können wie alte Kumpels. Traditionelle Religionen finden nicht bei jedem Anklang. Es gibt das Vorurteil, dass einem ein Licht aufgeht, wenn man seine Diagnose bekommt, und man plötzlich begreift, worum sich alles dreht. Man genießt „den Moment" mehr und lebt jeden Tag so, als sei er der letzte. Nun, das ist ein Haufen Unsinn. Zunächst einmal glaube ich, dass es besser ist, jeden Tag so zu leben, als sei er dein erster... und so gut, dass du es nicht abwarten kannst, den nächsten zu erleben. Und: Obwohl es eine goldene Schnur zwischen mir und meinem göttlichen Glauben gibt, schreie ich immer noch Taxifahrer an und schmolle, wenn mein Göttergatte die Fernbedienung klaut, während meine Lieblingssoap läuft.

### WAS SPRICHT DICH AN?
### WAS BRINGT DICH ZUM FLIESSEN?
### WAS GIBT DIR TROST?

Du kannst Jesus, Buddha, Elvis und dergleichen überall finden. Passe deine spirituelle Reise deinen Bedürfnissen an. Du allein musst diese Arbeit tun, doch du musst sie nicht alleine tun. Die Bäume können deine Kirche sein. Du kannst deine Beziehungen zu einem Teil deiner spirituellen Praxis werden lassen. Ein Café kann dein Aschram sein. Der göttliche Geist ist eine wilde Stute, die dich von innen tritt. Lass sie frei herumrennen.

Was bedeutet **SPIRITUALITÄT** für dich? Gibt es jemanden oder etwas, das dir Trost gibt?

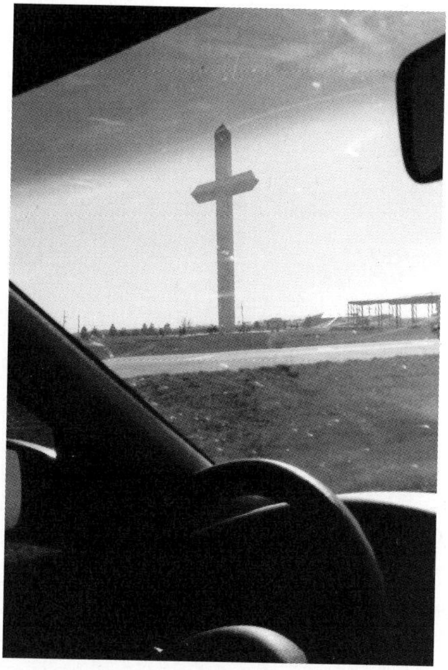

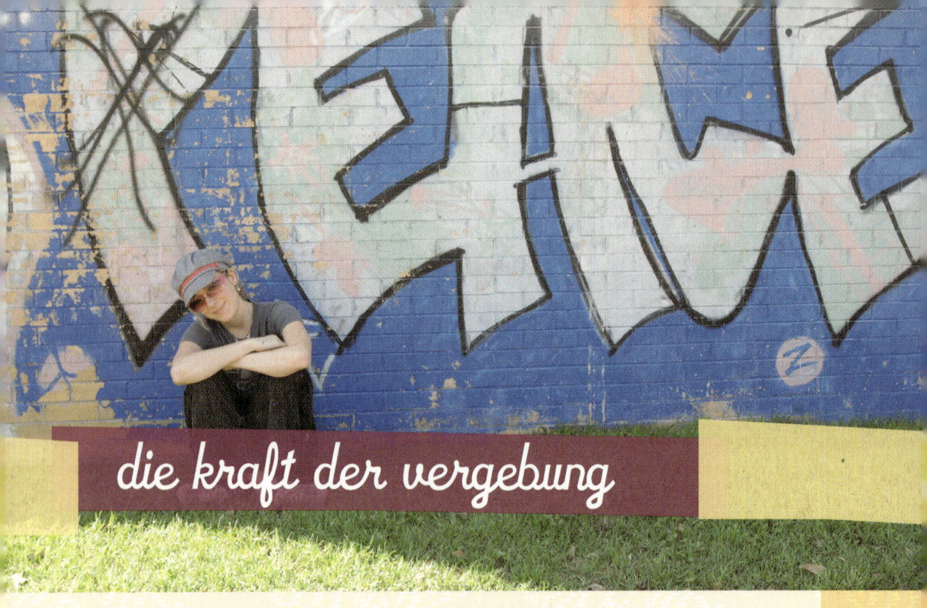


# die kraft der vergebung

**Vergebung ist ein zentraler Grundsatz** vieler Religionen. Aber warum ist sie immer noch ein Problem für uns? Von der Sonntagskanzel aus klingt Vergebung gut, doch wie viele von uns beziehen sie wirklich in ihr Leben ein? Joan Borysenko sagt in ihrem Buch *Minding the Body, Mending the Mind:* „Vergebung bedeutet, den Kern aller Menschen als denselben wie deinen anzuerkennen und ihnen das Geschenk zu machen, sie nicht zu verurteilen." Borysenko lehrt, dass Vergebung bei uns selbst beginnt und auf andere ausstrahlt. Hast du schon mal das Gefühl gehabt, dass du jemanden wirklich hasst? Ich habe es. Jahrelang habe ich versucht zu vergeben, aber ich konnte es einfach nicht. Es war eine echte Qual. Soundso hatte mich total ungerecht behandelt, und meine einzige Lösung bestand darin, um mich zu schlagen in der widersinnigen Hoffnung, den Übeltäter zu bewegen, sich genauso schlecht zu fühlen, wie ich selbst mich fühlte. Doch in Wirklichkeit halten dich die Menschen, denen du nicht vergeben willst, gefangen, während sie selbst unbeirrt und frei umherstreifen. Der Irrtum ist folgender: Wir sehen Vergebung als etwas an, das wir um des anderen willen tun, und weil wir so verdammt verletzt sind, wollen wir an unserer Gekränktheit festhalten. Diese falsche Sichtweise bindet uns an den Schmerz. Mach dir klar, dass wir, wenn wir vergeben, es zuallererst für uns selbst tun. Das bedeutet nicht, dass du die Person, auf die du sauer bist, zum Abendessen einladen und ihr Nettigkeit vorspielen musst.

**Wir können durch jede Erfahrung wachsen und wir können jede Erfahrung transzendieren. Vergebung bleibt der einzige Weg, der uns aus der Hölle herausführt.**

**MARIANNE WILLIAMSON**

Um Himmels willen, nein! Es bedeutet, dass du deine Krallen aus ihrem Herzen ziehen und sie loslassen musst. Friede ist eine Einbahnstraße zum Wohlbefinden.

Wem wird es dir wohl am schwersten fallen zu vergeben? Deinem Körper. Er hat dich im Stich gelassen. Welchen Dank bekommst du nach allem, was du für ihn getan hast? Warte mal. Vielleicht ist es an der Zeit, den Krebs anzuerkennen? Was soll's?! Bedenke, der Krebs ist kein Terrorist mit einer auf dem Rücken festgeschnallten Bombe. Krebs ist eine Reaktion auf eine Welt, die sich in der falschen Richtung dreht. Kannst du deine Tumoren lieben? Kannst du ihnen danken? Ich sehe meine Schönheitsflecke als kleine Abfalleimer an, die Müll sammeln, damit nicht das ganze System dichtmachen muss.

Du kannst es dir auch so vorstellen: Wenn der Krebs ein Professor wäre, was würde er dann lehren? Wenn du dir lieber ausmalst, wie du deinen Krebs wie ein Objekt in einem Videospiel explodieren oder deinen Tumor wie Schnee schmelzen lässt, dann nur zu! Es gibt sehr viele Möglichkeiten, wie wir unseren Geist mit unserem Herzen verbinden und so über unsere vermeintlichen Begrenzungen hinauswachsen können. Worauf es ankommt, ist, dass du die Lektion verstehst und dann deinen Zellen, deinen Knochen, deinem Gewebe – mit anderen Worten: dir selbst – vergibst.

Schreibe eine Liste, in der du die Menschen und die Körperteile aufführst, denen du vergeben musst. Schreibe die Lektionen auf, die dir der Krebs vorgibt. **ENTWICKLE** eine eigene Übung, um loslassen und vergeben zu können. (Vielleicht brauchst du dafür mehr Papier.)

## Ins Gras beißen

Die Angst vor dem Tod ist so stark, dass die meisten Menschen alles tun würden, um nicht einmal über ihn nachdenken zu müssen. Sofern wir keinen Herzstillstand erlitten und das Licht gesehen haben und dann weiterleben, um die Geschichte zu erzählen, können wir im Wesentlichen nur darüber spekulieren, was die Reise ins Jenseits eigentlich beinhaltet. Jahrelang hat mich der Gedanke an den Tod körperlich krank gemacht. Eine gespenstische Paranoia verhexte mich und ergriff Besitz von meinem Geist, bevor sie in die Leere wandern konnte. Damals glaubte ich, sich den Kopf darüber zu zerbrechen wäre so, als ob ich für etwas beten würde, das ich nicht haben wollte. Und da ich nicht sterben wollte, weigerte ich mich, über dieses Thema nachzudenken. Was, wenn die Angst den Krebs heraufbeschwören könnte? Ach du Schande, wie gruselig, nein danke! Besser das Muffensausen zu Brei zerquetschen, als Roulette zu spielen.

Wie auch immer, alles, was wir verbergen, wird stärker. Wenn du dich weigerst, Zartbitterschokolade zu probieren, wird sich die Neugier eines Tages als stärker erweisen. Letztlich wurde die Versuchung, das Unbekannte zu erkunden, zu groß, und ich musste mich der Dunkelheit öffnen. Als ich es meiner Phantasie erlaubte, frei umherzuschweifen und neugierig zu sein, stieg eine sehr coole Möglichkeit an die Oberfläche meines Stirnlappens. Was, wenn der Tod genauso wäre, wie aus dem Zimmer zu gehen? Wenn du bereit bist, mit mir in diesem trüben Teich zu schwimmen, dann lies weiter; ich verspreche dir, dass das Wasser nicht zu tief sein wird und dass ich eine Schwimmweste und einen Verbandskasten in meinem Bikini habe.

Stelle dir Folgendes vor: Du bist auf einer Party mit deiner Familie und deinen Freunden und bist wirklich glücklich. Du isst Cracker und ihr genießt euer Beisammensein. Du lachst, umarmst und haust auf die Pauke. Nach einer Weile verlässt du den Raum, um in einen anderen Teil des Hauses zu gehen. Auch wenn du nicht länger physisch mit deinen Freunden und deiner Familie zusammen sein kannst, kannst du sie immer noch hören. Vielleicht kannst du dir sogar zusammenreimen, was sie sagen. Zweifelsohne erzählt Onkel Buddy einen tollen Witz und Opa Harry rät deiner süßen kleinen Schwester, vorsichtig zu sein.

Schließlich öffnest du wieder eine Tür zu einem Teil des Hauses, der noch weiter von der Party entfernt ist. Jetzt kannst du deine Freunde und deine Familie nicht länger hören – aber du weißt, dass

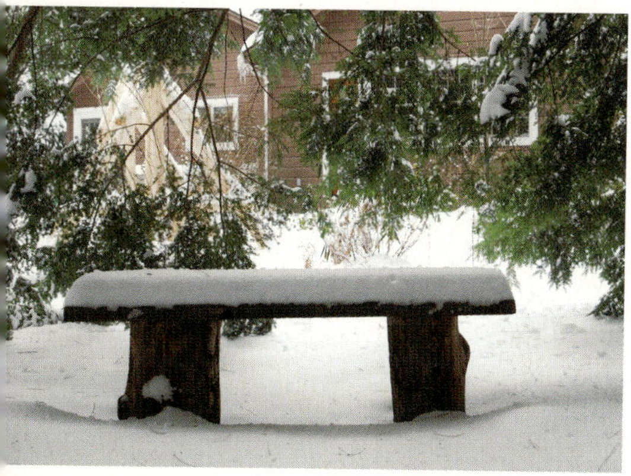

sie alle immer noch da sind, dass sie immer noch im Haus sind, immer noch bei dir sind. Statt ihr Lachen zu hören, kannst du sie jetzt fühlen. Du fühlst wirklich ihre Präsenz, egal, wo du im Haus hingehst. Auch wenn sich deine physische Beziehung zu ihnen verändert hat, weißt du, dass deine energetische Verbindung zu ihnen gleich geblieben ist.

Dieser letzte Raum ist die universelle göttliche Suppe. Der Ort, wo der Heilige uns sagt, dass wir zu Hause sind: „Herzlich willkommen auf der neuen Party!" Jesus teilt uns Schmetterlingsflügel aus, Buddha bietet uns eine Schüssel Reis mit Erbsen an, und Elvis wirbelt in weißen Socken und Pailletten herum und beleidigt niemanden.

Deine Was-wäre-wenn-Visualisierung wird sich wahrscheinlich stark von meiner unterscheiden. Vielleicht hat dir die Religion oder eine spirituelle Praxis ein tröstliches Modell davon mit auf den Weg gegeben, was du erwarten kannst, wenn du deinen letzten Atemzug getan hast. Wenn du dich sicher genug fühlst, diesen Raum zu erforschen, dann möchte ich dich ermutigen, es zu tun. Ich verspreche dir, dass das Grübeln über etwas nicht bedeutet, für das zu beten, was du nicht haben willst, und dass die Angst vor dem Unbekannten tatsächlich gefährlicher sein kann als eine vorsichtige Phantasie.

Ich habe keine Vorstellung davon, wie *Ins-Gras-Beißen* tatsächlich funktioniert, und um die Wahrheit zu sagen, ich will es auch so bald nicht herausfinden! Doch diese Visualisierung hilft mir in den schwierigen Zeiten, in denen Angst und Zweifel übermächtig werden. Denk dran, der Tod ist das Ende des Kapitels, nicht das Ende des Buches.

**Der Tod ist kein Punkt, der die große Strafe des Lebens beendet, sondern ein Komma, das es zu erhabenerer Bedeutung interpunktiert. Der Tod ist keine Sackgasse, welche die menschliche Rasse in einen Zustand des Nichts führt, sondern eine offene Tür, die den Menschen zu ewigem Leben führt.**

**REVEREND MARTIN LUTHER KING JR.**

## WAS HILFT DIR?

Kannst du dir den Tod auf eine Weise vorstellen, die dir Frieden gibt, statt Panik zu verbreiten? Wenn du deine Angst vor dem Tod loslassen könntest, wie würde dein Leben dann aussehen?

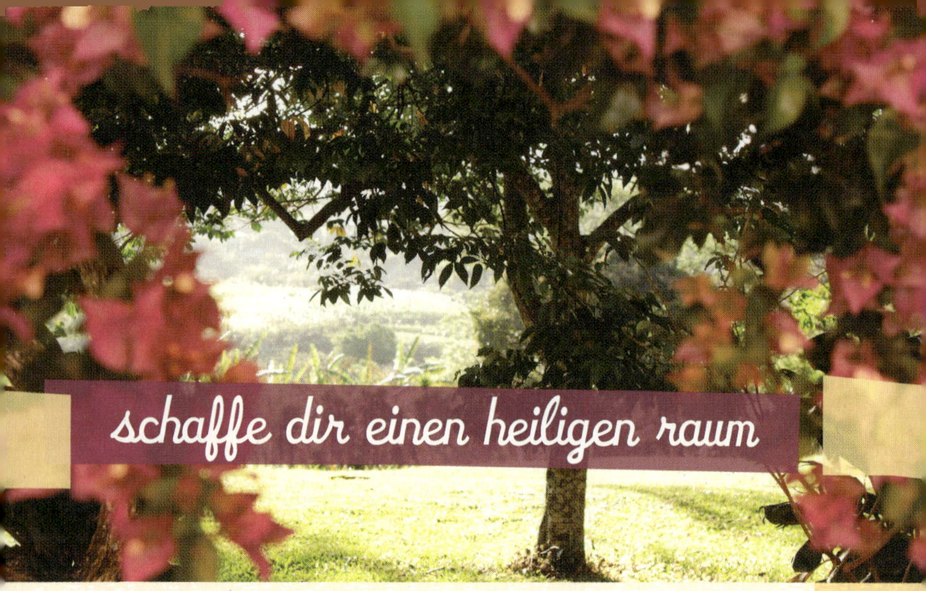

# schaffe dir einen heiligen raum

**Heilige Räume sind wie die Kokons,** in die sich eine Raupe einspinnt, während sie ihre Metamorphose durchläuft. Kokons sind Schutzräume, in denen Kreativität und Zukunftspläne Früchte tragen. Die Raupe hängt von einem Zweig in ihrem heiligen Raum herab, bis sie bereit ist auszubrechen, sich zu entfalten und zu fliegen – *Schmetterling flieg!* Du wirst das ebenfalls tun.

Es hilft, einen Winkel in deinem Haus zu haben, der sich heilig anfühlt und den nur du allein für dich nutzt. Im ersten Jahr nach meiner Diagnose habe ich etwa zehn Minuten pro Tag vor meinem kleinen provisorischen Altar verbracht: Ich war einfach nur dort, fühlte meinen Hintern auf dem Kissen, machte tiefe Atemzüge und sprach mit mir selbst. Ich habe gelernt, wer ich bin und bin meiner inneren Stimme begegnet.

Meine Mutter hat einen richtig fetzigen Altar. Er ist kreativ und mystisch und verwandelt sich ständig. Wie bei zauberhaften Dörfern im Kleinformat lädt einen jedes Element dort ein, seine Geheimnisse zu erkunden. Sie besitzt Unmengen von Gnomen, Engeln, Federn, Steinen, Talismanen und der Himmel weiß, was sonst noch. Ich schnüffle nicht. Der Tisch ist mit gewaltigen Energien aufgeladen. Sei respektvoll oder *Simsalabim,* du verwandelst dich in eine Kröte! Teilweise Mutter, teilweise Priesterin, ist die Lady, die mich geboren hat, eine fanatische Gläubige. Als ich beim Schreiben dieses Buches über Altäre nachgedacht habe, wusste ich, dass ich zur Quelle meiner Erziehung zurückkehren musste. Wenn ich etwas ausließe, würde ich in glühend heißem Wasser landen. Leg los, Mom …

## Große Kahuna-Mama

Das ist ein bisschen viel verlangt, dass ich „loslegen" soll, kleines Fräulein! Du bittest um eine persönliche Einladung in mein inneres Heiligtum, wo ich private Geheimnisse hüte, von denen niemand etwas weiß, nicht einmal du! Aber hey, für dich würde ich fast alles tun ... also bitte schön.

Mein Altar macht mich glücklich. Er ist mein liebstes Objekt auf der Welt. Wenn es in meinem Haus einen Brand gäbe, würde ich den Altar eigenhändig in Sicherheit bringen, unmittelbar nach meinem Mann und den Haustieren. Auf ihm befindet sich das, was mir lieb und teuer ist – die wichtigen, bedeutenden und kostbaren Schätze, die für das stehen, was meiner Überzeugung nach auf dieser Welt wahr und heilig ist. Ich nutze ihn, um mich für meine Seele zu öffnen und Gold zu finden. Ich nutze ihn, um mich darauf vorzubereiten, die Gaben eines jeden Tages entgegenzunehmen.

Alle Gegenstände, die meinen Altar schmücken, haben mit meinem Leben zu tun und sind sorgfältig ausgesucht worden. Jeder von ihnen hat seinen eigenen kraftvollen energetischen Abdruck. Sie inspirieren mich, sie führen mich, sie erinnern mich daran, wo ich hergekommen bin und leiten mich an, wo ich hingehen muss, um Glück und Erfüllung zu finden. Da der Altar meine eigene Schöpfung ist, kann ich ihn jederzeit verändern. Auf meinem Altar existieren keine Fehler, keine Urteile, die mich zurückhalten. Er ist zugänglich und einladend. Er tröstet mich und heilt meine Wunden. Er ist meine Kunst und meine Zuflucht.

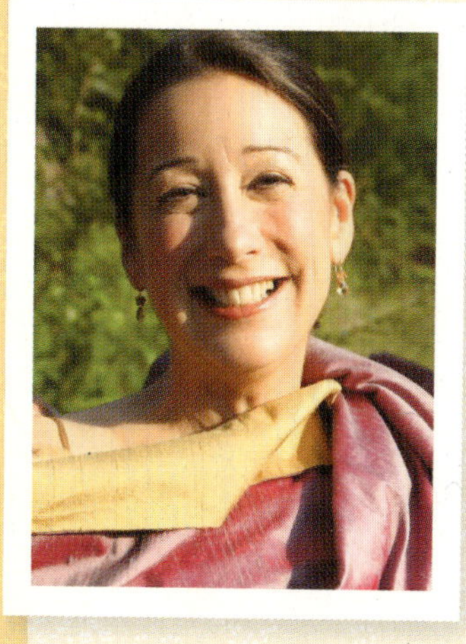

Die täglichen Besuche beginnen zwischen 5:30 Uhr und 7.00 Uhr morgens. Ich zünde zunächst Kerzen und ein Räucherstäbchen an. Dann setze ich mich auf mein Meditationskissen und schreibe fünfzehn Minuten lang in mein Tagebuch. Als nächstes lege ich eine Intention für den Tag fest und beschließe, was ich nur für mich tun werde.

Im Anschluss an dieses Ritual ist Meditationszeit. Ich läute mein Glöckchen oder schlage eine Klangschale an, um mich in den gegenwärtigen Moment zu bringen. Manchmal gesellt sich mein Mann dazu und kümmert sich um die Klangschale, aber meistens bin ich alleine. Hin und wieder werfe ich das I Ching oder befrage das Runen-Orakel, um mein Unbewusstes zu verleiten, gute Ratschläge hochzuschicken. Meine Meditation dauert etwa fünfzehn Minuten, reicht von unerträglich schwierig bis hin zu herrlich schnell und leicht – und ich habe keine Möglichkeit vorauszusagen, wie sie laufen wird. Ich vertraue darauf, dass sie verborgene, nicht messbare Vorzüge hat, also mache ich einfach weiter damit.

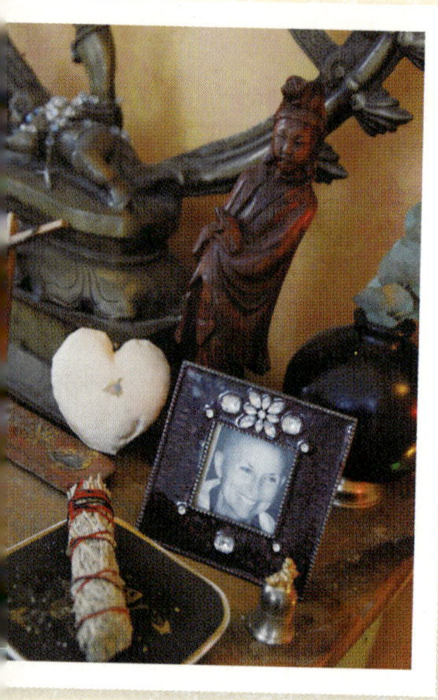

Mein Altar

Ich liebe diese Tageszeit. Es muss nichts Wichtiges passieren. Ich kann einfach die PAUSENTASTE drücken, die Außenwelt vorübergehend ausschalten und mich mit dem unsichtbaren Bereich verbinden, in dem viele wundervolle Dinge darauf warten aufzublühen. Irgendwie hebt sich dann ganz allmählich der Schleier zwischen den Welten, um Raum für meine eigene Vorstellungskraft zu schaffen. Nichts ist lächerlich oder abscheulich, alles ist genug, nichts ist zu viel.

Zu manchen Zeiten vernachlässige ich meinen Altar, genau wie mich selbst. Manchmal bemühe ich mich mit wunderschönen frischen Blumen und neuen Duftkerzen um ihn. Einige Tage sind Reinigungstage, Tage, an denen ich abstaube und Dinge hin und her bewege, um die Energie wieder ins Fließen zu bringen. Dann wiederum, wenn ich deprimiert bin, sitze ich einfach nur da, schaue mir die heiligen Gegenstände an und bitte sie, ihre Magie zu versprühen. An jedem beliebigen Tag haben sie die Kraft, warme angenehme Gefühle wieder aufleben zu lassen und mir ohne jeden Zweifel zu bekräftigen, dass ich geliebt, wertgeschätzt und gewürdigt werde. Es stehen auch immer ernste und komische Karten auf meinem

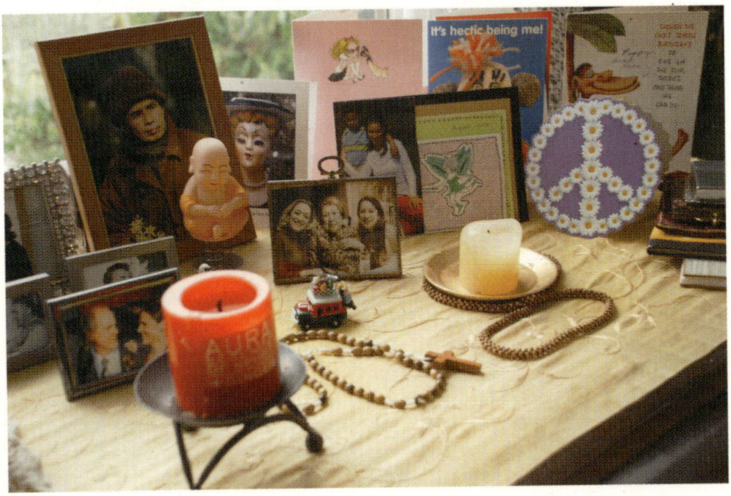


Mom's Altar

Altar, auf denen liebevolle Worte und Gefühle festgehalten sind, die mich daran erinnern, dass ich aus vielen Gründen hier bin und eine besondere Arbeit hier zu tun habe.

Auf meinem Altar stehen Fotos derjenigen, die mir lieb und teuer sind. Einige meiner verstorbenen Vorfahren stehen neben meinen wunderschönen Töchtern, meinem liebevollen Ehemann und meinen wichtigsten Gewährsleuten, Thich Nhat Hanh und Padre Pio. Sie alle erinnern mich daran, dass ich Teil einer langen Abstammungslinie und eines viel umfassenderen Gesamtbildes bin. Es gibt auch eine Reihe Bilder von mir zu sehen. Eines stammt aus der Zeit, als ich acht Jahre alt war, und soll mich daran erinnern, das Kind in mir lebendig und gesund zu erhalten. Ein anderes Bild stammt aus meinen glanzvollsten Tagen und soll mich auf Zack halten!

Auch Statuen von den hohen Tieren C, B und G (Christus, Buddha und Ganesha) schmücken zusammen mit Engeln und Elfen meinen Altar zu verschiedenen Zeiten. Es gibt einen silbernen Spiegel, den ich zeitweise benutze, um mich genau anschauen zu können (und ich meine damit nicht die Falten hier vorne.) Ich habe einen Shiva-Lingam-Stein aus dem heiligen Fluss Narmada, der als drittheiligster Fluss Indiens nach Ganges und Yamuna angesehen wird und an dessen Lauf sich viele Pilgerstätten befinden. Kristin kichert und sagt, er sei ein Phallussymbol, aber für mich ist er ein schöner Stein, der den

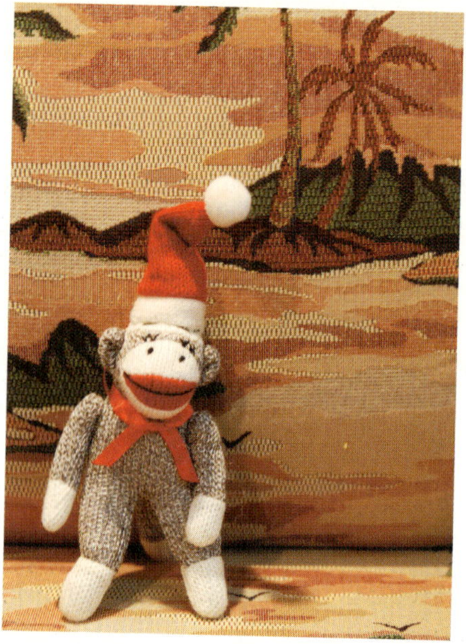

langen Weg von der anderen Seite der Welt zurückgelegt hat, um auf meinem Altar zu landen. Ich habe heiliges Wasser aus dem Sanctuario de Chimayo in New Mexico, meine ganz spezielle Sockenäffin, die Zauberin Lorenza, und den wippenden Buddha (der eigentlich für das Armaturenbrett eines Autos gedacht ist). Die beiden bringen mich dazu, laut loszulachen und das Leben nicht so ernst zu nehmen.

Und dann gibt es da noch meine allergrößten Schätze, die liebevoll von einer Kindheitsfreundin namens Carmen angefertigt wurden. Ich bewahre sie in meiner Kraftschale auf. Es handelt sich um ein Goldmedaillon, auf dem mein Kosename eingraviert ist und das mir meine Mutter zu Weihnachten geschenkt hat, kurz bevor sie starb. Im Innern lebt ihr Bild genauso weiter wie der dünne goldene Ehering, den sie fünfzig Jahre getragen hat. Dann gibt es da noch ein silbernes Zahnfee-Glöckchen, das eine winzige Menge ihrer Asche enthält als eindringliche Mahnung, dass der Tod die andere Seite des Lebens ist, sowie ein Feuerzug mit dem Namen der Firma meines Schwiegervaters, das mein Mann ein paar Wochen nach dem Tod seines Vaters auf einem Flohmarkt ausgegraben hat, bestimmt ein letztes Geschenk, das mit väterlicher Liebe geschickt wurde. Und dann ist da mein liebstes Stück von allen, ein „Diamantring", den Kristin für mich gekauft hat, als sie sieben Jahre alt war. In dem Jahr hatte sie fünf Dollar zusammengespart, um mir dieses großzügige Geschenk zu Weihnachten machen zu können. Ich erinnere mich noch sehr genau an die Aufregung, die nur ein Kind zeigen kann, das sich ganz unglaublich anstrengt, eine Überraschung geheim zu halten. Für mich ist er von unschätzbarem Wert und wird immer Ausdruck der starken Energie der Liebe meiner Tochter sein.

Und schließlich ruht über der Klangschale noch eine einzelne Feder, die von einem Sioux-Indianer akribisch genau aus einem Elchgeweih geschnitzt wurde. Ich bin ihm zwar nie begegnet, doch seine Kraft hat mein Leben durch seine großartige Kunst beeinflusst. Ich habe meiner Mutter die Feder auf den Unterleib gelegt, als sie sich zu ihrem nächsten großen Abenteuer aufmachte. Für mich birgt sie die Energie ihres letzten Atemzuges in sich.

Zahlreiche Geschichten, Gefühle und Verbindungen werden vor mir auf meinem Altar in der morgendlichen Stille ausgebreitet. Jeder heilige Gegenstand trägt seine einzigartige, kostbare Energie in sich. Zusammengenommen enthalten sie die Erinnerungen, die das Geflecht meines Lebens bilden. Mein Altar lebt und atmet. Er dehnt sich aus und schrumpft. Manchmal empfange ich und manchmal gebe ich. An meinem Altar öffnet sich mein Herz und es wird ruhig und friedlich. Er ist mein Tisch – der Ort, zu dem ich gehe, um spirituelle Nahrung zu erhalten, zu feiern, zu trauern und mit mir allein zu sein. Er lehrt mich, achtsam zu sein, innezuhalten und zuversichtlich auf die Antworten zu warten, die in ihrem eigenen Tempo kommen werden. An meinem Altar erinnere ich mich an meine Stärken und wenn ich an einen Scheideweg komme, dann bitte ich um Führung.

Mein Wunsch für dich ist, dass du dir das kraftvolle Geschenk eines eigenen Altars machst und geduldig auf die Offenbarungen wartest, die kommen werden. Das tun sie nämlich immer.

## Die Macht des Altars

Dein Altar kann so bescheiden oder prachtvoll sein, wie du ihn gerne hättest. Er ist deine persönliche Schöpfung, dein Kunstwerk. Lass ihn eine Reflexion deiner selbst sein. Ob groß oder klein, er wird ein Ort sein, den du gestaltet hast, damit er für dich Kraft besitzt. Fang einfach an, ihn Stück für Stück aufzubauen, ein bedeutsames Objekt nach dem anderen. Dann lass deine kostbaren Schätze gemeinsam wirken und noch kraftvoller und heiliger werden, indem du sie ehrst. Hier einige Gedanken und Vorschläge, um dir den Einstieg zu erleichtern:

- *Altar.* **Über die Jahre habe ich viele Dinge als Altäre verwendet – Regale, Fensterbretter, Frühstückstabletts, Schemel, Bänke ... lass deiner Phantasie freien Lauf! Wenn du viel Zeit im Auto verbringst, dann funktioniere dein Armaturenbrett zum Altar um. Wenn du viel herumreist, dann mache ihn kompakt und tragbar. Zur Zeit ist mein Altar ein museumsreifes chinesisches Sofa, das in einen Couchtisch verwandelt wurde.**
- *Altartuch.* **Du kannst deinen Altar einfach so lassen, wie er ist, oder ihn mit einem besonderen Tuch bedecken, wie zum Beispiel einem Deckchen, das deine Großmutter gestickt oder gehäkelt hat. Ich habe das bestickte seidene Schultertuch meiner Mutter über mein eigenes gehängt. Du kannst auch Platzdeckchen oder Tischläufer verwenden. Ich nehme gerne etwas Handgemachtes, das die Energie meiner Vorfahren in sich trägt.**
- *Kraftschale.* **Vielleicht willst du eine besondere Schale aufstellen, um die kostbarsten Schätze auf deinem Altar unterzubringen.**
- *Fotos von Ahnen,* **Familienmitgliedern, Göttern, Göttinnen und Gurus verleihen deinem Altar zusätzliche Inspiration und Unterstützung.**
- *Postkarten,* **die du von besonderen Menschen bekommen hast, können dir helfen, dich zu erinnern, wie besonders du selbst bist.**

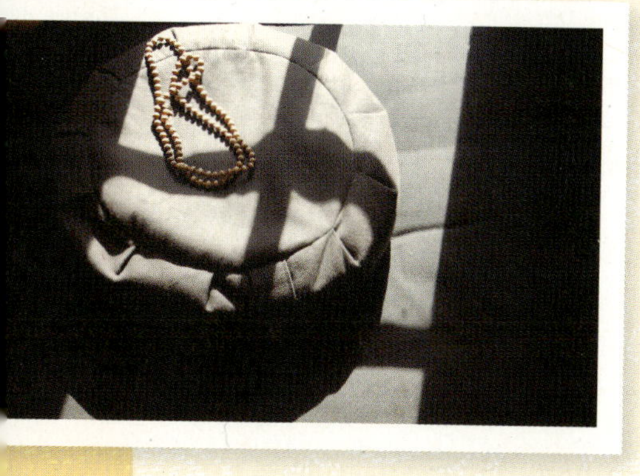

- **Statuen deiner Lieblingsgottheiten,** Heilige, Engel, Elfen, Krafttiere – wer oder was immer dich anspricht, lass ihn oder sie deinen Altar schmücken. Sie werden kommen, wenn du sie rufst. Auf meinem Altar habe ich einen kleinen hölzernen Buddha stehen, einen weißen Porzellanengel, der meiner Schwiegermutter gehört hat, ein kleines Stinktier aus Keramik und einen weißen Schwan (zwei meiner Krafttiere).
- **Weihrauch oder Salbei.**
- **Kerzen.**
- **Kristalle.**
- **Eine Glocke oder Klangschale,** um den Anfang und das Ende deiner Meditation anzukündigen.
- **Perlen** jeglicher Art. Es können zum Beispiel Rosenkranzperlen oder Gebetsperlen aus Sandelholz sein.
- **Opfergaben** in Form von Blumen oder Gegenständen, die du in der Natur gesammelt hast, wie Steine, Muscheln oder schöne Blätter.
- **Ein Meditationskissen** oder ein anderes Kissen oder Polster zum Sitzen vor deinem Altar.
- **Ein Schultertuch,** das bereitliegt, um dich warmzuhalten (dasjenige, das ich verwende, hat meiner Mutter gehört).
- **Ein Aufbewahrungsort** für die kostbaren Dinge, die du abwechselnd verwenden willst. Auf der einer Seite meines Altars steht ein kleiner Kasten mit Schubladen unterschiedlicher Größe, in denen ich die zahlreichen Karten und besonderen Dinge aufbewahre, die ich verwende, um meinen Raum zu schmücken.
- **Eine Uhr,** damit du weißt, wie lange all das dauert!

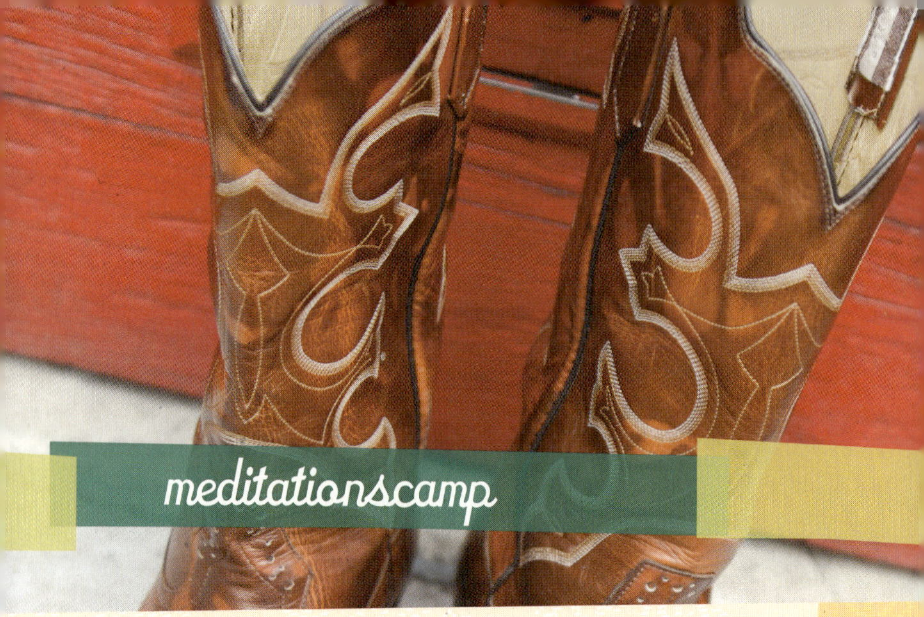

# meditationscamp

**Wenn du schon mal eine Yogastunde besucht hast,** dann erinnerst du dich bestimmt an die nervigen fünf Minuten gegen Ende, in denen du angehalten wirst, auf „lass" ein- und auf „los" auszuatmen. Für mich sind diese letzten Minuten immer eine Qual gewesen. Ich und meditieren? Wenn ich stillsitzen sollte, würde ich durchdrehen!

Pilgertouren zu Zen-Dojos, Aschrams, Schwitzhütten, Kirchen und Retreats können uns wirklich helfen, den inneren Zoo zu bändigen. Die Stille innerhalb dieser Mauern erinnert uns daran, dass unter unserem endlosen weißen Rauschen eine Enzyklopädie heilender Führung verborgen liegt. Ruhe ... Kannst du sie dir vorstellen? Was für ein schöner Ort für einen Tagesausflug! Es kostet nichts, unsere Organe bekommen eine Ruhepause und die Aussicht ist atemberaubend.

Der Gedanke zu meditieren kann einen überwältigen. Manche Menschen befürchten, dass die Meditation ewig dauern und sie zu Tode langweilen wird. Andere haben Angst vor dem, was sie hören oder sehen könnten, wenn sie sich die Zeit nähmen, aufmerksam zu sein. Aber Meditation ist nicht höhere Mathematik. Wahrscheinlich wirst du kein spirituelles Erwachen haben wie Moses in Cecil B. deMilles Film *Die Zehn Gebote*. Der Nutzen der Meditation ist weitaus subtiler als das, doch zeichnet ihn eine ähnliche Erhabenheit aus. Du kannst deine Auszeiten (oder sollte ich Einzeiten sagen?) über den Tag verteilen. Du kannst sogar meditieren, während du pinkelst.

Warum nicht? Was hast du denn sonst noch zu tun? Sitze, pinkele, nimm einen tiefen Atemzug und mach deinen Geist leer.

Die Meditation lenkt unseren Fokus zunächst auf den Atem und dann auf unsere höhere Aufgabe. Der Raum zwischen dem Geplapper ist der, in dem dein innerer Heiler oder deine Heilerin auflebt. Beruhige den Lärm in deinem Geist und mach dich bekannt. *Hallo ich, ich bin ich. Schön, dich kennenzulernen!*

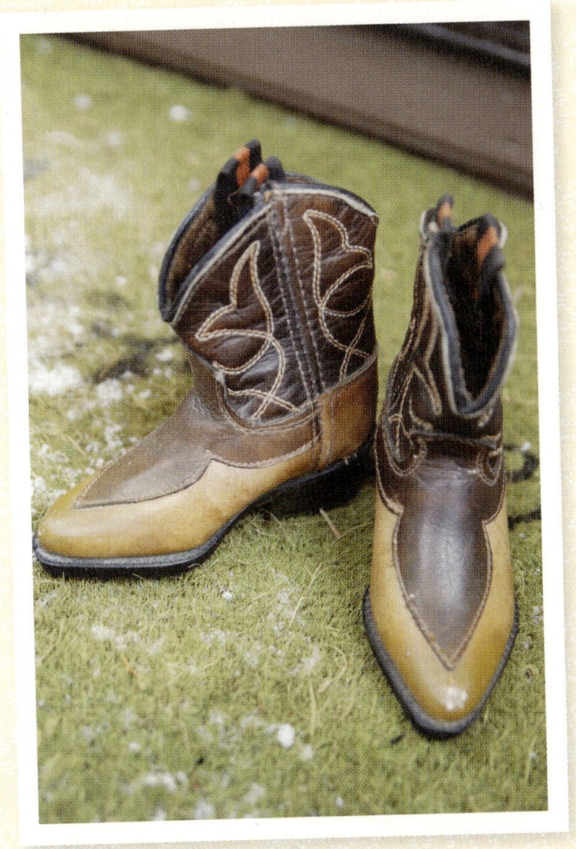

# Anleitung zum Innehalten für Vielbeschäftigte

Du hast beschlossen, nach innen zu gehen und den Affengeist-Rodeo zu reiten, was? Na dann, viel Glück! Bevor du reinspringst, habe ich ein paar Vorschläge für dich, die Wahnsinn verhindern könnten.

Kaufe dir einen Küchenwecker, eine Meditationsglocke oder Zimbeln. Suche deinen heiligen Ort auf. Mach es dir dort auf einem Kissen oder Stuhl bequem. Stelle den Wecker auf eine geeignete Anzahl von Minuten ein, sagen wir mal fünf bis zehn, wenn Meditieren etwas Neues für dich ist. Schließe die Augen und beginne, bis zehn zu zählen. Wenn du einatmest, zähle eins – dann atme auf eins aus; atme auf zwei ein, auf zwei aus und so weiter. Wenn dein Geist abdriftet und du dich beim Kaufen von Schuhen oder Mountainbikes erwischst, dann bringe deinen Geist sanft zurück und beginne wieder zu zählen. Dein Geist ist wie ein Muskel: Je konsequenter du bist, umso besser werden die Resultate sein, die du bekommst. Reihe die Zeit und die Tage aneinander wie Perlen auf einer Halskette.

Jedes Mal, wenn du zum Atem zurückkehrst, durchbrichst du ein altes Muster (Ablenkung) und schaffst eine neue geistige Gewohnheit (Fokus). Richte deinen Geist bewusst aus, statt jedem Gedanken zu folgen, der dir in den Sinn kommt. Du kannst auch ein Mantra einsetzen, wenn das für dich leichter ist. Atme zum Beispiel auf „lass" ein und auf „los" aus. Oder atme auf „mögen alle Wesen überall" ein und auf „glücklich und frei sein" aus. Wenn du Sanskrit beherrschst, dann mache es ruhig nach der alten Schule. Om namah shivaya! Im Zen-Buddhismus wird die Kraft der Konzentration Joriki genannt. Joriki beginnt im Innern und strahlt in alle Aspekte deines Lebens aus. Doch um die Stärke und die Kraft zu erleben, die Joriki erzeugt, musst du regelmäßig üben.

Wie viele von euch halten jetzt gerade den Atem an? Mache einen Body-Scan. Jetzt atme aus. Wenn wir gestresst sind, ist das Erste, was wir tun, uns anzuspannen, nach Luft zu japsen und dichtzumachen. Die meisten von uns bekommen nicht mit, dass sie in einem ständigen Zustand der Anspannung herumlaufen. Für uns fühlt sich unser hoher Stresspegel normal an. Sofern du nicht unter einem Lotosbaum aufgewachsen bist, sehen deine Nebennieren aus wie Keith Richards an einem schlechten Tag. Atme jetzt. Verenge deinen Fokus auf das, was wirklich zählt: Du!

Ob du es nun glaubst oder nicht, es gibt eine richtige und eine falsche Weise zu atmen. Schnelles, flaches Atmen – so wie die meisten Menschen Sauerstoff einsaugen – kann zu einer ganzen Reihe gesundheitlicher Probleme sowohl physischer als auch psychischer Natur führen. Wenn du lernst, richtig zu atmen, sorgst du dafür, dass dein Körper all den köstlichen Sauerstoff bekommt, den er benötigt. Wenn du richtig atmest, hebt sich dein Magen (und nicht dein Brustkorb) leicht mit jeder Einatmung. Anmerkung: Eine schlechte Haltung schränkt den Atemfluss und das Heben und Senken des Zwerchfells ein. Also erinnere dich an die Ermahnungen deiner Mutter und setz dich gerade hin!

## Wie atmest du?
## Wie steht's mit deiner Haltung?

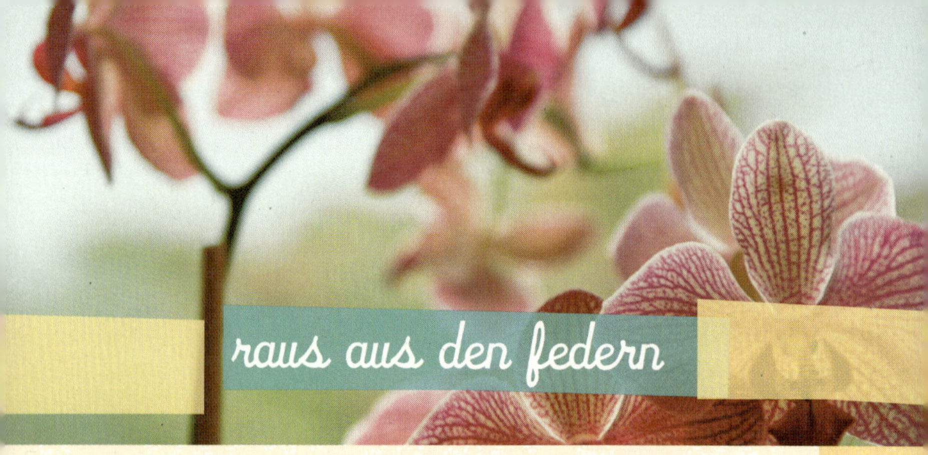

# raus aus den federn

**Ich möchte dir drei potentielle Handlungsverläufe schildern,** wie du deinen Tag beginnen kannst. Welcher klingt für dich am ansprechendsten?

## erstes szenario:

Du schießt viel zu spät aus dem Bett hoch, spülst eine Kanne Kaffee hinunter und rast zu deinem Computer. Dein Geist lädt seitenweise Gräueltaten, Politik, Zellulite von Filmsternchen und steigende Zinsraten runter, während deine Achseln von dem Koffeinrausch zu schwitzen beginnen: Oh mein Gott, du hast deine E-Mails noch nicht gecheckt! Wie ein Kopiergerät scannst du rasch die Notizen von Cyber-Quenglern, die dich an all die Dinge erinnern, die du gestern nicht geschafft hast.
Dann brichst du dir fast das Genick bei dem Versuch, für ein blitzschnelles Abduschen mit dem Schlauch in die Dusche zu hechten, um dann (natürlich ohne Frühstück) zur Arbeit zu rasen. Wenn du einen Haufen Kinder hast, multipliziere den Chaosfaktor noch mit zwei. Wenn du einen Hund hast, multipliziere ihn mit drei. Wenn du eine Katze und einen Ehemann hast, dann bist du wirklich angeschissen. Du fühlst dich nie ausgeruht, hast keine Ahnung, wie du dich mit deiner inneren Weisheit verbinden sollst, und die verdammten Tage sind nie lang genug. Ein warmes Bad und ein paar Sekunden Frieden fühlen sich an wie ein One-Way-Trip auf die Bahamas.

## zweites szenario:

Weil du zu einer vernünftigen Zeit ins Bett gegangen bist und volle acht Stunden erholsamen Schlaf genossen hast,

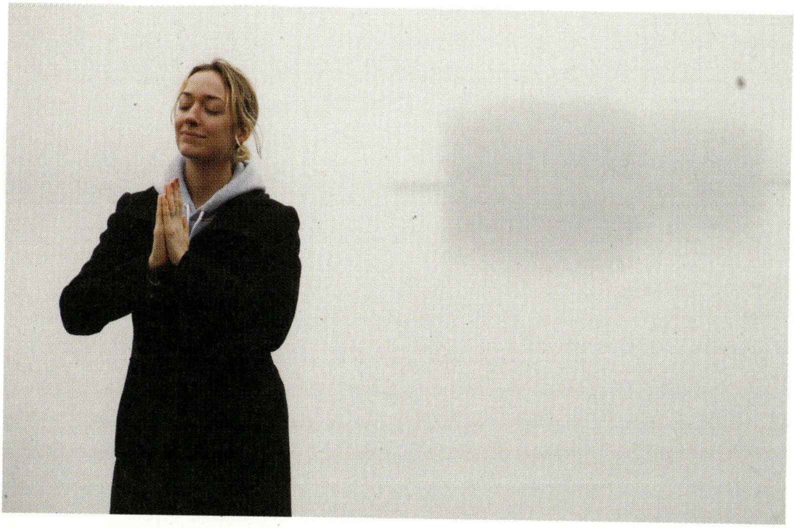

wachst zu zwischen 5.30 und 6.00 Uhr morgens auf und fühlst dich glücklich und erfrischt. Dann gießt du dir eine Tasse Kräutertee ein, schaust aus dem Fenster, um zu sehen, ob das Häschen, das in deinem Garten lebt, sich an deinem Unkraut gütlich tut, und machst dich zu deinem heiligen Platz auf. Sobald du bequem sitzt und der Salbei in der Räucherschale brennt, wendest du dich einer erhebenden spirituellen Lektüre zu, um deine Kraftreserven wieder aufzufüllen. Vielleicht füllst du dein Dankbarkeitstagebuch mit einigen Dankeschöns, Amen und Affirmationen. Du schließt die Augen und meditierst zehn bis dreißig Minuten lang. Während du zur Besinnung kommst und zu deiner Mitte findest, wird dir bewusst, dass du dich nicht abhetzen musst.

Du hast alle Zeit der Welt, um deine Arbeit getan zu bekommen, und nichts wird dich aus dem Konzept bringen. Also hüpfst du ins Bad und tauchst erfrischt und bereit für das bewusste Ein- und Ausatmen, das die nächsten vierundzwanzig Stunden füllen wird, wieder auf.

## drittes szenario:

Lade dich ein, einen Mittelweg zu finden. Wir stolpern alle durch den Tag, so gut wir können. Zwar können wir uns nicht alle Fristen vom Hals schaffen, doch wir müssen uns auch nicht umbringen, um unsere Arbeit getan zu bekommen. Ausdauer. Beständigkeit. Kleine Schritte. Triff Entscheidungen, die zu allererst deine Bedürfnisse würdigen. Arbeite heraus, was für dich am wichtigsten ist und beschütze es wie eine Löwin. Denk dran, du bist die Generaldirektorin deines Lebens. Wenn du zur Ziellinie humpelst und deine Bauchspeicheldrüse auf dem Asphalt hinter dir herziehst, was hätte das Ganze dann bezweckt? Im Jetzt zu leben gibt uns die Möglichkeit, jede einzelne Sekunde unseres Lebens bewusst zu erleben. Die Zeit tickt für jeden, nicht nur für Menschen mit Krebs. Während du Auto fährst, dein Haar in der Dusche ausspülst und die Wäsche in den Trockner wirfst, atme diese Erkenntnis ein und nimm dein wunderbares Leben wahr. Halleluja! Reich die spirituellen Pfannkuchen rüber.

Dein schöner Geist ist morgens am offensten; deshalb ist es hilfreich, deinen Tag mit zentrierenden Übungen wie z. B. einer Meditation zu beginnen.

## Welche drei Veränderungen kannst du in deiner Morgenroutine initiieren? Beschreibe sie. Welche ist die wichtigste?

## Die Macht des Meditationskissens

Um etwas wirklich loszulassen, müssen wir es zunächst einmal wahrnehmen. Indem du deinen Geist beruhigst und deine Aufmerksamkeit nach innen wendest, entblätterst du dich dir selbst gegenüber. Wenn sich der meisterhaft unterdrückte Müll in deinem Kopf offenbart, hast du vielleicht das beängstigende Gefühl, bloßgestellt zu werden. Oh la la! Lass deine Unterwäsche fallen und erlaube dir, dich in deinem Zen-Evakostüm (oder Adamskostüm) zu sonnen. Lass die Strahlen auf die blassen Stellen fallen, die unter Jeans und langer Unterwäsche verborgen waren. Wenn du bereit bist, dich wieder zu bedecken, dann hülle dich in einen prächtigen Stoff deiner Wahl.

Zerstreute Geister suchen sich Polyester aus, zentrierte Geister wählen Bio-Baumwolle. Die mutigen Leute, die ihren Hintern aufs Kissen setzen, werden dir sagen, dass der Krempel, der dir nicht dient, sich mit einem tiefen Stöhnen vorstellen wird. Stöhnen ist gut; manchmal macht es sogar Spaß.

Wenn du anfängst, die Schichten deiner Zwiebel zu schälen, wird es möglicherweise zu Tränen und Wutausbrüchen kommen. Phantastisch! Allergische Reaktionen auf Fokus und Konzentration sind normal. Wenn du erst regelmäßig übst, wirst du feststellen, dass du die Stärke von Wonder Woman besitzt, wenn es darum geht, deine Aufmerksamkeit zu fokussieren. Ein Lasso und ein unsichtbares Flugzeug erwarten dich, während du dich von einer Zicke mit aggressiver Fahrweise in eine erleuchtete Lenkerin verwandelst, die sich von der Parade von Trotteln, die ihr ständig den Weg versperren, in keinster Weise erschüttern lässt.

**DIE EINZIGE VEREINBARUNG, DIE DU MIT DIR SELBST TRIFFST, LAUTET, JEDE BEWERTUNG DARÜBER LOSZULASSEN, WIE GUT ODER SCHLECHT DU DIESE GAR NICHT SO EINFACHE AUFGABE ERFÜLLST.**

Dein Geist wird auf Wanderschaft gehen, und wenn er das tut, dann verzichte darauf, dir deine mentale Peitsche zu schnappen und deine Gedanken zu jagen mit der Absicht, sie für eine Tracht Prügel einzufangen. Rücke stattdessen näher und mach es dir gemütlich. Was bei mir funktioniert, funktioniert bei dir vielleicht nicht. Viele kleine, mundgerechte Pausen können deinem Leben zusätzlichen Raum geben. Versuche, achtsam deine Wäsche zu falten und das Geschirr achtsam abzuwaschen. Halte eine Minute inne und stehe still in der Sonne. Wenn du vor einer plätschernden Quelle sitzt, verbinde dich mit dem Klang des Wassers. Du musst kein Mönch in einer Höhle sein, um ein wenig Zen-Großartigkeit in dein Leben zu bringen.

Wenn du deine Praxis weiterentwickelst, erwachst du vielleicht zum kosmischen Klebstoff, der uns alle zusammenhält. Das Wort ‚Yoga' bedeutet Vereinigung, und zwar mit dem Göttlichen. Wow, dich mit dem Göttlichen vereint – wann hast du das zum letzten Mal getan? Verrückt! Sei nicht überrascht, wenn eine Weihnachts-Lichterkette in deinem zu Bewusstheit erwachten Geist weiterflackert. Als ich eingetaucht bin, wurde meine Verbindung zu der Welt um mich herum so stark, dass es zu schmerzhaft wurde, ihr den Rücken

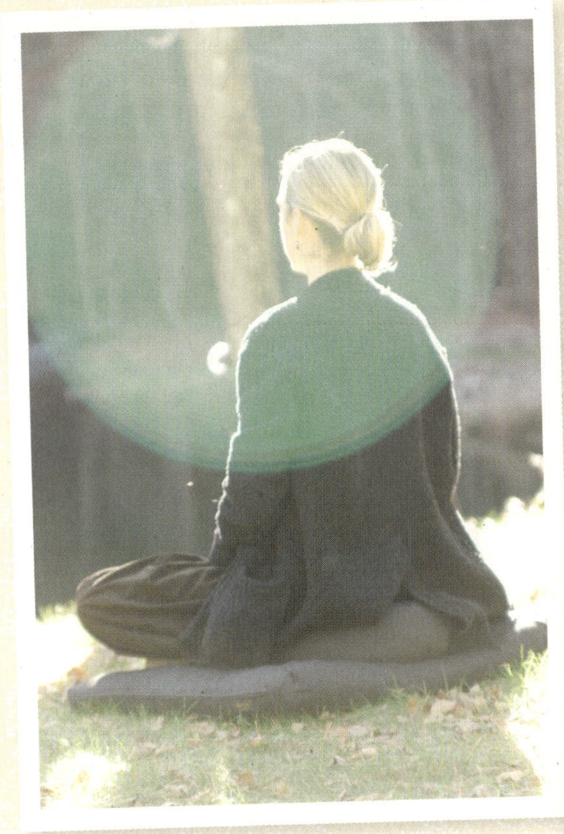

zuzukehren; das zu tun, hätte bedeutet, mich selbst im Stich zu lassen. Die Entscheidungen, die ich treffe, haben Auswirkungen auf mein inneres und äußeres Umfeld. Die Erderwärmung findet nicht nur in der Theorie statt, da draußen auf Al Gores Videoprojektor. Sie spielt sich direkt unter deiner Haut in dem abgeholzten Terrain deines Körpers ab. Nun, das ist wirklich Stoff zum Nachdenken. Im Grunde genommen ist Trennung jeglicher Art ein Übel.

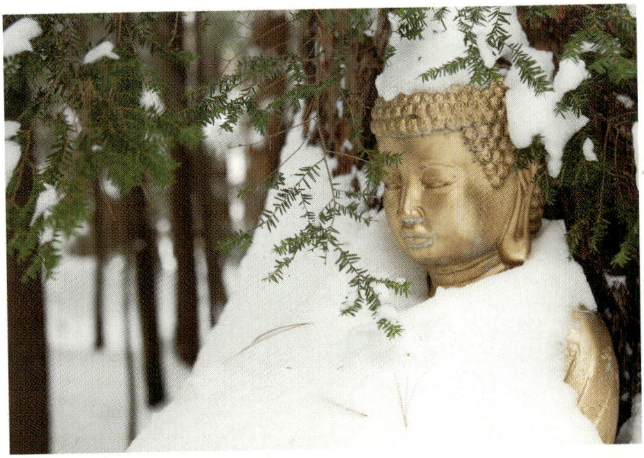

**Meditation ist *nicht* Entspannung, anders buchstabiert.**

**JON KABAT-ZINN**

## DEINE HAUSAUFGABE:

Meditiere. Tu es einfach! Wie war es? Wohin ist dein Geist abgedriftet? Wie hast du ihn zurückgebracht?

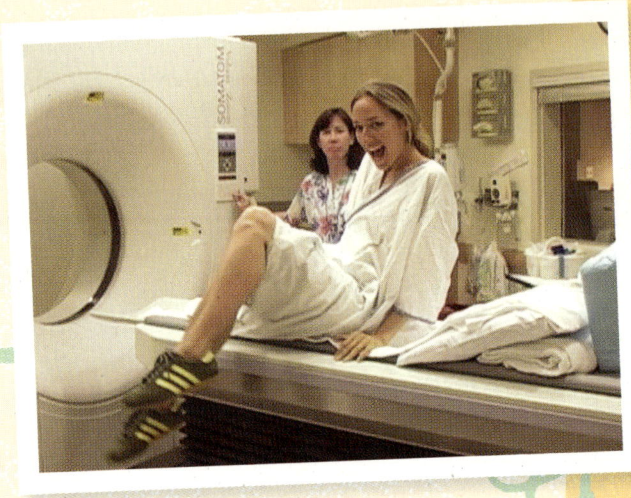


## ct-tag

Egal, wie zentriert du wirst, der CT-Tag wird dich ordentlich durch die Mangel drehen. Versuche, auf dem Scanner-Bett zu meditieren. Ich habe ganze Völkerscharen von Beschützern auf der anderen Seite, und sie alle kommen in weißer Kleidung, schlagen Trommeln, rauchen Friedenspfeifen (mit gutem grünen Gras gefüllte, nicht die mit Weizengras) und schaffen eine heilige Atmosphäre. Wenn der Gemeinschaftsgeist zu mir kommt, bin ich nicht allein, egal was passiert.

## Gedanken meiner spirituellen Schwester

Als mein Clan die erste Fassung meines Beitrags über Spiritualität las, entfachte das eine große Debatte und diverse Gewinn bringende Unterhaltungen. Olé! Cha, cha, cha, ich liebe das! Leslie (meine Schwester in der Seelenklempnerschule) hat all dem philosophischen Sinnieren in meiner Familie zu diesem Thema noch einiges hinzuzufügen. Sieh es dir an.

Meditation geschieht für mich in gewissen Momenten, die vorzugsweise von kurzer Dauer sind. Ich meditiere am liebsten, wenn ich spazieren gehe, wenn ich für mich bin oder irgendwohin pendele. Wenn ich zum Beispiel mit dem Zug fahre. Wenn ich in New York U-Bahn fahre und sauer bin, weil ich mich nicht hinsetzen kann, meine Tasche schwer ist und der wütende Mann neben mir um keinen Preis sein Maul halten will, dann schließe ich die Augen. Statt dagegen anzukämpfen und immer wieder darüber nachzudenken, wie sehr ich mir wünsche, dass meine Haltestelle endlich kommen möge, tue ich genau das Gegenteil – ich nehme den Moment in all seiner beschissenen Herrlichkeit an. Ich bin genau hier, genau jetzt. Ich höre zu, wie der Mann sich beschwert, und ich höre den Geräuschen der U-Bahn zu, während sie unter

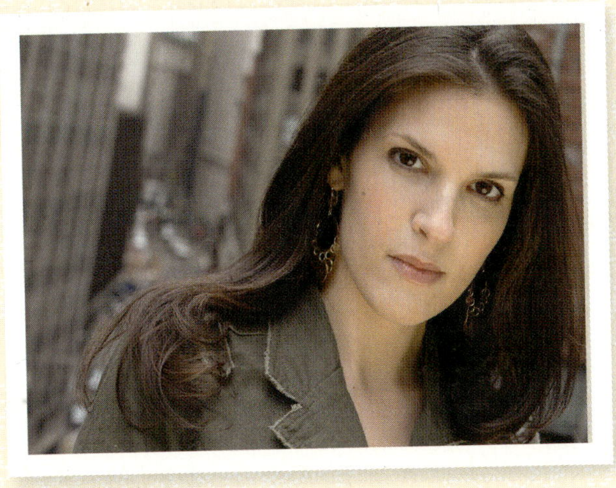

mir hin- und herschaukelt. Ich fokussiere mich auf meinen Atem und fühle meinen Körper, so wie er ist – meine Kleidung, die mich streift und mich vielleicht sogar an Orten liebkost, die mir nicht recht sind. Ich bin präsent. Dies ist der Ort, wo ich bin, auf Gedeih und Verderb.

Wir haben so viel Zeit damit zugebracht, in unseren Gedanken statt in unserer Realität zu leben. Wenn wir zum Lebensmittelladen fahren, denken wir darüber nach, was wir zum Abendessen zubereiten werden. Während wir Abendessen machen, denken wir darüber nach, was wir danach machen werden. Ich versuche, mich selbst daran zu erinnern, nicht einfach zu hören, sondern wirklich zuzuhören; nicht einfach zu schauen, sondern wirklich zu sehen; nicht einfach zu atmen, sondern wirklich zu leben. Was immer in diesem Moment geschieht, es ist das Einzige, was jemals sein wird.

Das ist gut, was? Natürlich habe ich Leslie alles beigebracht, was sie weiß, und ihr Coolness-Faktor ist ganz allein mein Verdienst ... Schön wär's! Deine (Wahl-)Familie besitzt mehr Weisheit, als du glaubst. Zapfe den Baum an.

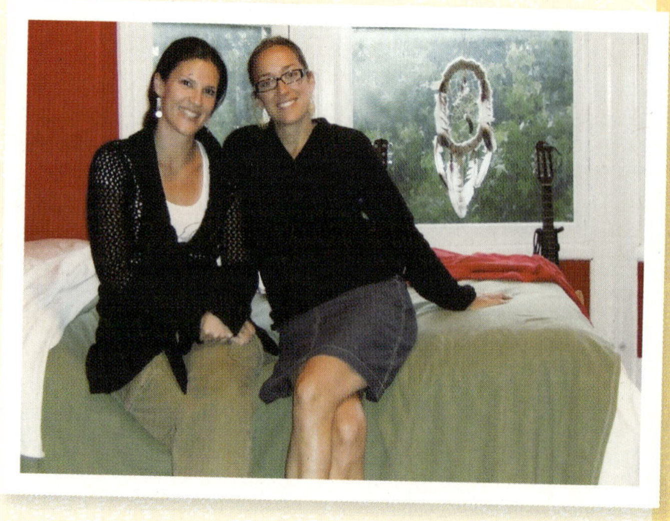

## Was ist dein Lieblingsmeditationsplatz?

Was ist der lausigste? Wie kannst du an jedem der beiden Plätze achtsam sein?

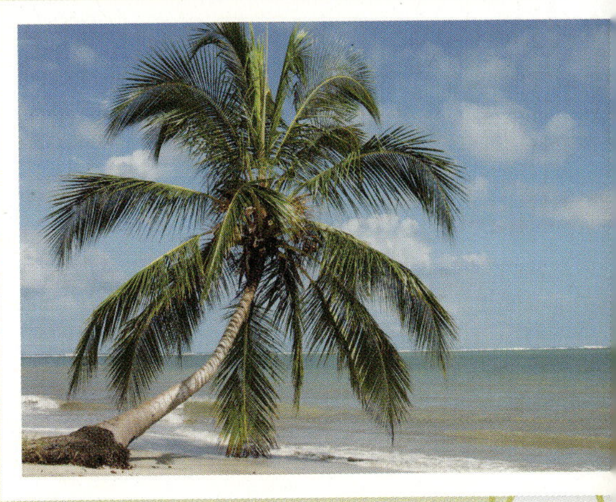

Meine Seelenschwester Sera und ich wurden bei der Geburt getrennt. Wir kratzen uns noch immer am Kopf und versuchen herauszufinden, wie uns unsere Eltern diese Information über all die Jahre vorenthalten konnten. Die Siebziger waren eine wilde Zeit, aber ich bitte dich! Sera ist eine strahlende Göttin und wortgewandte „Küchenchefin", die schmackhafte Rezepte voll spiritueller Freiheit für die moderne Frau kreiert. Sera, in Harvard ausgebildete Fachfrau für Mystik und vergleichende Religionswissenschaften und unerschrockenes spirituelle Vorreiterin hat *The Red Book: A Deliciously Unorthodox Approach to Igniting your Divine Spark* geschrieben. Setzt es auf euren crazy sexy Lehrplan, Leute. Es ist ein Muss für Gefängnisausbrüche und für heiliges Galoppieren. Juhu! So sieht Sera das Thema Spiritualität ...

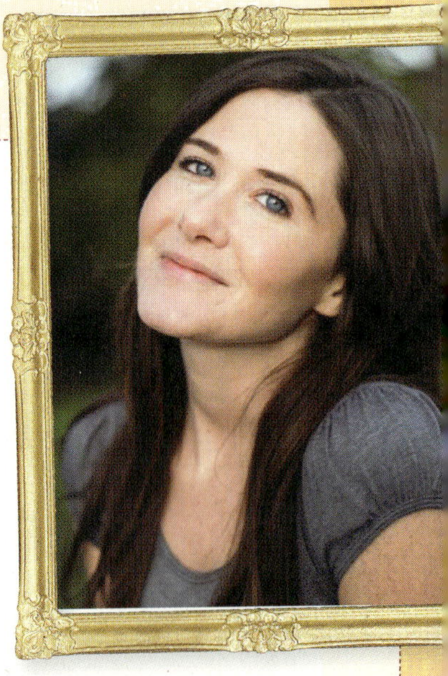

## Spirituell verrückt zu sein, befreit. Von Sera J. Beak

Ein ausgelassenes Spiel, das ich „spirituell verrückt zu sein, befreit" nenne, lässt sich am besten als eine Art Meditationsnachklang praktizieren – nachdem du eine Praxis abgeschlossen hast, die deinen Körper und Geist entspannt und dich an einen ruhigen und zentrierten Platz bringt. Der energetische Fokus dieser Übung liegt darauf, deinem glühend heißen Herzen zuzuhören, dem behaglichen Zuhause deines authentischen Selbst, deinem göttlichen Funken, deiner inneren Heilerin – der Schaltzentrale deiner Entscheider. Wenn du dir die Zeit nimmst, deinen Geist zu beruhigen und dein Gewahrsein in diesen bewussten Bereich deines Herzens sinken zu lassen, wirst du feststellen, dass er ziemlich viel zu sagen hast – oder vielmehr, dass du dir selbst ziemlich viel zu sagen hast. Du kannst dich mit deinem Herzen einfach dadurch verbinden, dass du eine Hand für einen Moment auf deine Brust legst, die Augen schließt und deinen Herzschlag spürst.

## *Ein paar wichtige Tipps:*

- **Im Laufe dieser Übung möchte ich, dass du, wenn du rein gar nichts spürst oder fühlst, es dir aus den Fingern saugst; tue so, als ob du dich mit deinem Herzen verbindest und aufschlussreiche Informationen von deiner inneren Heilerin bekommst (versuche, dir vorzustellen, dass du ein weises und liebevolles authentisches Selbst hast und dass es bei einer Tasse Tee intim mit dir plaudert. Was würde es mit dir teilen?) Dieses So-tun-als-ob ist nicht künstlich oder falsch; es hilft, einen Weg für deine Erfahrung zu bahnen – deine Vorstellungskraft zu nutzen, ist häufig der erste Schritt, um ein neues spirituelles Bewusstsein anzufachen oder anzuzapfen.**
- **Dein authentisches Selbst kommandiert dich nicht herum und hat auch keinen schwachen, wütenden, zickigen, gehässigen oder negativen Tonfall (das wäre die Stimme deines Egos oder diejenige deiner Ängste). Dein authentisches Selbst ist ein weiser und liebevoller Aspekt von dir – deine Heilerin. Auch wenn sie bisweilen eine Klugscheißerin sein mag und sogar einen schmutzigen Sinn für Humor an den Tag legen kann, sollten ihre Worte immer von einer warmherzigen, kraftvollen und bedingungslos liebenden Energie begleitet sein.**
- **Überanalysiere die folgenden Sätze nicht. Mach dir nicht zu viele Gedanken über deine Antworten – lass dein Herz unzensiert sprechen, selbst wenn dir die Antworten anfangs dumm oder seltsam erscheinen mögen. Lass dein Selbst fließen.**

Wenn du bereit bist, dann schnappe dir einen Stift, atme tief in dein Herz hinein ... und auf geht's! Tue so, als ob deine innere Heilerin – wie immer du sie dir vorstellst – diese Sätze zu dir sagen würde, während sie dich ermutigt, aus ihrer Quelle des Mitgefühls und der Weisheit zu schöpfen, um sie zu beenden.

Meine Liebe für dich ist wie . . .

Wenn du dich doch bloß erinnern würdest, dass . . .

Ich fühle mich **am stärksten verbunden** mit dir, wenn . . .

**Ich fühle mich** getrennt **von dir, wenn . . .**

**Was kannst du jeden Tag tun, um deine Beziehung zu mir aufzubauen und zu stärken?** Eine einfache Meditationspraxis? Ein Spaziergang in der Natur ohne iPod? **Im Wohnzimmer tanzen? Gartenarbeit machen? Tagebuch schreiben?**

Jedes Mal, wenn du **DIESES WORT ODER DIESEN SATZ** siehst oder hörst (auf einer Hinweistafel, in einem Lied, online, im Fernsehen, wo auch immer), dann wisse, dass dies ein kleiner göttlicher Wink von mir ist, ein Bravo deines inneren Universums, ein kleiner Liebesklaps auf deinen spirituellen Hintern.

Was ist – genau jetzt – das Wichtigste, was du über **dein Leben** wissen musst?

Diese besonderen, ergebnisoffenen Aussagen sollen dir helfen, wieder eine fließendere Verbindung zu deinem authentischen Selbst herzustellen. Doch sobald du dich mit dieser Form der Kommunikation wohlfühlst, solltest du deine eigene Form von „spirituell verrückt zu sein, befreit" entwickeln – von allgemeinen, offenen Fragen bis hin zu präziseren Fragen, bei denen es Lücken auszufüllen gibt. Sie können so lustig oder ernst, so seicht oder tiefgehend sein, wie du möchtest, und sie können ein beliebiges Thema behandeln – von Gesundheitsratschlägen bis hin zu Entscheidungen über Lebensmittel und von Beziehungen bis hin zu Sex-Spielzeugen – kein Thema ist tabu. Versuche einfach nur, dafür zu sorgen, dass du entspannt und zentriert bist, wenn du losschießt. Fazit: Deine innere Heilerin kommuniziert ständig mit dir; alles, was du tun musst, ist, dich darauf einzustimmen, dass du ihr freie Bahn gibst.

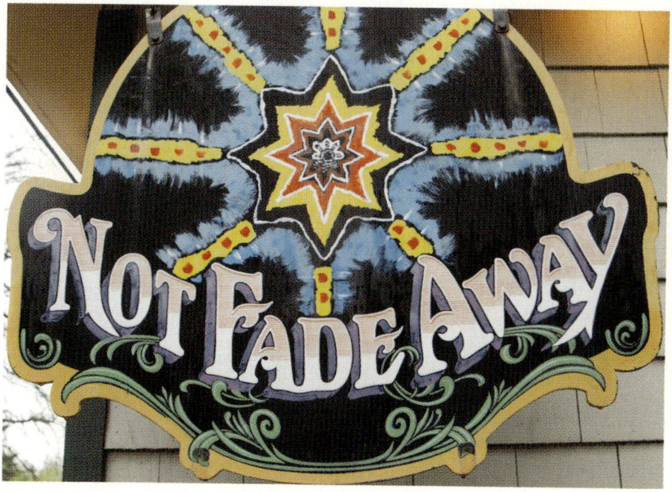

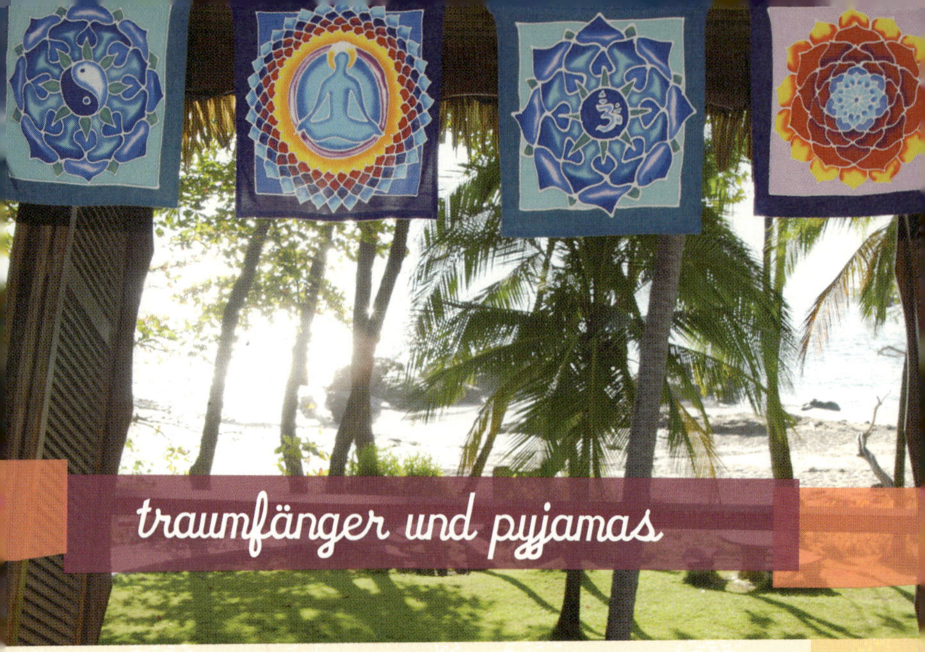

# traumfänger und pyjamas

**Träume sind mysteriöse Geschenke,** die in verborgenem Sinn verpackt sind. Wenn du das nächtliche Papier entfernst, setzt du die Gaben aus deinem Unbewussten frei. *„Sollte ich nach rechts gehen? Oder besser geradeaus? Bin ich bei der Tankstelle falsch abgebogen?"* Deine Träume werden es dir sagen.

In dem Jahr, bevor ich meine Diagnose bekam, hatte ich einen prophetischen Traum. Das ist die Art von Träumen, die dein Leben lenken und prägen. Ich war mit einer Gruppe von Photographen auf einer Exkursion in die Wildnis unterwegs. Wir gingen tagelang, bis wir schließlich an einen dunklen Tunnel kamen. Es gab zwei Möglichkeiten: in das Unbekannte hineinzugehen oder den längeren Weg um den Tunnel herum zu nehmen. Auch wenn mir alle davon abrieten, nahm ich meine Kamera, hielt sie mir zum Schutz vors Gesicht und ging direkt in die Dunkelheit hinein. Während ich das tat, flogen Tausende von Monarchfaltern an mir vorbei und liebkosten mein Gesicht mit ihren zarten (und heftig flatternden) Flügeln. Je weiter ich ging, umso mehr Schmetterlinge tauchten auf. Schließlich führten sie mich zu einer wunderschönen, von Sonnenlicht geküssten grünen Wiese.

Monarchfalter symbolisieren Freiheit, Freude und Kreativität. Ihre strahlend-orangene Farbe erinnert mich an die wild herumflatternden Roben von Mönchen, die bereit für die Wiedergeburt sind. Diese wunderschönen geflügelten Kreaturen legen riesige Distanzen zurück (bis zu 5.000 Kilometer für die Hin- und Rückreise) und sie fliegen bei ihrer Rückkehr nach Hause in großen Gruppen, häufig sogar zu ein und demselben Baum. Legenden der amerikanischen Ureinwohner besagen, dass du, wenn du einen geheimen Wunsch hast, einen Schmetterling finden und ihm deinen Wunsch übermitteln sollst. Wenn du den Schmetterling freilässt, wird er deinen Wunsch zum Großen Geist tragen. Indem du dem Schmetterling die Freiheit schenkst, hilfst du, das Gleichgewicht der Natur wiederherzustellen, und dein Wunsch wird bestimmt erfüllt werden.

Orange ist die Farbe des zweiten Chakras, das mit Sexualität, Macht und Rock 'n' Roll in Verbindung gebracht wird. Es steht in Zusammenhang mit deiner Fähigkeit, sich mit deinem Inneren zu verbinden und zu hören, was dein Körper möchte und braucht. Als ich die Nachricht bekam, dass ich Krebs hatte, erinnerte ich mich an meinen Traum und sah ihn sofort als Zeichen an, dass ich meine Reise dokumentieren sollte. Die Schmetterlinge sagten mir etwas. Ich nannte meinen Traum *Seelische Flügel* und erkannte, dass er ein Signal aus den tiefsten Winkeln meiner Zehen war. Deinen Träumen einen Namen zu geben, hilft, die Säfte anzuregen.

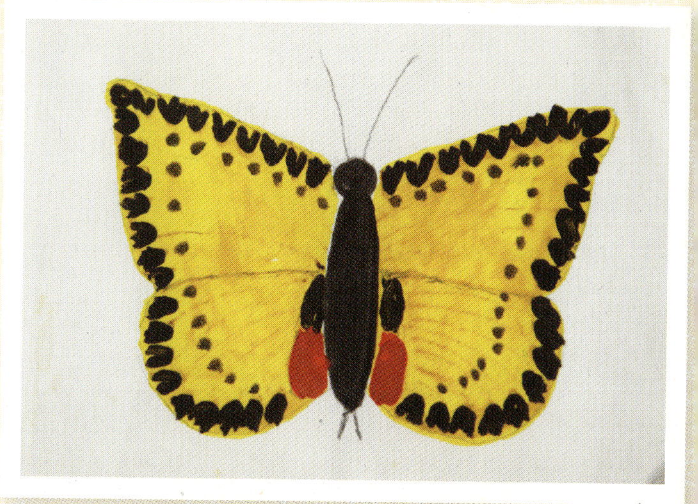

## Wenn deine Träume AUTOAUFKLEBER wären, welche Botschaft stünde da?

Du siehst Dinge und fragst: „Warum?“ Doch ich träume Dinge, die nie passiert sind, und ich frage: „Warum nicht?”

GEORGE BERNARD SHAW

Sera hat eine großartige Vision über die Kraft der Träume; hier ist eine kleine Kostprobe für deinen nächsten Einschlaftrip.

## Träume

### von Sera J. Beak

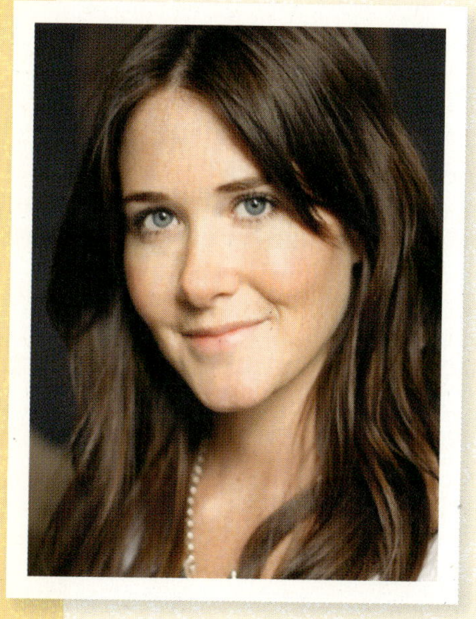

Letzte Nacht, als du am Schlummern warst und die Sterne funkelten, hat sich das Universum zu deinen Gunsten verschworen. Das ist die Wahrheit. Zu der Zeit, als du die Augen schlossest, ins Traumland wandertest und die Welt von dir abfiel, hat das Universum begonnen, dir Führung von unschätzbarem Wert anzubieten, indem es in der ausdrucksstärksten Sprache zu dir sprach, die es kennt: Zeichen, Symbole, Metaphern und Gefühle, sprechende Bilder und fruchtbare Erinnerungsfetzen. Warum zieht dein inneres Universum eine so reichhaltige und farbenfrohe nächtliche Show ab? Weil es weiß, dass Träume, wenn sie richtig erforscht und befolgt werden, dir helfen können, dich in die Superheldin zu verwandeln, die du von Geburt per Bestimmung schon warst.

Viele Menschen sind davon überzeugt, dass Träume aufschlussreiche Spiegel sind, die deine psychische, emotionale, spirituelle und physische Gesundheit auf eine Weise reflektieren, wie es eine Computertomographie oder ein Bluttest nie werden tun können. (Ich persönlich stelle mir Träume als alternative Gesundheitspläne vor, die durch die medizinischen Methoden des Mainstreams nicht abgedeckt werden.) Wenn du einschläfst, lockert dein Bewusstsein seinen Griff, was es deinem Unbewussten – dem Teil von dir, dessen du dir nicht direkt gewahr bist, von dem du jedoch indirekt beeinflusst wirst – erlaubt, hervorzutreten und zu zeigen, was in deinem Leben wirklich los ist. Es lenkt dich dann zu Aspekten deiner Beziehungen, deiner beruflichen Laufbahn, Sexualität, Stimmung, Familie und körperlichen Gesundheit hin, die ein paar (oder viele) Streicheleinheiten benötigen.

All unser Licht und unsere Dunkelheit, unsere Hoffnungen und Ängste (hallo, Alpträume!), unsere Schönheit und Hässlichkeit kommen in unseren Träumen zum Vorschein. Sie sind wie hintersinnige, mystische Nachschlagewerke über uns selbst, die uns zeigen, wie wir ganz werden können. Und das Großartige ist: Wenn wir uns die Zeit nehmen, uns mit den Inhalten unserer Träume zu beschäftigen, können wir leichter herausfinden, wer wir wirklich sind, und sogar anfangen, klarere, gesündere und bewusstere Entscheidungen darüber zu treffen, wie wir leben möchten. Traumarbeit (und Traumspiel) lädt Körper, Geist und Seele ein, sich auf einen energiegeladenen, flotten Dreier einzulassen, der uns wiederum unsere angeborenen Heilkräfte sehr viel leichter verfügbar machen kann.

## Verdammter Schrott – ich glaub, mein Hamster bohnert!

„So'n Quatsch", entgegnest du vielleicht. „Was ist so interessant an dem Scheißtraum, den ich letzte Woche hatte? Ich war nackt und habe eine Menge schwerer Plastiktüten mit mir herumgeschleppt, während ich ziellos um eine gruselige, geschmacklose Fertighausvilla herum wanderte und nervige, lebhafte Pinguine neben meinen Füßen watschelten. Mystische Heilungsoffenbarungen, ach du meine Güte!"

Ich weiß, was du meinst. Aber eines sei vorweg gesagt: Tu deine Träume nie ab und unterschätze sie nicht, egal, wie albern oder surreal sie dir anfangs vorkommen mögen. Deine Träume wörtlich zu nehmen, ist ein wenig, wie eine alte Bibelgeschichte wörtlich zu nehmen – es ist selten eine gute Idee, da fast immer mehr unter der allegorischen Oberfläche köchelt. Deshalb müssen wir bei der Interpretation unserer Träume zu aufgeweckten Metaphorologen werden (die sind mit den Meteorologen verwandt, nur dass sie bessere Klamotten tragen).

Lass uns den Traum oben als Beispiel nehmen: Im Traum nackt zu sein, bedeutet häufig, sich offen, ungeschützt, verletzlich, frei von überflüssigen Verkleidungen oder auch emotional entblößt und wund zu fühlen. Ein Haus oder ein

Gebäude könnte für den abgeschlossenen Raum deines Geistes, deiner Seele, deines Herzens oder Körpers stehen, während individuelle Räume möglicherweise neue Plätze in dir widerspiegeln, die du entdecken und erforschen solltest. Schau, ob du Details erkennen kannst. Welche Größe und Form haben sie? Wie sind sie ausgestaltet: Sind sie leer oder überladen? Schlabber-Chic oder Zen? Gibt es Türen oder Fenster? Sind sie offen oder fest geschlossen?

Was nun die Mülltüten aus Plastik angeht, so könnten diese für überschüssiges Gepäck stehen, auf das dich deine innere Heilerin (alias dein inneres Universum, das dir von deinem Unbewussten aus zuzwinkert) aufmerksam macht – vielleicht beängstigende medizinische Statistiken, finanzielle Sorgen, die Sorgen deiner Familie, alte emotionale Wunden, allen möglichen Ballast, den du mit dir herumschleppst und der in dir schwelt, ohne dass du es wirklich mitbekommst. (Weil Träume aus unserem Unbewussten kommen, sind sie hervorragend geeignet, uns Einsichten zu vermitteln, für die wir im Wachzustand vielleicht nicht so offen sind.) Und so legitim ein Teil dieses Ballasts auch sein mag, es könnte sein, dass er dir zu viel Lebensenergie aussaugt und deinen Heilungsprozess verlangsamt.

Und die Pinguine? Nun, wer kennt schon ihre symbolische Bedeutung? Doch wenn du von ihnen geträumt hast, hat deine Psyche todsicher eine Idee (unten findest du Tipps dazu, wie du deine kuriose Traumsymbolik interpretieren kannst). Natürlich könnten die Pinguine auch nur die Überbleibsel der Wiederholung von *Happy Feet* sein, den du gestern Abend im Fernsehen gesehen hast, und dich vielleicht daran erinnern, dass es in Ordnung ist, hier und da lockerer zu werden, egal, wie viel Eis du in deinem Leben überqueren musst.

Fazit: Wandle deine Traumbilder in Metaphern für dein Leben um. Lass diese Bilder in deinen intuitiven Säften marinieren. Nimm dir Zeit, die Sprache deiner Seele zu erlernen. Lerne, deine Symbolsprache fließend zu sprechen. Wer weiß, was du dabei entdecken kannst!

## Traummagie

Einen leicht kontroversen, aber wichtigen Umstand möchte ich hier noch erwähnen: Es ist für manche Menschen kein ungewöhnliches Phänomen, ihre physische Heilung unmittelbar mit einem bestimmten Traum in Verbindung zu bringen. Ich habe zahlreiche Berichte von Träumenden gelesen, die in ihren Träumen sehr spezifische Informationen hörten – wie den Namen einer Person oder einen zufälligen Schlüsselbegriff, den sie noch nie zuvor gehört hatten –, die sie zu einem besonderen Arzt, einem inspirierenden Buch oder sogar einem neuen Medikament führten, was dann ihren Heilungsprozess enorm beschleunigte. Ich habe sogar Geschichten gehört, in denen der betreffenden Person eine mythologische Persönlichkeit oder ein verstorbener Verwandter im Traum erschien und den Träumer an einem Körperteil „berührte", der im Wachzustand untersucht werden musste. Der Traumzustand kann wirklich eine machtvolle Ebene sein.

Lass mich ganz klar Folgendes sagen: Ich gebe diese Beispiele nicht an dich weiter, um dich zu beeindrucken oder dir ein schlechtes Gefühl zu geben, weil du den Eindruck gewonnen hast, deine Träume entsprächen nicht dem Standard. Vielleicht meinst du ja sogar, deine innere Heilerin sei tot oder verschollen und habe sich fortgeschlichen, um Piña Coladas in Mexiko zu schlürfen, während du dich hin und her wälzt und versuchst, mit dem „richtigen" Leben fertigzuwerden. Sei versichert, egal, was du träumst, egal, wie undramatisch oder leicht zu vergessen deine Träume sein mögen, das Potential für eine Heilung ist immer vorhanden. Ich erzähle dir Beispiele wie diejenigen oben, weil ich glaube, dass es wichtig ist, gerüstet zu sein und offen für die Idee zu bleiben, dass unser Körper, unser Geist und unsere Seele nach einer Vielzahl von Möglichkeiten suchen, um unsere Heilung zu unterstützen. Unsere innere Heilerin richtet sich nicht nach medizinischen Regeln, Statistiken oder Theorien.

Eines solltest du unbedingt beachten: Dein Unbewusstes nimmt sehr gerne Anweisungen entgegen. Du willst ihm mitteilen, dass du heilenden Zauber aus der Traumwelt erhalten willst? Versuche Folgendes: Bevor du einschläfst, trage deiner inneren Heilerin eine tief empfundene Bitte vor (sprich sie laut aus, flüstere sie, schreibe sie auf, was immer für dich funktioniert): *Ich möchte heute Nacht Heilung erfahren, oder: Führe mir zumindest einige klare Informationen vor Augen, wie ich meine Gesundheit wiedergewinnen kann, oder einen beliebigen anderen Satz, der bei dir Widerhall findet, wie zum Beispiel: Her damit!*

Sobald du anfängst, deiner inneren Heilerin zu zeigen, dass du sie ernst nimmst, und du mehr Brennholz in deine

Traumwelt bringst, wird sie ganz bestimmt das Feuer mitbringen, aber du musst auf das vertrauen, was sich zeigt oder eben nicht. Denk dran, dein individueller Heilungsprozess ist so einzigartig wie dein Fingerabdruck. Was für andere sehr gut funktioniert, funktioniert für dich möglicherweise überhaupt nicht und umgekehrt. Aber komme, was wolle, Heilung (nicht unbedingt im Sinne von physischer Heilung) geschieht auf ganz natürliche Weise, wenn wir uns bemühen herauszufinden (und zu sein), wer wir wirklich sind. Uns eingehend mit unseren Träumen zu befassen, ist ein gewaltiger Schritt in diese Richtung.

## Träumen im Wandel der Zeit

Wenn etwas von alledem ein bisschen nach New-Age-Kuschel-Tralala klingt, dann mach dir bewusst: Mit Hilfe von Träumen zu heilen, ist kein exzentrischer Alltagspsychologie-Trend – es ist ein Phänomen, auf das in den meisten religiösen Texten Bezug genommen wird und das im Laufe der Geschichte von so unterschiedlichen Kulturen wie den alten Hebräern, Ägyptern und Chinesen zelebriert wurde. Die alten Griechen zum Beispiel glaubten, dass Äskulap, der Gott der Medizin (der mit dem berühmten Äskulapstab – dem von einer Schlange umwundenen Stab, der noch heute als Symbol für den Arztberuf verwendet wird), jeden aufsuchen würde, der für ein Mittagsschläfchen in seinen Tempel kam. Wenn er sie nicht auf wundersame Weise von dem heilte, was sie plagte, verschrieb er bestimmte Kräuter, Praktiken oder Heilübungen. Und der Schamanismus, das vielleicht älteste spirituelle System der Erde, das auch heute noch sehr lebendig ist, nutzt Träume, um physische wie psychische Krankheiten zu diagnostizieren und zu heilen.

Und dann gibt es da noch den Big Daddy all der Dinge, die in unserer modernen westlichen Kultur mit Träumen zu tun haben (und als Inspiration auch für diesen Beitrag dienen): C. G. Jung. Der schweizerische Psychotherapeut extraordinaire, das Genie C.G. Jung, analysierte im Laufe seiner beruflichen Karriere Tausende von Patienten und mehr als 80.000 Träume und kam zu dem Schluss, dass viele Träume nicht etwa nur eine Art mentaler Selbstbefriedung sind, bei der unsere Synapsen willkürlich hin und her feuern, bloß um unserem Gehirn etwas zu tun zu geben, während wir schlafen. Oh nein, nein, nein. Tatsächlich stellte Jung fest, dass die Bildersprache in den Träumen seiner Patienten häufig deren seelische, emotionale, spirituelle und physische Heilung begünstigte und dass jeder Traum das Potential hat, uns etwas über uns selbst zu lehren. Und nach 80.000 Träumen sollte er das wissen.

Mit anderen Worten: Traumheilung gibt es schon länger, Baby. Kosmische Nickerchen mit Vergünstigungen gibt es seit Menschengedenken. (Übrigens gibt es, wie du wahrscheinlich weißt, Tausende von Jung'schen Analytikern, die noch heute auf der ganzen Welt praktizieren, ebenso wie zahllose Schamanen.) Die psychologischen und mystischen Aspekte der Traumwelt sind weitaus komplexer und dichter, als dass ich hier darauf eingehen könnte. Doch im Moment musst du nicht mehr wissen, als dass du jedes Mal, wenn du die Augen schließt und deinen Geist öffnest, VIP-Zugang zu unzähligen Heilungsmöglichkeiten hast.

## Lass uns die Pyjamaparty starten

Hier ein paar Details dazu, wie du Zugang zur Interpretation deiner Träume bekommen kannst:

1. An erster Stelle: Bewahre ein Tagebuch und einen Stift neben deinem Bett auf. Und schreibe die Dämlichkeiten auf, morgens als Allererstes oder sogar, wenn du mitten in der Nacht mit einem Traum aufwachst und er noch ganz frisch ist. Schreibe im Präsenz: „Ich laufe den Strand hinunter und meine Lehrerin aus der ersten Klasse verfolgt mich mit ihrem Vidal-Sassoon-Lockenstab." Notiere alle zufälligen Bilder in der Reihenfolge, wie du dich an sie erinnerst, ohne sie im Geiste zu verbessern oder deine Logik in die Quere kommen zu lassen. Du magst es nicht, mitten in der Nacht zu schreiben? Dann kaufe dir ein billiges digitales Diktiergerät und zeichne deine Gedanken auf. Höre sie dir später an und dann schreibe sie auf.

2. Sobald du deine Träume transkribiert hast, fang an, eine Auswahl zu treffen und die spezifischen Bestandteile zu unterstreichen, die dir auffallen oder die ein Muster erkennen lassen: Menschen, Orte, Farben, Geräusche, Körpersignale, Bewegungen und so weiter.

3. Neben jedem Bestandteil (überlege dir, ob du die einzelnen Bestandteile auf einer anderen Seite auflisten willst) schreibe sämtliche persönlichen (direkten) Assoziationen

und Gefühle auf, die du in Bezug auf diese Elemente und Bilder hast. Wie sprechen sie dich an, wörtlich und im übertragenen Sinn?

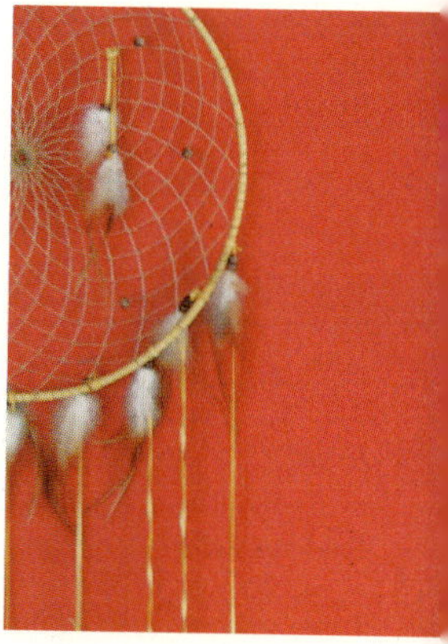

Beachte, dass Träume für bizarre Wortspiele berüchtigt sind. Nimm zum Beispiel einen Traum, in dem deine Schwester dir immer wieder ihren neuen Lippenstift ins Gesicht presst, wenn du gerade etwas unnötig Sarkastisches zu deiner Mutter sagen willst. Dein Unbewusstes will dir vielleicht sagen, dass du deine Lippen zusammenpressen sollst – mit anderen Worten, dass du deinen Mund in Bezug auf dieses Problem mit deiner Mutter halten solltest.

4. Während du deinen Alltagsgeschäften nachgehst, versuche, dir der möglichen kulturellen Bedeutung dieser Themen und Symbole bewusst zu sein – etwaige Ähnlichkeiten zu Religion, Psychologie, Mythologie, Naturwissenschaft, Märchen und so weiter. Siehst du im Traum immer wieder Hunde oder Autos oder bestimmte Bäume oder grüne Bananen? Recherchiere ein wenig. Du wirst überrascht sein, wie leicht du Traumbilder googeln kannst. Ein crazy sexy Beispiel: der Schmetterling – ein universelles Symbol für Transformation, Wiedergeburt und Fliegen bzw. Flucht. Schmetterlinge tauchen häufig in Träumen auf, vor allem Monarchfalter, die trotz ihrer vermeintlichen Zerbrechlichkeit eine unglaubliche Stärke besitzen und Wissenschaftler immer wieder mit ihren verblüffenden Fähigkeit erstaunen, ungeheuer große Distanzen zu ihren jährlichen Brutstätten zurückzulegen, alle Arten von extremen Wetterlagen zu überleben, ihre natürlichen Feinde zu besiegen und jedes Umfeld zu erhellen.

5. Du kannst auch die Methode verwenden, die als aktive Imagination (oder aktives Bilderleben) bekannt ist. Dabei konzentrierst du dich auf ein spezifisches Traumbild oder meditierst über eines, das du erlebt hast und das wirklich nachzuklingen scheint. Erlaube es deiner Phantasie abzuheben und schau, was hochkommt. Leg los, assoziiere frei. Schreibe diese Informationen ebenfalls auf.

6. Denke nach einem besonders lebhaften Traum darüber nach, was in den vergangenen Tagen passiert ist. Zeichnen sich irgendwelche Ereignisse besonders deutlich ab? Unterhaltungen am Telefon? Themen von Fernsehsendungen, die etwas angefacht haben könnten? Eine seltsame Begegnung im Bus? Wie könnten dich diese Ereignisse getriggert haben?

Mach dir keine Sorgen, ob deine willkürlichen, verrückten Träume Sinn ergeben oder wie du sofort Kontakt zu ihren potentiell heilenden Aspekten bekommen kannst. Träume zu interpretieren, ist so ähnlich wie einen schlaffen Muskel zu trainieren: Nur durch Übung und Geduld werden sich deine Fähigkeiten verbessern. Deine innere Heilerin kann außerdem sehr hartnäckig sein. Wenn wir nicht verstehen, was ein bestimmter Traum zu bedeuten hat, wird sich häufig ein anderer Traum einstellen, der auf dieselben Informationen verweist, jedoch in vollkommen anderer Weise, und dann noch ein weiterer, bis wir eines Morgens schreien: „Heureka! Ich steige endlich durch, verdammt noch mal!“ Und dann können wir zum nächsten Traum übergehen. (Übrigens, wenn du wirklich „Heureka!“ schreist, dann ruf deine Großmutter an. Damals, im Jahre 1925, hat sie das Wort geliebt. Du wirst nach deiner ersten Traum-Offenbarung wahrscheinlich eher etwas sagen wie „ach du heilige Scheiße“. Oder vielleicht ist das ja nur bei mir so.) Hartnäckigkeit ist der Schlüssel. Verfolge deine Träume einen Monat lang, und ich kann dir praktisch garantieren, dass Muster auftauchen, neue Einsichten dich begrüßen und Bedeutungen sich verändern und weiterentwickeln werden.

## Aber, aber … was, wenn ich mich an rein gar nichts erinnere?

Jeder Mensch träumt. Ich weiß, vielleicht stimmst du mir da nicht zu, denn manchmal erinnerst du dich nicht einmal an ein einziges verschwommenes Detail deiner unbewussten Balgereien und bist deshalb überzeugt, dass du überhaupt nicht geträumt hast, aber das stimmt einfach nicht (und zahllose Studien beweisen es). Hier also noch ein paar Tipps, die dir helfen sollen, dich lebhafter an deine Träume zu erinnern:

- Bevor du in die Federn kriechst, sage dir voller Überzeugung: „Ich werde mich morgen an meine Träume erinnern."
- Schreibe deine Träume unmittelbar nach dem Aufwachen auf, während du noch schwach auf den Beinen bist und bevor du dein Bett verlässt, um ins Bad zu gehen, dir Kaffee zu machen, deine Mails zu checken oder mit dem Hund Gassi zu gehen. Studien haben gezeigt, dass wir nur fünf Minuten nach dem Ende eines Traums 50 Prozent seines Inhalts vergessen haben; zehn Minuten später haben wir 90 Prozent vergessen. (Die Theorie lautet, dass unser gesamter Traumverlust auf motorische Aktivitäten am frühen Morgen zurückzuführen ist, wenn das bewusste Gehirn übernimmt und die vor kurzem geschehene unbewusste Aktivität quasi wegwischt.) Eine halbe Stunde nach dem Aufwachen bist du dann vielleicht fest davon überzeugt, dass du gar nicht geträumt hast, während du in Wirklichkeit nur alles vergessen hast.
- Einige Menschen sind überzeugt, dass die Einnahme einer kleinen Dosis Vitamin B6 (einem Vitamin, das erwiesenermaßen geistige Klarheit fördert) hilft, sich an seine Träume zu erinnern.
- Vermeide schrilles Weckerklingeln am Morgen, das nur das schnelle, gewaltsame Auslöschen deiner unbewussten Erinnerungen beschleunigen wird. Besorge dir einen Wecker, der auf Tageslicht reagiert, eines dieser „Naturklänge"-Dinger oder einen Now & Zen-Glockenklang-Wecker. Sorge für Sanftheit, um deine Träume so lange wie möglich intakt zu halten.

## Zeig, was du drauf hast.

Zu guter Letzt musst du auch noch das tun, was dir deine Träume sagen. Handle nach den Informationen, die du von deiner inneren Heilerin bekommst. Wenn deine Träume, nachdem du dein Traumtagebuch studiert hast und dich als Leserin seiner Symbole und Zeichen selbstsicherer fühlst, andeuten, dass deine aktuelle Liebesbeziehung aus dem Gleichgewicht oder sogar zerrüttet ist, dann reicht es normalerweise nicht aus, einfach zu sagen: „Na, guck mal an, ist das nicht interessant?", um dann einfach auf dieselbe ungesunde Weise weiterzumachen. Wenn du bereit bist, unter die Decke zu schauen und vollkommen aufrichtig mit dir selbst zu sein, dann sind in den allermeisten Fällen die Informationen, die du aus deinen Träumen erhältst, nicht vollkommen schockierend. Tief drinnen weißt du, dass es geeignete und rechtzeitige Schritte gibt, die du machen musst, um die Situation in Ordnung zu bringen. Also mache sie.

Je vertrauter du mit deinem inneren Universum wirst, umso mehr wirst du dahin kommen, seiner Führung zu vertrauen. Schließlich bist du das – ein verschwommenerer, seltsamerer, aber definitiv weiserer Aspekt von dir – und dir liegen immer deine ureigensten Interessen am Herzen. Natürlich erfordern nicht alle Offenbarungen im Traum, dass du sie in die Tat umsetzt. Sie könnten subtilere Veränderungen andeuten, wie zum Beispiel dir erlauben, dich zu entspannen, unterdrückte Gefühle rauszulassen, loszulassen, aufzuhören, jeden Aspekt deines Lebens so stark kontrollieren zu wollen, deine Krankheit zu heilen, dich ständig „in Ordnung zu bringen".

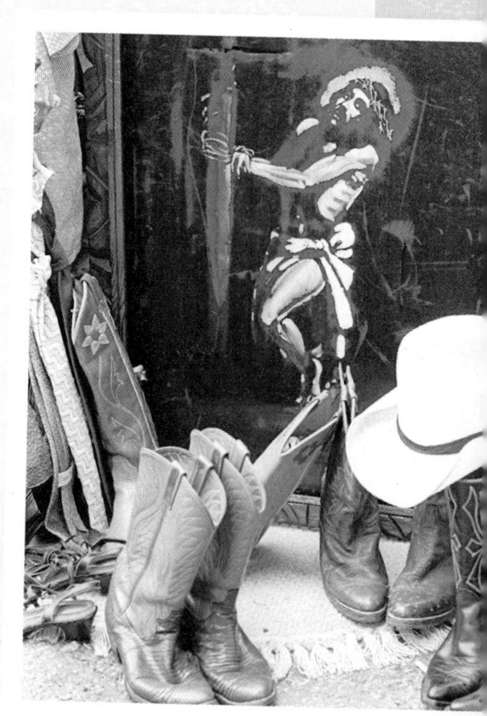

Letzten Endes geht es bei der Traumarbeit darum, uns selbst kennenzulernen und zu akzeptieren – die gesunden und die ungesunden Anteile, das Licht und die Dunkelheit, das Göttliche und den Dämon, den Frieden und den Schmerz, die Klarheit und das Chaos – damit wir beginnen können, auf der Herzebene zu erkennen, dass wir bereits vollkommen sind – genau so, wie wir sind. Wenn wir keinen Teil von uns ablehnen, wenn wir alles an uns umarmen, werden wir zu einem Produkt der Liebe, einer Superheldin, einer wilden, schönen Krebskriegerin, zu einem Menschen, der jedem Heilung anbieten kann, dem er begegnet. Und das ist nicht bloß ein versponnener Traum, meine Freundinnen, sondern unsere eigentliche Realität, unsere Essenz.

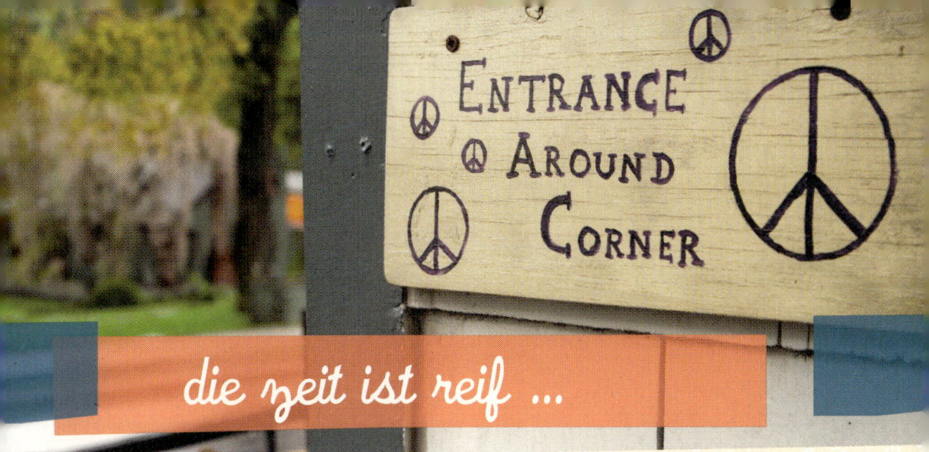


# die zeit ist reif …

*… für eine Besinnungspause. Happy birthday!* Ja, richtig, jetzt gerade ist dein Geburtstag. Genug von dem Krebs-Mist. Heute ist dein Tag und du verdienst ein Geschenk. Dafür, dass du alles laut hinausgeschrien und dich aufgebäumt hast. Du hast sehr viel durchgemacht, und wenn du dieses Buch zu Ende gelesen hast, wirst du noch viel mehr durchgemacht und bewältigt haben. Mach Urlaub an der Riviera!

Gönn dir einen Tapetenwechsel und lade deine Batterien bei einer Auszeit auf, bei der du deine Seele baumeln lässt, selbst wenn es nur für ein langes Wochenende ist. Wenn du dir keinen Urlaub leisten kannst oder dich nicht gut genug fühlst, um sehr weit von zu Hause weg zu sein, dann verwöhne dich mit einem bescheideneren Ausflug – einer Übernachtung im Haus einer Freundin oder eines Freundes, einem Tagesausflug oder einem langen Spaziergang auf einer leeren Straße. Selbst einen Nachmittag zu verbringen, ohne über Krebs zu sprechen, kann dir einen gesunden Abstand von dem Ganzen geben. Geistige Ferien sind genauso kraftvoll. Nimm diesen Rat sehr ernst.

**WENN DU KEINE FREIE ZEIT EINPLANST, WIRST DU KEINE FORTSCHRITTE MACHEN.**

Wenn du dich nicht gut genug fühlst, um einen ausgedehnten Urlaub weit weg von zu Hause zu machen oder ihn dir nicht leisten kannst, dann verwöhne dich mit einem bescheideneren Ausflug: einem Tagesausflug, bei dem du dich mit Antiquitäten beschäftigst, oder einem langen Spaziergang um einen ruhigen See herum. Selbst einen Nachmittag damit zu verbringen, einfach auf einer weichen Decke auf einer schönen Wiese zu liegen, kann Wunder für die Seele bewirken. Manchmal muss man seine Heimat verlassen, um sie zu finden.

Drehe deinen Globus und lasse deinen Finger dort landen, wo er es eben tut – dein nächstes Urlaubsziel! **Plane, mindestens einmal im Jahr zu verreisen –** besser noch einmal pro Saison. Mach coole Fotos, schaffe dir schöne Erinnerungen. **SCHREIBE DIE ERSTEN DREI ORTE AUF, DIE DIR EINFALLEN, UND DANN PLANE GENAUER, WOHIN DU FAHREN MÖCHTEST UND WIE DU DEINEN AUFENTHALT DORT GESTALTEN WILLST.** Spare deine Cents, damit du ein bisschen leben kannst.

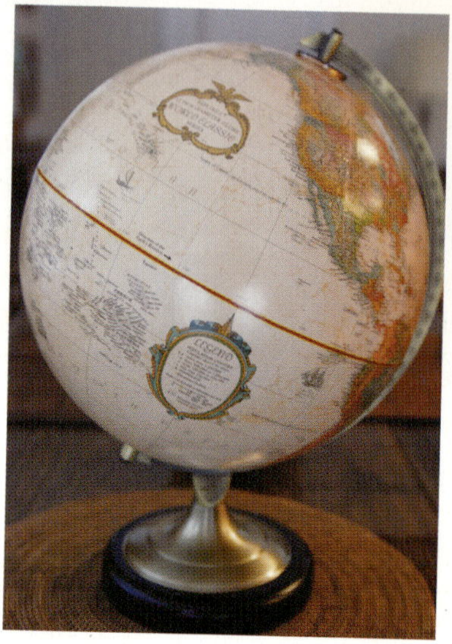

1

2

3

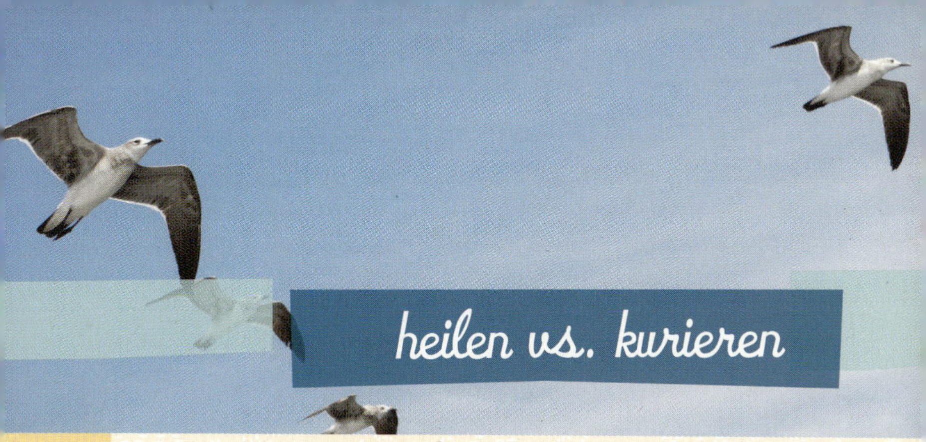

# heilen vs. kurieren

***Wie definieren wir gesund?*** Wir können mit ziemlicher Sicherheit sagen, dass wir nicht mehr in einer Kultur leben, in der die Mehrheit der Menschen frei von Krankheit ist. Ich kenne viele wirklich gesunde Menschen, die mit Krebs leben. Einige dieser Menschen sind weitaus gesünder als der Durchschnittsbürger. Nur weil ein Bereich deines Körpers kämpft, heißt das nicht, dass das gesamte System defekt ist. Jeder möchte, dass die Reise „vorbei" ist, um „sein Leben zurückzubekommen". Nun, wenn du dich tief dazu verpflichtest, die in diesem Buch skizzierten Veränderungen vorzunehmen, zu welchem Leben kehrst du dann zurück? Du bist deinem alten Lebensmuster entwachsen. Remission? Physische Heilung? Das sind ziemlich heikle Worte, die uns viele Probleme bereiten können, wenn wir nur dafür leben, um sie zu hören.

Eine der ersten Fragen, die Menschen stellen, wenn sie herausfinden, womit ich mich beschäftige, lautet: „Hast du den Krebs besiegt? Bist du schon in Remission?" Schon? Oh, was für ein Druck! Zuerst hat diese gefürchtete Frage mir den Wind aus den Segeln genommen. Sie fühlte sich invasiv und neugierig an, so als würde ich über meinen Nettowert ausgefragt oder, noch schlimmer, über mein Gewicht. Doch auf einer tieferen Ebene habe ich mich einfach geschämt, dass ich es noch nicht gepackt hatte.

- ***Remission:*** **Es sind keine Anzeichen von Krebs mehr in deinem Körper vorhanden.**
- ***Kuriert:*** **Nach fünf Jahren der Remission wirst du als kuriert angesehen.**

Wenn keiner dieser Begriffe auf dich anwendbar ist, dann mach dir keine Sorgen – erfinde deine eigenen! Ich habe mir früher den Kopf darüber zerbrochen, wie ich den Leuten den Krebs, den ich habe, erklären sollte.

Doch so sehr ich mich auch bemühte, es ist mir nie gelungen. Sie haben sich am Kopf gekratzt und mir diesen verwirrten „Was-wird-wohl-mit-dir-passieren?"-Blick zugeworfen. Doch sobald ich den Begriff progressionsfreie Remission erfunden hatte – träge und (glücklicherweise) unproduktive Tumoren, die sich einfach festsetzen wie Warzen – haben sie es kapiert. Endlich! Der Begriff progressionsfreie Remission war ein notwendiges Werkzeug, um das Ganze zu bewältigen. Vorher hatte ich das große K = KREBS. Jetzt habe ich das kleine c = chronisch. Ich sehe meine Tumoren nicht als tödliche Eindringlinge an, die sich möglichst schnell aus dem Staub machen sollten. Ich sehe sie vielmehr als einen Teil von mir, der vom Kurs abgekommen ist, der verwirrt ist und ein wenig Liebe braucht – und der bereit ist, gesund zu werden. Ich habe lange gebraucht, um Krebs zu bekommen (obwohl ich ihn nicht verursacht habe), und die Heilung wird eine entsprechende Ladung an Geduld erfordern – eine Geduld, welche die Seele reifen lässt. Wenn du den hier beschriebenen Lebensstil übernimmst, erwartest du vielleicht sofortige Veränderungen, bessere Scans, Tumoren, die sich auflösen und eine rauschende Silvesterparty, die dir zu Ehren abgehalten wird – ich jedenfalls habe das getan.

Du wirst es nicht glauben! All diese wunderbaren Dinge können passieren. Wenn sie es tun, Glückwunsch!

Auf der Kehrseite könnte passieren, dass sich dein Krebs nicht verändert. Er könnte sogar noch wachsen. Natürlich wird das entmutigend sein. Aber lass mich dich noch einmal an das größere Bild in diesem brillanten Gesundheitsmosaik erinnern. Du wirst erleben, wie sich andere Leiden auflösen, du wirst dich gestärkt fühlen. Du wirst das Gefühl haben, dass du dich der großen Herausforderung des Lebens stellst, du wirst beobachten, wie sich deine Beziehungen verändern. Du wirst dein Fett loswerden und deine Selbstgefälligkeit zurückschrauben, du wirst deinem Gott näher kommen und feststellen, dass du für einen Plausch zu einer x-beliebigen Zeit einen direkten Draht zu ihm hast. Und du wirst heil werden. Vielleicht wirst du nicht körperlich geheilt, aber du wirst heil werden.

Heil werden, wahre Heilung, ist ein Sicherinnern. Wir treten uns selbst aus dem Weg und lassen die Liebe herein. Wir bewegen uns, erkennen an, akzeptieren und rebellieren. Wir füllen unseren Körper mit dem Brennstoff (physisch, geistig und spirituell), der notwendig ist, um das Feuer zu entfachen und die Dunkelheit abzuschütteln. Keine Krankheit kann uns besiegen, wenn wir gelassen sind. Mein

Ziel ist also, diesen Weg zu ebnen, meine Bedienungsanleitung zu schreiben und andere so zu behandeln, wie ich auch von ihnen behandelt werden möchte. Es gibt nur einen Weg, um das wirklich zu tun: die gegenwärtige Kultur zu demontieren.

Nichts ist garantiert. Wenn ich dir garantieren könnte, dass Saft und eine positive Einstellung dich „kurieren" würden, dann wäre ich Multimillionärin. Ich kann es nicht. Ich kann dir aber versprechen, dass du innerlich wachsen und Frieden schaffen wirst. Qualität ist weitaus wichtiger als Quantität. Als ich aufhörte, mich darauf zu konzentrieren, kuriert zu werden, begann ich zu heilen und auf eine gigantische Weise zu leben.

Manchmal werden wir uns im Leben und beim Krebs wie Krabben bewegen. Krabben kommen ans Ziel, aber sie jagen seitlich und rückwärts dahin, um es zu tun. Deine Rückschläge sind ein Teil des Prozesses – schwer vorstellbar, aber wahr. Der Krebs will dich nicht wirklich umbringen. Schließlich bist du die Gastgeberin. Wenn er diesen Versuch vergeigt, wer wird dann das Bierfass kaufen?

Es gibt eine Zeit und eine Jahreszeit für die Heilung. Vergleiche dich nicht mit anderen. Sorgen, Stress und Frustration heilen den Krebs nicht. Vertraue und glaube, dass deine Heilung in großem Stil schon begonnen hat. Denke einfach nicht mehr an die physische Heilung und lege die Messlatte bei deinem Lebensstandard höher. Wenn du Zweifel hast, dann erinnere dich daran, „so zu tun, als ob". Manchmal müssen wir eher zuhören als sprechen, denn die Zeichen sind überall um uns herum.

## MIT WELCHEM BEGRIFF KÖNNTEST DU DEINEN KREBS BESCHREIBEN?

Wenn du dich nie in Remission befinden wirst, kannst du dann trotzdem Frieden mit dem „chronischen" Zustand machen und mit deinem Leben weitermachen?

..........................................................................................

..........................................................................................

..........................................................................................

..........................................................................................

..........................................................................................

# gehe risiken ein und plane deine zukunft – genau jetzt

**Bevor wir zum Ende kommen, muss ich eine Umfrage machen.** Hast du dieses Buch gekauft, weil man dir ein Mindesthaltbarkeits- oder Verfallsdatum mitgeteilt hat? Hast du einen Rückfall gehabt und befindest dich wie Cher auf noch einer weiteren Abschiedstournee? Hat dir dein Arzt vorgeschlagen, dass du deine Angelegenheiten in Ordnung bringen und dir eine hübsche Liste der Dinge machen sollst, die du gerne tun würdest, bevor du stirbst? Nun, als mir das passiert ist, habe ich alle ausgepfiffen und eine nette Hypothek aufgenommen! Deine Zukunft ist kein Luxus. Es gibt keine Kristallkugeln, und fliegende Teppiche sind einfach zu schwer zu reinigen, also höre auf, Zeit zu verschwenden und fange an, Spaß zu haben! Krebs oder nicht, wir alle wissen, wie es ist, sich nach etwas zu sehnen. Die meisten von uns verbringen den größten Teil ihrer Zwanziger und Dreißiger damit, sich nach Mr. und Mrs. Right und dem perfekten Job zu sehnen. Sobald wir ihn geschnappt haben, ist unser nächste Schritt die schmachtende Suche nach dem Traumhaus (oder dem Appartement für euch Stadtbewohner). Wie oft glauben wir, unser Leben würde erst dann wirklich beginnen, wenn „Was-auch-immer" passiert ist? Warum muss dein Überleben in Gefahr sein, damit du dir die Erlaubnis geben kannst, wirklich zu leben? Warum nimmst du das Geschenk deines Lebens nicht als Geburtsrecht an? Du bist ein außerordentlich kreativer Mensch. (Ich weiß das, weil ich insgeheim dein Tagebuch gelesen habe ... – ich mach nur Spaß!) Entscheide dich für die Zukunft, die du haben willst. Das ist etwas ganz anderes als in der Zukunft zu leben. Das eine ist ein Tagtraum, das andere ist ein Plan.

## Bis bald

Ihr kennt sicher den Spruch: „Täglich einen Apfel essen und den Arzt kannst du vergessen." Nun, ich glaube, dass Zitronen besser funktionieren. Zum einen sind sie sehr alkalisierend. Doch noch wichtiger ist, dass uns diese schöne kleine Zitrusfrucht daran erinnert, Zitronen zu nehmen und Cocktails zu machen. (Lass es krachen!) Plane deine jährliche Party und lade deine Freunde zu dir ein, um das neue, verbesserte Du zu feiern. Vergiss nicht, gesundheitsfördernde Hors d'Oeuvres zu servieren. Und vor allem: Trage Bodyglitter!

Ich werfe für euch eine Münze in den Wunschbrunnen: für ein glückliches und harmonisches Leben, meine Freundinnen. Danke dafür, dass ihr mit mir zusammen an eure Grenzen gegangen seid.

Umarme dich jetzt selbst. Umarme dich fest und sage, ich liebe dich, du phantastisches, köstliches Wesen!

Krebskriegerinnen sind aus einem besonderen Holz geschnitzt. Wir sind in dem äußerst wettbewerbsorientierten Doktorandinnen-Programm des Lebens eingeschrieben; wir sind nur einen Schritt von der Buddhaschaft entfernt. Was versucht dir diese aufgerollte Kobra an deiner Brust zu sagen? Nur du wirst es wissen. Wenn wir im Sterben liegen, bleiben uns nur noch Erinnerungen. Fahr nach Indien, selbst wenn es nur für einen Moment und in deiner Vorstellung ist. Reise dorthin. Schicke mir eine Postkarte. Vergiss deinen crazy sexy Auftrag nicht …

1. Werde du selbst!
2. Iss clever!
3. Bewege deinen Hintern!
4. Lebe so, als ob du es ernst meinst!
5. Bilde dich weiter!
6. Gehe ruhig nach Innen, aber mach den Mund auf!
7. Engagiere dich!
8. Zerbrich dir nicht den Kopf über Kleinigkeiten!
9. Konzentriere dich darauf, heil zu werden!
10. Plane eine lange Zukunft, ABER lebe im Moment!

Oh, und noch eines – **MACH SAFT STATT KRIEG!**

**Frieden und Gemüsesaft,**

*kris*

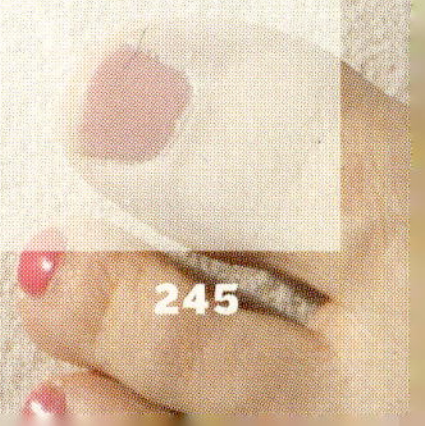

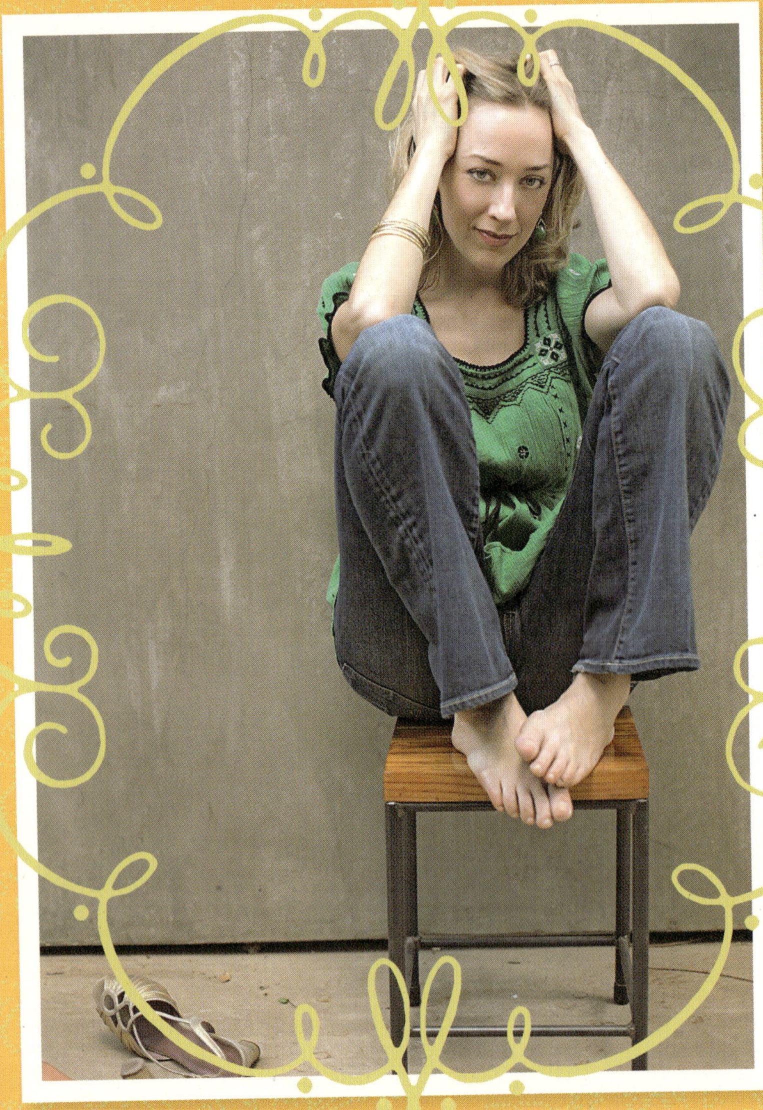

# über die autorin

Kris Carr ist eine preisgekrönte Schauspielerin, Fotografin, Filmemacherin, Autorin und Krebskriegerin, deren Dokumentarfilm und Buch-Bestseller *Kämpfen, Leben, Lieben: Wie ich mich gegen den Krebs wehre* 2007 herauskamen. Sie ist die Begründerin der Online-Wellness-Website und des Forums www.crazysexylife.com, einer Informationsplattform zu den Themen Gesundheit, Lebensstil, Spiritualität und Strategien für ein mitfühlendes Leben. Carr spricht häufig auf Konferenzen und Benefizveranstaltungen für verschiedene Krebs- und Wellnessorganisationen. Sie hat ihre Ausbildung in ganzheitlicher Gesundheitserziehung am angesehenen Hippocrates Health Institute abgeschlossen und ist gegenwärtig Fakultätsmitglied mehrerer erstklassiger spiritueller Zentren in den Vereinigten Staaten. Carr ist in den *CBS-Abendnachrichten mit Katie Couric, The Early Show, Today Show* und der *Oprah-Winfrey-Show* vorgestellt worden.